GOLDMANN

Buch

Wenn man einmal auf das 20. Jahrhundert zurückblickt, um die Entwicklung der »sanften Medizin« zu beurteilen, so wird der Name von Dr. Bach mit Sicherheit an prominenter Stelle genannt werden. Die überragende Wirkung der nach ihm benannten Blüten-Heilkunde wird auch in Deutschland immer mehr erkannt und genutzt. Kaum ein anderes natürliches Heilmittel wirkt so sanft und tiefgreifend auf seelische Blockaden und Verspannungen.

Dieses Buch von Dr. Edward Bach umfaßt alle wesentlichen Aufsätze und Vorträge sowie Publikationen in medizinischen Fachzeitschriften des Schöpfers der nach ihm benannten Blütentherapie. Deutlich werden dabei seine tiefe Hingabe an den Patienten und sein beeindruckendes Einfühlungsvermögen in die Zusammenhänge von Krankheit und Heilung.

Autor

Der englische Arzt Dr. Edward Bach (1886–1936) ist der Begründer der Blütentherapie.

In seinem Leben war die Suche nach der »wahren Heilung« treibende Kraft. Sie führte ihn durch viele Erfahrungen, immer auf dem Weg zu einem umfassenderen Verständnis dessen, was einen gesunden, heilen Menschen ausmacht.

DR. EDWARD BACH

Von der Homöopathie zu den Bach-Blüten

Gesammelte Schriften vom Entdecker der Bach-Blüten

Aus dem Englischen von
Karl-Friedrich Hörner

GOLDMANN VERLAG

Umwelthinweis:
Alle bedruckten Materialien dieses Taschenbuches sind chlorfrei und umweltschonend.

Der Goldmann Verlag
ist ein Unternehmen der Verlagsgruppe Bertelsmann

Vollständige Taschenbuchausgabe Mai 1996
Wilhelm Goldmann Verlag, München

Originaltitel: Collected Writings of Edward Bach
Umschlaggestaltung: Design Team München
unter Verwendung eines Fotos von Comstock, Berlin
Druck: Elsnerdruck, Berlin
Verlagsnummer: 13902
kf · DTP-Satz und Herstellung: Barbara Rabus
Made in Germany
ISBN 3-442-13902-3

10 9 8 7 6 5 4 3 2 1

Inhalt

Vorwort

Eine biographische Betrachtung über das Werk Dr. Edward Bachs

Im letzten Monat seines Lebens – er wußte bereits, daß er sterben würde – schrieb Edward Bach eine Mitteilung an seine Freunde, in der er bat, sie möchten das von ihm begonnene Werk weiterführen. Er äußerte seine Überzeugung, es handele sich um »ein Werk, das der Krankheit ihre Macht entreißen kann, ein Werk, das die Menschen freimachen kann«. Eine so gewaltige Behauptung konnte sich nicht auf eine gewöhnliche Behandlungsweise beziehen – war es aber Täuschung oder Vision, was ihn beflügelte?

Ein halbes Jahrhundert später können wir uns auf eine Fülle von Beweisen stützen, daß seine Blütenmittel Menschen anhaltend Hilfe gebracht haben. Die einen wurden durch sie von körperlichen Problemen befreit, den anderen wurde die Last emotionaler Schwierigkeiten und Nöte genommen. Vielleicht sind letztere Fälle noch wichtiger, da die Heilmittel sich in erster Linie an den emotionalen Gesundheitszustand des Menschen wenden und körperliche Krankheit als daraus resultierendes Symptom betrachten. Die Freiheit, von der Bach sprach (»möglicherweise ... die gewaltigste Lektion des Lebens«), bezieht sich auch auf eine Freiheit, uns selbst zur Gesundheit zurück zu verhelfen und die Freiheit, unser Wesen besser zu verstehen.

Solche Gedanken sind heutzutage weiter verbreitet als in den dreißiger Jahren. Der allgemeine Trend zur alternativen Medizin und die Ideen eines neuen Zeitalters haben uns auf das wechselseitige Zusammenhängen der körperlichen, emotionalen, mentalen und spirituellen Aspekte unseres Wesens aufmerksam gemacht. Wir sind aufgerufen, die eigene Verantwortung für unser Leben zu erkennen, mit all ihren Konsequenzen. In dem Maße, in dem wir diese Verantwortung übernehmen, gewinnen wir Freiheit und sind nicht länger der Macht eines anderen unterworfen – sei es die einer Krankheit oder eines anderen Menschen. Bach gab diesem Gedanken treffend Ausdruck, indem er einen Vortrag überschrieb: *»Ihr leidet an euch selbst.«*

Wie ein roter Faden durchzieht dieser Gedanke alle Schriften Bachs: Wir sind verantwortlich für unser Leben und die Art, wie wir es führen. Eine solche Behauptung erscheint provozierend, würde uns nicht zugleich eine einfache Möglichkeit geboten, aus unseren Schwierigkeiten hinauszufinden. Sie besteht in der schlichten, klaren Darstellung einer Lebensanschauung und einer Anzahl pflanzlicher Heilmittel, die unsere Bemühungen unterstützen werden. Kurzgefaßt sagt diese Lebensphilosophie, daß unser Glücklichsein das beste Maß unserer Gesundheit ist. Wir erlangen es, indem wir nach den Geboten unseres höheren Selbst leben und so der göttlichen Bestimmung in unserem Leben Ausdruck verleihen:

> *»Krankheit im materiellen Körper ist das Ergebnis des Widerstandes der Persönlichkeit gegen die Weisung der Seele: wenn die ›kleine, sanfte Stimme‹ bei uns auf taube Ohren stößt, wenn wir die Göttlichkeit in unserem Innern vergessen, wenn wir versuchen, anderen unsere Wünsche aufzuzwingen oder zulassen, daß ihre Vorschläge, Gedanken und Befehle uns beeinflussen.*
> *Je mehr wir von äußerlichen Einflüssen, von anderen Persönlichkeiten frei werden, desto mehr kann unsere Seele uns gebrauchen, um Sein Werk zu vollbringen.«*

Über die Pflanzen, die uns helfen werden, unsere Probleme zu überwinden, sagt er:

> *»Wie Gott uns in Seiner Gnade Nahrung zum Essen gegeben hat, so hat er unter die Blumen des Feldes schöne Pflanzen gesetzt, die uns heilen, wenn wir leidend sind. Diese*

Blumen sind da, um dem Menschen in seinen dunklen Stunden des Vergessens eine helfende Hand entgegenzustrecken, wenn er das Bewußtsein seiner Göttlichkeit aus dem Sinn verliert und den trüben Wolken der Angst oder des Schmerzes erlaubt, seine Sicht zu verdecken.«

Solche Äußerungen heben Bach deutlich ab von den massiven Drogen der modernen Medizin und dem Chirurgen am Operationstisch. Diese sind Ausdruck von Methoden, die Bach materialistisch nannte: Methoden, die niemals wirklich heilen können, weil die Krankheit in ihrem Ursprung nicht aus der körperlichen, materiellen Ebene hervorgeht.

»Was wir als Krankheit kennen, ist letztlich im Körper als Endprodukt des Wirkens tiefer und anhaltender Kräfte entstanden. Selbst wenn materielle Behandlung allein scheinbar zum Erfolg führt, bedeutet dies nicht mehr als eine vorübergehende Linderung, solange die wirkliche Ursache nicht beseitigt ist. ... Keine allein auf den Körper gerichtete Anstrengung vermag mehr, als Schaden nur oberflächlich zu reparieren; aber darin liegt keine Heilung, denn die Ursache ist immer noch wirksam und kann sich jeden Augenblick von neuem, in anderer Form präsentieren.«

So gelangte Bach zu der Vorstellung, der »Arzt von morgen« müsse seine Arbeit mit einer ganz anderen Einstellung in Angriff nehmen:

»Er wird kein Interesse an Pathologie oder pathologischer Anatomie haben, denn sein Studium gilt der Gesundheit. So wird es für ihn nicht von Belang sein, ob beispielsweise eine Kurzatmigkeit durch Tuberkelbazillen, Streptokokken oder irgendwelche anderen Erreger verursacht ist, statt dessen wird er sich bemühen, Kenntnis darüber zu erlangen, warum der Patient Atembeschwerden haben sollte. Es wird ohne Bedeutung sein zu wissen, welche der Herzklappen

beschädigt oder fehlerhaft ist, aber um so wichtiger zu erkennen, in welcher Hinsicht der Patient den Liebe-Aspekt seines Wesens falsch entfaltet. Röntgenstrahlen werden dann nicht mehr zu Hilfe genommen, um ein arthritisches Gelenk zu untersuchen, sondern man wird das Denken des Patienten erforschen, um die Art der Starrheit dort zu entdecken. Die Krankheitsprognose wird nicht mehr abhängig sein von körperlichen Anzeichen und Symptomen, sondern von der Fähigkeit des Patienten, seinen Fehler zu korrigieren und sich in Harmonie mit seinem geistigen Leben zu bringen.«

Selbst heute noch verlangt dies einen großen Schritt im Glauben, ein Vertrauen auf die höheren Kräfte des Lebens, in die höhere Macht der nichtmateriellen, unsichtbaren Einflüsse. Für manche Menschen ist dieses gläubige Vertrauen ein entscheidender Teil ihres Erlebens und Wesens. Dem Wissenschaftler aber oder dem praktischen Arzt mag es als eine Bedrohung des allgemein akzeptierten Denkgebäudes erscheinen. Es ist bezeichnend, daß Dr. Bach diese Äußerungen angesichts seiner erfolgreichen akademischen, wissenschaftlichen und medizinischen Forschungen machte: Aus beruflicher Sicht wußte er, worüber er sprach.

Bach hatte sein Medizinstudium im Alter von zwanzig Jahren begonnen. 1913 erhielt er seine Approbation und wurde Unfallchirurg in einem Londoner Krankenhaus. Diese Stellung war jedoch nicht von langer Dauer, und dafür gab es zwei Gründe: Bach hatte offensichtlich keine große Liebe zur Chirurgie, die er als die gröbste Form von Medizin empfand. Außerdem war er krank. Wir könnten es als eines der ersten praktischen Beispiele vom Wirken seiner später entdeckten Theorie betrachten: Sein Körper teilte ihm mit, daß er nicht glücklich war.

»Den wissenden Arzt weist die Krankheit selbst auf das Wesen des Konflikts hin ... ganz gleich, an welcher Krankheit Sie leiden mögen: Die Ursache besteht in einer Disharmonie

zwischen Ihnen und dem Göttlichen in Ihrem Innern. Sie machen irgendeinen Fehler, unterliegen einem Irrtum, den Ihr höheres Selbst zu korrigieren versucht.«

Als er wieder bei Gesundheit war, wandte er seine Aufmerksamkeit anderen Arbeitsbereichen zu und begann sich für die Immunitätslehre in der Medizin zu interessieren. Er nahm eine Stelle als bakteriologischer Assistent am University College Hospital in London an. Seine Forschung galt nun der bakteriellen Bevölkerung des menschlichen Darmes. Er lernte sieben Typen von Bakterien kennen, die zu Impfstoffen verarbeitet und zur Behandlung eingesetzt werden konnten. Als gewöhnlicher Schulmediziner verbrachte er viele Jahre in Labors und Krankenhausstationen und testete, probierte, prüfte und erarbeitete sich die wissenschaftlichen Forschungswege. Seine Entdeckungen waren vielversprechend, und Bach erwarb sich einen Ruf in der Ärzteschaft.

Aber dennoch stand nicht alles zum besten: Im Juli 1917 brach er zusammen und mußte sofort wegen Krebs operiert werden. Angesichts seiner eigenen Aussage, Krankheit sei das Resultat tief und lange wirkender Kräfte, läßt sich annehmen, daß er schon einige Zeit unglücklich und in Schwierigkeiten gewesen war. Im Januar 1913 hatte er geheiratet. Es gibt nur wenig, was darauf hindeutet, daß es eine erfüllende Beziehung war. Im Mai 1917, kurz nachdem seine erste Frau an Diphtherie gestorben war, heiratete er wieder. Es wäre gewiß falsch, daraus voreilige Schlüsse zu ziehen, aber jene Monate waren für Bach sehr erschütternd. Wir können annehmen, daß er in jener leidvollen Zeit später das Grundmaterial für sein Werk *Heile dich selbst* wiederentdeckte. Nach der Operation teilte man Bach mit, daß er noch drei Monate zu leben habe. Daraus wurden neunzehn Jahre. Aus Bachs eigenen Worten müssen wir schließen, daß seine Genesung weniger den Chirurgen zu verdanken war als einer Veränderung seiner Einstellung. Wir wissen auch, daß es zahllose Fälle gibt, in denen die Operation allein keine Genesung erwirken konnte.

»Vergleiche diese Fälle mit jenen, in denen der Patient die schädlichen geistigen oder gedanklichen Kräfte kennt – oder von einem klugen Arzt erklärt bekam –, die am Wirken sind und das, was wir Krankheit nennen, im materiellen Körper zum Vorschein gebracht haben. Wenn dieser Patient die Neutralisierung jener Kräfte gezielt in Angriff nimmt, bessert sich seine Gesundheit bereits nach diesem erfolgreichen Beginnen; und wenn er seine Bemühungen konsequent durchführt, wird die Krankheit verschwinden. Das ist wahre Heilung: Sie geschieht durch den Angriff auf das feindliche Bollwerk, durch Bekämpfung der Ursache des Leidens an ihrer Wurzel.«

Diese Suche nach der »wahren Heilung« wurde zur treibenden Kraft in Bachs Leben. Sie sollte ihn durch viele Erfahrungen führen, immer auf dem Wege zu einem umfassenderen Verständnis dessen, was einen gesunden, heilen Menschen ausmacht. In so mancher Hinsicht brachte ihn dieser Weg fort vom rein Körperlichen und in den spirituellen Bereich. Trotzdem teilte er das Leben nie in Ebenen ein; er wußte, daß die materielle Welt immer mehr oder weniger in die geistige integriert ist. Je deutlicher beide Welten voneinander getrennt schienen, desto nötiger bedurften sie der wahren Heilung.

Bach gewann seine Gesundheit zurück und ging wieder an die Arbeit. Seine Forschungen trieb er jetzt mit doppelter Anstrengung voran; es galt, eine wirksamere Behandlungsweise für die Medizin zu finden und zugleich, das eigene Leben und die selbst erfahrene Todesnähe zu verstehen. Damit war Bach Patient und Arzt zugleich, was seinen späteren Äußerungen über das Wesen der Krankheit eine erschütternde, glaubhafte Grundlage und Konsequenz verleiht.

Bachs Leben und Arbeit entfernten sich allmählich vom rein Akademischen, Berufsmäßigen und bewegten sich auf ein einheitlicheres Erleben zu, das ihn mit den Menschen verband. Der nächste Schritt in dieser Entwicklung waren die Entdeckung der Schriften Samuel Hahnemanns und die Beschäftigung mit der Homöopathie. So fanden seine eigenen Forschungsarbeiten eine neue Ausrichtung, als Bach daran ging, seine Vakzine homöopathisch zu potenzieren. Die Wirksamkeit der Mittel nahm zu, und sie gingen als die Bach-Nosoden in den Arzneimittelschatz der Homöopathie ein. Bachs Erkenntnisse aus dem Vergleich von Homöopathie und Vakzine-Therapie bilden eine seiner ersten Veröffentlichungen und erschienen im Jahre 1922 (Kapitel XIX dieser Sammlung).

Zu jener Zeit arbeitete Bach im Londoner Homöopathischen Krankenhaus. Beflügelt von dem großen Erfolg seiner neuen Entdeckungen, richtete er sich 1922 eigene Labor- und Praxisräume ein. Bach wurde wohlhabend und berühmt. Wir können uns vorstellen, daß er – inzwischen Ende Dreißig – sehr beschäftigt war. Seine Frau und die kleine Tochter (die nach ihrer frühen Kindheit den Vater wohl nur noch selten zu Gesicht bekam) verließ er zugunsten seiner Arbeit. Die Ehe endete in Trennung. Es ist wahrscheinlich, daß Bach seine Frau finanziell unterstützte, solange er selbst Geld hatte, aber das sollte 1928 aufhören: Er gab seine Praxis auf, um sich auf die Suche nach einer völlig neuartigen Behandlungsweise, auf die Suche nach Blumen und Blüten der Natur zu begeben.

In den Jahren 1922–1928 arbeitete Bach mit wachsendem Erfolg und Zuversicht auf dem Gebiet chronischer Krankheiten und ihrem Zusammenhang mit Vergiftung aus dem Darm. Er veröffentlichte Abhandlungen zu diesem Thema, schrieb ein Buch (zusammen mit C. E. Wheeler, 1925: *»Chronic Disease, A Working Hypothesis«* – »Chronische Krankheit – eine Arbeitshypothese«), das auffällt durch seine Offenheit und Klarheit; hier wurde bereits eine vegetarische Rohkost-Diät für die Behandlung von Krebs empfohlen. Darüber hinaus behandelte er Tausende von Patienten mit seinen homöopathischen Nosoden. Immer deutlicher erkannte er, daß die sieben Darmbakterientypen Zusammenhänge zeigten mit tiefwurzelnden Verhaltensmustern, angesichts derer die Bakterien und die Krankheit als bloße Aspekte oder Symptome erschienen. Das ließ ihn nach Entsprechungen im Reich menschlicher Verhaltensweisen suchen und nach »den Heilmitteln auf den Blumenwiesen der Natur«. Die emotionalen Verhaltensmuster glichen einer Erweiterung der homöopathischen Arzneimittelbilder. Die pflanzlichen Heilmittel sollten die bakteriellen Vakzine ersetzen. Auf diesem Wege gelangte Bach zu den Blütenarzneien, für die er den meisten bekannt ist.

Seine medizinischen Forschungen breiteten sich aus, und zugleich wuchs sein Interesse am Philosophischen: nicht an der abstrakten Philosophie der Intellektuellen, sondern an der Weltsicht des Menschen, der das Leben liebt. Bach war als Freimaurer sehr aktiv, was ohne Zweifel auch bei seinen Entdeckungen eine gewisse Rolle spielte (»... und macht euch ernsthaft und unbeirrt daran, euch mit dem großen Plan des Glückes und seiner Verbreitung zu vereinen ...«). Er teilte auch das Interesse seiner Zeit an den »antiken Lehren und der Weisheit des Ostens«. Es ist unwahrscheinlich, daß er keinen Kontakt mit esoterischen und spirituellen Gruppen hatte, die Westeuropa seinerzeit beeinflußten. Bachs Weltanschauung (»Das Universum ist das sichtbare Antlitz Gottes; bei seiner Geburt ist es der wiedergeborene Gott, bei seinem Ende der höherentwickelte Gott.«) und seine umfassende Theologie (»So lehrten es auch der Buddha und andere große Meister, die von Zeit zu Zeit auf die Erde herunterkamen, um dem Menschen den Weg zur Vollendung zu zeigen.«) zeigen die Weite seiner Vision, die die Grenzen seiner baptistischen Erziehung längst hinter sich ließ. Es ging ihm nicht darum, philosophische Diskussionen anzuregen, sondern die einfachen Lektionen des Lebens so anzuwenden, daß wir glücklicher, gesünder und schöpferischer leben könnten.

Wir wissen nicht sicher, wie und wann Bach jene Erkenntnisse gewann, die in die Entdeckung der Blütenheilmittel und die Niederschrift seines Werkes *Heile dich selbst* einflossen. Bekannt ist, daß er im Jahre 1928 nach pflanzlichen Alternativen zu seinen bakteriellen Nosoden suchte, doch ein Jahr später veröffentlichte er noch eine Schrift über deren herkömmliche Herstellungsweise (Kapitel XV dieser Sammlung).

1930 aber hatte er neun der neuen Heilmittel gefunden, und

die neuartige Herstellungsmethode schilderte er in seiner Broschüre *Heile dich selbst.* Vielleicht erklärte er uns jedoch so deutlich, wie es dazu kam, daß wir es ganz überlesen: »Wir wurden glauben gemacht, daß wir von den anderen unterwiesen werden müßten«, schreibt er 1936. Ist es vielleicht unser Fehler zu denken, daß Wissen, Weisheit oder Selbsterkenntnis in Büchern zu finden oder von Priestern zu lernen sei? Wie hat er es getan?

> *»Alles wahre Wissen kommt allein aus unserem Inneren, in der stillen Kommunikation mit unserer Seele.«*

Die übrigen fünf Jahre seines Lebens ließen ihn weitere heilende Blüten finden und die Charakterisierungen der Gemütszustände vervollkommnen, die es zu behandeln galt; des weiteren praktizierte er die neue Behandlungsart zusammen mit seinen Freunden und Helfern. Nach den Jahren klinischer Tests und Forschungen hatte Bach nun keinen Zweifel mehr an der Wirksamkeit der neuen Blütenheilmittel.

> *»Die zwölf Arzneimittel, an denen ich die vergangenen fünf Jahre gearbeitet habe, erweisen sich in ihren heilungbringenden Wirkungen als so wunderbar, und sie schenken so vielen sogenannten Unheilbaren die Gesundheit wieder, daß ich darangehe, ihre Beschreibung ganz einfach zu gestalten, so daß sie von jedem Laien verwendet werden können.«*

Der Gedanke, die Mittel seien so wirksam, daß sie auch den Laien zugänglich gemacht werden sollten, ist interessant. Am Ende war Bach überrascht, daß die meisten der früheren Kollegen im ärztlichen Berufsstand seine neuen Entdeckungen ignorierten und sogar drohten, ihm die Zulassung zu entziehen. Wenn sie am Wohle der Allgemeinheit interessiert waren – wie konnten seine ärztlichen Kollegen sich nicht mit ihm freuen, daß sich der Medizin eine solche Möglichkeit eröffnete? Nun, in den letzten Jahren haben sich viele Mediziner seiner Behandlungsweise und Denkart zugewandt. Damals war seine Reaktion auf die drohende und ignorierende Umgebung, seine Entdeckungen dem einfachen Volk vorzustellen. Dann könnten Menschen ohne berufliche oder fachliche Voraussetzungen die einfachen Wahrheiten über das menschliche Wesen erkennen und erfahren, daß es Blütenarzneien gab, die den negativen Gemütszuständen abhelfen konnten, die Krankheit verursachen.

»Darüber hinaus hat es Ihm gefallen, diese Heilmittel den Menschen direkt zu geben, denn sie sind so einfach, daß die Menschen ihre eigene Medizin selbst finden und zubereiten und sich damit selbst oder gegenseitig in ihrer Not heilen können.«

Das war ein radikaler Weg. Er gab den Menschen einfach die Verantwortung und die Mittel in die Hand, sich selbst zu heilen. Studium, berufliche Schranken, Fachleute und Erlaubnis zum Heilen wären nicht mehr notwendig.

Wenn wir aber auf das Werk Edward Bachs zurückblicken, können wir sehen, daß es ihm immer darum ging, einfachere, allgemein zugängliche Behandlungsmethoden zu finden. Aus unserer heutigen Sicht wissen wir, daß Bach seiner Zeit weit voraus war. Die Bach-Blütentherapie ist heute weitgehend akzeptiert und wurde in der Tat zu einer Hilfe zur Selbsthilfe. Die zugrundeliegenden Gedanken passen in unsere Zeit. Die Aufmerksamkeit, die man heute allgemein der Ernährung, Körper- und Gesundheitspflege zuwendet, bedarf der ergänzenden Erkenntnis, daß die emotionale und mentale Hygiene ebenso notwendig ist. Keine Form körperlicher Behandlung oder perfekter Ernährung wird allein heilen, solange wir keine Liebe im Herzen tragen und unser Gemüt von dem Zugriff negativer Gedankenmuster befreien. Das ist die Botschaft von Dr. Edward Bach.

Oktober 1987 *Julian Barnard*

Geleitwort

Die neugierige Frage, was Dr. Bach täte, wenn er heute noch am Leben wäre, ist meines Erachtens ganz natürlich. Manche stellen sich vor, er würde weitere Heilmittel entdecken, aber ich persönlich glaube dies nicht, weil er seine Entdeckungen zu Lebzeiten abschloß. Er war überzeugt, daß es außer den bekannten achtunddreißig keine weiteren Heilmittel gab.

Nachdem die Serie der 38 Blütenessenzen also ein abgeschlossenes Heilmittelsystem ist – welcher Aufgabe würde er dann wohl seine erstaunlichen schöpferischen Energien widmen? Er war ein Meister des geschriebenen Wortes – und des gesprochenen nicht minder –; das können wir an seinen Vorträgen und Schriften erkennen, die in diesem Bande veröffentlicht sind. Angesichts seines innigen Wunsches, daß jedermann seine einfachen Heilpflanzen-Mittel kennenlernen und anwenden sollte, ist es wohl möglich, daß er auch noch die Mittel geschaffen hätte, um dieses Ziel zu erreichen.

Ich glaube, daß wir in dem *Bach Educational Programme* ein solches Mittel besitzen, um das Wissen über Bachs Werk durch Selbsterfahrung und Selbsterkenntnis zu fördern und zu verbreiten. Bach hat alles gesagt, was über die Heilmittel zu sagen ist ... aber seine Worte können nur dann hilfreich sein, wenn wir ihnen mit unserem Herzen lauschen. Das *Bach Educational Programme* will uns ermöglichen, daß wir uns der unkomplizierten Wahrheit seiner Botschaft weiter öffnen, bis eines Tages die sanfte Aufforderung *»Befreie dich selbst – Heile dich selbst«* zum Mittelpunkt des täglichen Lebens wird.

Sotwell, Dezember 1986 *Nickie Murray*

Einführung

Edward Bach (1886–1936) war ein Pionier der medizinischen Forschung. Er studierte am Londoner University College Hospital und arbeitete als Zweiter Bakteriologe während des ersten Weltkrieges. Seine Entdeckungen im Zusammenhang mit Darmbakterien waren ein wichtiger Beitrag zur zeitgenössischen Medizin. Er arbeitete mit F. H. Teale zusammen, und ihre Entdeckungen auf jenem Gebiet wurden in den *Proceedings of the Royal Society of Medicine* des Jahres 1920 veröffentlicht. Doch erst, als er seine Arbeit im Londoner Homöopathischen Krankenhaus im März 1919 aufnahm, entwickelte sich sein Werk so, daß es ihn berühmt machte. Die Geschichte der Karriere Dr. Bachs steht in Nora Weeks' Biographie*; in groben Zügen läßt sie sich aber auch anhand der in diesem Band zusammengetragenen Publikationen verfolgen.

Dieser Band *Gesammelte Schriften* ist eher repräsentativ als vollständig. Bach vernichtete selbst den größten Teil seiner Forschungsaufzeichnungen, und nur Bruchstücke sind noch erhalten. Wissenschaftliche Veröffentlichungen wurden hier nur aufgenommen, wenn Bach der alleinige Autor war; deshalb ist sein Buch *Chronic Disease: A Working Hypothesis* (1925; »Chronische Krankheit – eine Arbeitshypothese«), das er gemeinsam mit Dr. C. E. Wheeler geschrieben hatte, nicht in dieser Sammlung enthalten. Alle wichtigen Meilensteine seiner Forschungsarbeit sind jedoch in diesem Bande vereint, der damit die Möglichkeit gibt, zum ersten Male Bachs Ver-

* Weeks, Nora: *The Medical Discoveries of Edward Bach, Physician* (C. W. Daniel, London)

öffentlichungen als Ganzes zu studieren. Besonders interessant für Homöopathen werden die Schriften Bachs aus den zwanziger Jahren sein, jener Zeit, in der er die Bakterientypen differenzierte und die Mittel entwickelte, die später als die Bach-Nosoden bekannt wurden. Auch die verschiedenen Stufen der Entdeckung der Blütenmittel, die ihn weltberühmt machten, lassen sich anhand der Original-Veröffentlichungen verfolgen. Diese bieten die faszinierende Möglichkeit zu beobachten, wie Bachs Werk sich zwischen 1928 und seinem Tode entfaltete.

An manchen Stellen erscheinen diese Schriften vielleicht etwas verwirrend, aber sie stimmen immer mit Bachs beiden großen Zielen überein: einfache, pflanzliche Heilmittel zu finden, die allen Menschen frei zur Verfügung stehen, damit sie sich mit ihrer Hilfe selbst helfen können, und seine Entdekkungen so bald wie möglich seinen Mitmenschen mitzuteilen. Sein Verlangen, Dinge einfach auszudrücken, ließ Bachs Aussagen knapp werden, und am Beispiel von *Die zwölf Heiler* kann man verfolgen, wie er seine Beschreibungen der Charakteristika der Blüten bzw. der Gemütszustände, aber auch die Einführung jener Veröffentlichung, immer weiter ausfeilte, verfeinerte und präzisierte.

Hier können wir auch die parallele Entwicklung seiner medizinischen Forschungen und seiner philosophischen Weltanschauung betrachten. Die Zeit wird zeigen, ob man sich Bachs am Ende wegen seiner Blütenmittel oder aufgrund seiner Sicht, seines Verständnisses des menschlichen Lebens erinnern wird. Für manche sind die Heilpflanzen weniger wichtig als das Verständnis der Gemüts- und Gefühlszustände, die ihnen entsprechen. Ohne die Einsicht in jene Zusammenhänge wären die Pflanzen gewiß nicht entdeckt worden.

Die Reihenfolge des in diesem Bande vereinten Materials entspricht weitestgehend der umgekehrten chronologischen Ordnung. Zu Beginn des Buches finden wir Bachs letzten öffentlichen Vortrag, den er zwei Monate vor seinem Tode hielt. Darauf folgt eine Auswahl aus seinen Briefen und Notizen der letzten Lebensjahre. Die verschiedenen Ausgaben von *Die zwölf Heiler* sind vollständig wiedergegeben. Die im Jahre 1936 erschienene Ausgabe von *Die zwölf Heiler & andere Heilmittel* ist nicht die endgültige; eine andere Einführung aus Bachs Feder wurde erst nach seinem Tode in die Ausgabe von 1941 aufgenommen. Sie ist Teil der derzeit verbreiteten Version*, deren Einführung und Text von Bach selbst verfaßt wurden. Die Bemerkungen am Schluß dieser Schrift wurden verschiedentlich variiert. 1979 wurde Bachs eigene Anweisung, wie die Blüten-Heilmittel herzustellen sind, herausgenommen.

Frühere Schriften Bachs erschienen in damaligen Zeitschriften, z. B. in *Homoeopathic World*. Dieses Fachjournal wurde übrigens ab 1933 unter dem neuen Titel *Heile dich selbst* herausgebracht – eine eindeutige Anleihe beim Titel von Bachs Buch-Veröffentlichung von 1931. J. Ellis Barker druckte mehrere Artikel über Bachs Arbeit ab. Ihre Kommentare sind interessant. In einer Anmerkung des Herausgebers schrieb sie, daß »Dr. Bachs Behauptungen verblüffend« seien und sie wohl verstehen würde, daß der medizinische Berufsstand sie »mit Spott empfing und ins Lächerliche zog«. Bach hatte allem Anschein nach das Gefühl, sie hätte einen guten Artikel über sein Werk geschrieben. An dieser Stelle findet sich auch ein Brief von Victor Bullen aus Cromer, der berichtete, wie Dr. Bach einem Freund geholfen hatte, der teilweise gelähmt war, und wie seinen eigenen Kopfschmerzen, akuten Depressionen und starken Ängsten durch die Blütenmittel abgeholfen wurde.

Noch früher wurden Mitschriften von Vorträgen vor der Homöopathischen Gesellschaft von London und dem Internationalen Kongreß in *The British Homoeopathic Journal* veröffentlicht. Sie sind recht medizinisch gehalten und dem

* *The Twelve Healers & Other Remedies*, C. W. Daniel, London 1986 (wie in *Blumen die durch die Seele heilen*, Hugendubel, München 1987, u. *Heile dich selbst*, Droemer/Knaur, München 1988)

durchschnittlichen Leser einigermaßen unverständlich. Sie sind ein weiteres Kennzeichen für den Weg, den Bach zurücklegte, von der Komplexität ärztlich-medizinischer Debatten zu den einfachen, universellen Aussagen über das menschliche Leben.

Als Bach im Jahre 1930 London verließ, kehrte er zugleich einer steilen medizinischen Karriere den Rücken; er suchte nach einer unverbrauchten, lebendigen Sicht des Daseins. Er fand sie, wie wir heute wissen. Der innere Wandlungsprozeß Bachs während seines Arbeitslebens kannte keinen Stillstand. Das heißt nicht, daß Bach ruhelos gewesen wäre, viel eher war er nicht willens, es mit allgemein akzeptierten Wahrheiten bewenden zu lassen. Immer suchte er nach tieferem Verständnis.

Julian Barnard

I
Vortrag in Wallingford

(Öffentlicher Vortrag an Bachs 50. Geburtstag)

Seit den urältesten Zeiten unserer Geschichte, so wissen wir, haben Pflanzen und Kräuter als Heilmittel Verwendung gefunden, und soweit unsere Aufzeichnungen reichen, sehen wir, daß der Mensch den Glauben gehabt hat, in den Kräutern, in Wiesen, Tälern und Hügeln liege die Kraft, seine Krankheiten zu heilen. Hunderte von Jahren vor Christus waren die antiken Inder, Araber und andere Rassen Experten im Gebrauch der Gaben der Natur, auch die frühen Ägypter, später Griechen und Römer, und man war es in nachlassendem Maße bis in unsere Zeit hinein.

Nun, es ist unwahrscheinlich, daß über Jahrtausende hinweg große Kulturen verschiedener Glaubensbekenntnisse und Hautfarben immer auf die Kräuter der Natur als Heilmittel vertraut, sie ständig studiert und gebraucht hätten, wenn dahinter keine große Wahrheit stünde.

In alten Zeiten waren es nicht nur die Ärzte auf dem Lande, die den Gebrauch von Heilkräutern pflegten und lehrten, sondern das Volk selbst besaß großes Wissen von ihren Eigenschaften und war in der Lage, sich bei vielen verschiedenen Störungen selbst zu helfen.

Unser Land – England – bildet keine Ausnahme, auch wenn der Einsatz natürlicher Heilmittel zum gegenwärtigen Zeitpunkt nicht so selbstverständlich ist; aber noch bis vor ein oder zwei Generationen – ja, in abgelegeneren, ländlichen Gebieten auch heute noch – hatte jeder Haushalt seinen Kräuterkasten und Rezepte für die Heilung der allgemein vorkommenden Krankheiten.

Im Laufe der letzten fünfhundert Jahre wurden in England

verschiedene Bücher über die Heilkräuterkunde geschrieben; eines der letzten und berühmtesten ist Culpepers Werk, das vor rund dreihundert Jahren entstanden ist.

Dieses Buch finden Sie heute immer noch viel studiert und gebraucht und hochgeschätzt in ländlichen Haushalten auf den britischen Inseln, und obgleich es die Beschreibung von mehr als 300 Pflanzen enthält – was zweifellos sehr viel Arbeit bedeutete –, ist der Glaube daran noch so lebendig, daß die Menschen sich die Mühe machen, es durchzuarbeiten und die meisten ihrer Beschwerden danach behandeln.

Im Laufe der Geschichte hat es Zeiten gegeben, in denen man Krankheit praktisch allein mit Kräutern erfolgreich behandelte; zu anderen Zeiten war die große, natürliche Heilkunst fast ganz in Vergessenheit geraten – in einer solchen Zeit befinden wir uns heute. Aber es liegt im Wesen der Kraft der Natur, daß sie gewißlich wieder zurückkehren wird.

Wenn in alten Zeiten eine große Nation unterging, da schwand mit ihr das meiste ihres Wissens, aber heute, da Entdeckungen sogleich weltweit bekannt gemacht werden, besteht die Hoffnung, daß sich der Segen, der uns aus ihrer Wiederentdeckung erwachsen wird, auch weltweit verbreitet und somit immer in irgendeinem Lande sicher bewahrt bleibt. Die in diesem Vortrag zur Sprache kommenden Pflanzen sind, obgleich erst kürzlich entdeckt, schon in weiten Teilen der Welt in Gebrauch.

Gewiß müssen zu Zeiten, als die richtigen Heilkräuter bekannt waren und genutzt wurden, wunderbare Heilungen an der Tagesordnung gewesen sein, und die Völker jener Zeiten waren sicher von sehr starkem Glauben erfüllt. Wäre dies nicht so gewesen, hätten der Ruf, der Glaube, das Vertrauen, daß Pflanzen Heilkräfte enthalten, nicht den Aufstieg und Fall von Königreichen und Weltreichen überdauert und immer wieder Verankerung im Denken der Menschen über die Jahrhunderte und Jahrtausende hinweg gefunden.

Die Behandlung mit den sauberen, reinen, schönen Mitteln der Natur ist mit Sicherheit die Methode, die die meisten von uns anspricht, und in der Tiefe unseres inneren Selbst gibt es gewiß etwas, das die Wahrhaftigkeit dieser Methode erkennt – etwas, das uns sagt: Dies ist die Heilweise der Natur, und sie ist richtig.

Voll Vertrauen wenden wir uns um alles, was wir für unser Leben brauchen, an die Natur: Luft, Licht, Essen, Trinken und so weiter. Es ist recht unwahrscheinlich, daß in diesem großartigen Plan, in dem für alles gesorgt ist, dessen wir bedürfen, Mittel zur Heilung unserer Krankheiten und Nöte vergessen worden sind.

Wir sehen also, daß die Behandlung mit Pflanzen und Kräutern sich bis in die frühesten Zeiten der Menschheitsgeschichte zurückverfolgen läßt, daß sie über alle Jahrtausende hinweg ihre Wertschätzung und Nutzung überdauerte, und in vielen Geschichtsepochen die wichtigste und fast einzige Heilweise überhaupt war.

Die hier vorgestellte Heilmethode hat im Vergleich zu anderen große Vorteile:

1. Alle Heilmittel sind aus schönen Blumen, Sträuchern und Bäumen der Natur hergestellt, und keines davon ist giftig oder kann schaden, ganz gleich, wieviel man von ihm eingenommen hat.
2. Es sind nur 38 Heilmittel an der Zahl, was bedeutet, daß es leichter ist, die richtigen auszuwählen, als es bei vielen verschiedenen Mitteln möglich wäre.
3. Die Methode der Auswahl der zu verabreichenden Mittel ist so einfach, daß die meisten Menschen sie verstehen können.
4. Die Heilungen, die damit erreicht wurden, sind so wunderbar, daß sie alle Erwartungen selbst derer übertrafen, die die Methode anwenden, und auch die der Patienten, die dadurch geheilt wurden.

Diese Heilmittel haben wieder und wieder Erfolge gezeigt in Fällen, in denen alle anderen Behandlungsmethoden versagt hatten, mit denen man es versuchte.

Doch nun, da ich Ihnen eine gewisse Vorstellung davon vermittelt habe, wie alt, bewährt und geschätzt die großartige Heilweise durch Pflanzen ist, wollen wir zum wichtigsten Ziel dieser abendlichen Ansprache weitergehen.

Die wichtigste Absicht dieses Vortrages sind folgende beiden Punkte:

1. Ihnen eine neue Methode der Heilkunst durch Pflanzen vorzustellen.
2. Soweit wie möglich jegliche Art Angst zu zerstreuen, die der eine oder andere unter Ihnen vielleicht vor der Krankheit hat.

Obschon es erst verhältnismäßig wenige Jahre her ist, daß die erste einer Reihe von schließlich 38 Heilpflanzen entdeckt wurde, die das Thema unseres Vortrages darstellen, hat sich in dieser kurzen Zeit erwiesen, daß unsere Pflanzen von den wunderbarsten Heilkräften durchdrungen sind. Diese Beweise erboten sich nicht nur in unserem Lande, nicht nur in Ländern auf dem europäischen Kontinent, sondern auch in so fernen Ländern wie Indien, Australien, Neuseeland, Amerika und so weiter.

Die wichtigsten Punkte bei der Behandlung mit diesen Pflanzen sind folgende:

1. Die Heilmittel sind alle aus schönen Blumen und Bäumen der Natur gewonnen, und keines von ihnen kann verletzen oder irgendeinen Schaden verursachen.
2. Ohne Kenntnisse der Medizin kann ihre Anwendung so leicht verstanden werden, daß sie in jedem Haushalt benutzt werden können.

Denken Sie einmal darüber nach, was dies bedeutet. Fast in jeder Stadt, in jeder Ortschaft befinden sich Menschen unter uns, die in größerem oder geringerem Maße den Wunsch haben, anderen bei Krankheit helfen zu können, aber sie wurden durch Umstände davon abgehalten, Ärzte oder Krankenpfleger zu werden und hatten dennoch das Gefühl, ihren inneren Wunsch, ihre Sendung verwirklichen zu können. Diese Heilpflanzen legen ihnen die Mittel in die Hand, im Kreise ihrer Familie, ihrer Freunde und ihrer Umgebung zu heilen.*

Neben ihrer sonstigen Beschäftigung können sie nun in ihrer Freizeit sehr viel Gutes tun – wie es viele schon heute leisten – und manche haben bereits ihren Beruf aufgegeben, um all ihre Zeit der Ausübung dieser Heilweise zu widmen.

Das bedeutet für jene, die schon immer diesen Wunschgedanken, dieses Ideal vor Augen hatten, Leiden zu lindern, daß es für sie nun möglich geworden ist, es zu verwirklichen, sei es nur im eigenen Haushalt oder auch in größerem Maßstabe.

Wieder möchte ich Ihnen einprägen, daß keinerlei wissenschaftliche Kenntnisse notwendig sind, um mit diesen Pflanzen zu heilen – nicht einmal der Name der Krankheit oder des Leidens ist wichtig. Was zählt, ist nicht die Krankheit, sondern der Patient. Es geht nicht darum, was der Patient hat. In Wirklichkeit ist es nicht die sogenannte Krankheit, die es zu behandeln gilt, denn die gleiche Krankheit kann bei verschiedenen Menschen unterschiedliche Folgen verursachen.

Wenn die Krankheitszeichen bei allen Menschen die gleichen wären, dann fiele es leicht, die Krankheitsbezeichnung festzustellen, aber das ist nicht der Fall; aus diesem Grunde ist es in der medizinischen Wissenschaft häufig schwierig, den Beschwerden, unter denen der Patient leidet, einen Namen zu geben.

Es ist also nicht die Krankheit, die von Bedeutung ist, *es ist der Patient* und die Weise, in der er oder sie betroffen ist; hier liegt unser wahrer Schlüssel zur Behandlung.

Im alltäglichen Leben zeigt jeder von uns seinen eigenen Charakter. Dieser setzt sich zusammen aus unseren Vorlie-

* Dieses Buch soll nicht einer Verweigerung der Konsultation eines Arztes das Wort reden, auch kann hier keine Verantwortung für falsche, laienhafte Behandlungsweisen übernommen werden (Anm. d. Hrsg.).

ben, unseren Abneigungen, unseren Vorstellungen, Gedanken, Wünschen, Sehnsüchten, der Art und Weise, wie wir andere behandeln, und so weiter.

Dieser Charakter nun ist nicht Teil unseres Körpers, sondern aus unserem Gemüt, und dieses ist der feinste und empfindlichste Teil von uns. So brauchen wir uns nicht zu wundern, daß das Gemüt sich mit seinen verschiedenartigen Stimmungen als erstes Anzeichen der Krankheit äußern wird und aufgrund seiner Empfindlichkeit im Erkrankungsfalle für uns eine viel deutlichere Richtlinie sein wird, als wenn wir uns allein auf den Körper verlassen würden.

Veränderungen in unserem Gemüt werden uns klar auf jenes Heilmittel hinweisen, das wir brauchen, selbst wenn der Körper noch kaum eine Veränderung zeigt.

Doch nun wollen wir uns einigen der verschiedenen Möglichkeiten zuwenden, wie sich ein bestimmtes Leiden im Menschen auswirken kann.

Wir wissen alle, daß die gleiche Krankheit uns auf verschiedene Weise in ihren Griff bekommen kann. Wenn Tommy die Masern hat, wird er reizbar; Sissy dagegen wird vielleicht still und schläfrig; Johnny verlangt nach Zuwendung und Zärtlichkeit; Peter wird zum verängstigten Nervenbündel; Bobby möchte am liebsten allein gelassen werden – und so weiter.

Nun, wenn die Krankheit sich so unterschiedlich auswirken kann, dann liegt es auf der Hand, daß es keinen Sinn hat, allein die Krankheit zu behandeln. Dann ist es besser, Tommy, Sissy, Johnny, Peter und Bobby zu behandeln und wiederherzustellen, und die Masern sind weg.

Was ich Ihnen damit vor Augen führen will: Es sind nicht die Masern, die uns als Schlüssel zur Heilung dienen, sondern die Art und Weise, in der der kleine Patient betroffen ist. Die Stimmung des Kindes ist der genaueste Hinweis darauf, was der kleine Patient braucht.

Wie die Stimmungen uns auf die Behandlungsweise einer Krankheit hinweisen, so können sie uns auch als frühzeitige

Warnung vor drohenden Beschwerden dienen und uns damit die Möglichkeit geben, den Angriff zum Stillstand zu bringen.

Klein-Tommy kommt von der Schule nach Hause und ist ungewöhnlich müde, schläfrig, reizbar, verlangt nach Zuwendung oder will vielleicht in Ruhe gelassen werden und so weiter. Er ist nicht ganz ›er selbst‹, wie wir das manchmal nennen. Dann kommen vielleicht nette Nachbarn und sagen: »Tommy brütet etwas aus, wartet nur ab!« Aber warum abwarten? Wenn Tommy nach seiner Stimmung behandelt wird, ist er womöglich sehr bald nicht mehr ›nicht ganz er selbst‹, sondern ›ganz der alte‹, weil die Krankheit – welche auch immer –, die ihm drohte, nicht zum Ausbruch kommt, oder, falls sie tatsächlich ausbricht, in so leichter Form, daß sie kaum wahrnehmbar ist.

Das gilt für uns alle: Vor fast allen körperlichen Beschwerden steht eine Zeit, in der wir uns nicht ganz fit oder ein wenig erschöpft fühlen. Zu diesem Zeitpunkt gilt es, unseren Zustand zu behandeln, wieder fit zu werden und zu verhindern, daß es zu Schlimmerem kommt.

Vorbeugung ist besser als Heilung, und diese Heilmittel helfen uns wunderbar, wieder gesund zu werden und uns vor Angriffen von unangenehmen Dingen zu schützen.

So weit zu den frühesten Stadien der Erkrankung.

Jetzt wollen wir uns mit denen beschäftigen, die bereits einige Zeit krank sind, ja, vielleicht schon lange Zeit. Auch hier gibt es allen Grund zur Hoffnung, sei es auf Linderung oder Genesung. Lassen Sie niemals zu, daß jemand die Hoffnung auf Genesung aufgibt.

Lassen Sie auch nicht zu, daß jemand durch den Namen, den man einer Krankheit gegeben hat, erschreckt wird; was ist schließlich ein Name? Es gibt keine Krankheit, die an sich unheilbar ist. Das bestätigen alle jene, die an solchen Krankheiten litten, deren Namen am gefürchtetsten und berüchtigtsten sind, und wieder gesund geworden sind. Wenn das einigen Patienten gelungen ist, dann kann es auch anderen gelingen. Gelegentlich braucht es weniger Zeit, eine sogenannte schreckliche Krankheit bei dem einen zu heilen, als eine weniger ernste bei einem anderen. Das hängt mehr vom einzelnen ab, als von der Krankheit.

Nun, das Behandlungsprinzip für lange bestehende Krankheiten ist genau dasselbe wie bei kurzfristigen, leichten oder gar nur drohenden Erkrankungen. Bei einer schon lange dauernden Krankheit besitzen wir nämlich immer noch unseren Charakter, unsere Wünsche, Hoffnungen, Vorstellungen, Vorlieben oder Abneigungen.

Wiederum ist also nichts weiter notwendig, als zu beobachten, wie ein Patient von der Krankheit betroffen ist – sei es Niedergeschlagenheit, Hoffnungslosigkeit, je wieder gesund zu werden, Angst vor einer Verschlimmerung, Reizbarkeit, Verlangen nach Gesellschaft, der Wunsch, allein gelassen zu werden oder etwas anderes –, und dann das oder die Heilmittel auszuwählen, die für die jeweilige Stimmungslage passen.

Auch hier ist es geradezu wunderbar zu beobachten, daß die Krankheit – wie schon im Falle der drohenden Erkrankung – gar nicht mehr zum Zuge kommt, wenn wir erreichen können, daß der Patient wieder ganz er selbst ist. In Fällen lange anhaltender Krankheit gilt also: Wenn die verschiedenen Stimmungsveränderungen – Depressionen, Angst etc. – verschwinden, der Patient sich also innerlich besser fühlt, wieder mehr er selbst ist, dann geht damit auch die Krankheit von ihm, ganz gleich, welche es ist.

Es gibt noch eine andere Kategorie von Patienten: Sie sind nicht im üblichen Sinne des Wortes krank, aber trotzdem fehlt ihnen immer irgend etwas, das vielleicht nichts Ernstes ist, aber immer noch ernst genug, um ihnen das Leben von Zeit zu Zeit zur Last werden zu lassen; diese Patienten wären dankbar, wenn man sie von ihren Beschwerden befreien könnte. Meistens haben sie schon die verschiedensten Dinge ausprobiert, um sich ihrer Schwierigkeiten zu entledigen, konnten aber bisher keine Heilung erlangen.

Zu diesen Patienten gehören jene, die häufig Kopfschmerzen haben; andere leiden jedes Jahr unter schweren Erkältungen, wieder andere z. B. unter Katarrhen, Gelenkrheuma-Anfällen, Verdauungsstörungen, Augenschmerzen, Asthma, leichten Herzrhythmusstörungen oder Schlaflosigkeit.

Welch eine Freude ist es doch, solchen Menschen, die oft schon damit rechneten, ihre Beschwerden den Rest des Lebens ertragen zu müssen, Linderung zu verschaffen, besonders, wenn sie fürchteten, daß ihre Symptome mit der Zeit schlimmer würden. Solche Fälle können geheilt werden, und sehr häufig setzt die Besserung schon bald nach Beginn der Behandlung ein.

Schließlich gibt es noch eine weitere Art von Patienten: Sie sind ganz gesund, bei Kräften und wohlauf, haben aber dennoch ihre Schwierigkeiten.

Solche Menschen spüren, daß ihre Arbeit oder ihre Rolle erschwert wird durch Faktoren wie z. B. Überängstlichkeit, es recht zu machen, oder sie sind übereifrig und belasten und erschöpfen sich selbst. Andere haben Angst zu versagen und bilden sich ein, nicht so schlau zu sein wie die übrigen. Anderen fällt es schwer, sich zu entscheiden, einige fürchten, daß ihren Lieben etwas zustoßen könnte, oder befürchten immer das Schlimmste, auch wenn überhaupt kein Anlaß dazu besteht. Wieder andere sind überaktiv, ruhelos und anscheinend nie im Frieden, andere sind zu sensibel, empfindlich, scheu, nervös und so weiter. All diese Dinge – auch wenn man sie nicht als Krankheiten bezeichnen würde – machen die Menschen unglücklich, aber sie alle können korrigiert werden, und dann kommt erneute Freude ins Menschenleben.

Wir sehen also, wie wirksam die Heilkraft des richtigen Krautes ist, nämlich nicht nur, um uns kräftig zu erhalten und vor Krankheit zu schützen, nicht nur, um eine drohende Erkrankung abzuwehren, nicht nur, um uns Linderung und Heilung zu schenken, wenn wir in Not oder Krankheit sind, sondern sogar, um uns inneres Glück und Frieden zu bringen, die fehlen, auch wenn unsere körperliche Gesundheit allem Anschein nach unbeeinträchtigt ist.

Abermals sei ganz klar festgestellt: Sei es ein Erschöpfungszustand, eine Gemütsverstimmung, eine drohende, akute oder lange bestehende Krankheit, was zu behandeln ist – das Prinzip ist immer das gleiche: *Behandele den Patienten.* Behandele den Patienten nach seiner Stimmung, nach seinem Charakter, seiner Persönlichkeit, dann kannst du nichts falsch machen.

Denken Sie noch einmal an die Freude für jene, die so gerne etwas tun möchten für alle, die krank sind: Jetzt sind sie imstande, selbst denen Hilfe zu bringen, für die die medizinische Wissenschaft nichts mehr tun kann; nun ist ihnen das Mittel in die Hand gelegt, Heiler ihrer Nächsten zu sein.

Halten Sie sich aber auch vor Augen, wie sehr sich unsere eigenen Aussichten verändern, wie Ängste schwinden und Hoffnung wächst.

Dieses Heilungswerk wurde frei geschaffen, veröffentlicht und verbreitet, damit Menschen wie Sie sich selbst helfen können, wenn sie krank sind, um sich gesund und bei Kräften zu erhalten. Es verlangt keine Wissenschaft, sondern nur ein wenig Kenntnis und Mitgefühl sowie Verständnis des menschlichen Wesens, was die meisten von uns in der Regel besitzen.

Die Heilmittel

Wir haben heute abend nicht die Zeit, Ihnen alle achtunddreißig Mittel vorzustellen. Das ist auch nicht notwendig, denn wenn Sie verstanden haben, wie drei oder vier der Mittel angewendet werden, dann kennen Sie das Prinzip, das für alle gilt.

Wir wollen also jene Heilmittel betrachten, die im Falle von *Angst* gegeben werden. Dabei spielt es keine Rolle, ob wir es mit einem Unfall zu tun haben, einer plötzlichen Erkrankung, einer lange bestehenden Krankheit oder einem Menschen, der sich gesund fühlt. Wenn Angst vorhanden ist, sollte eines der Angst-Mittel verabreicht werden.

Freilich sind vielleicht zugleich auch noch andere Mittel notwendig, weil noch andere Umstände zu bedenken sind;

dann sind die weiteren Heilmittel ebenfalls anzuwenden, aber das hängt vom Einzelfalle ab.

Angst in der einen oder anderen Form ist sehr verbreitet, nicht nur bei Kranken, sondern auch bei uns anderen, die ansonsten vielleicht ganz gesund sind. Was auch immer es sei, werden uns die Heilmittel jedoch helfen, von der großen Bürde frei zu werden, die wir Angst nennen.

Es gibt fünf Angst-Typen, und deshalb gibt es auch fünf Heilmittel, eines für jeden Typ von Angst.

Beim ersten Typ ist die Angst sehr groß, steigert sich zu Entsetzen und Panik im Patienten, oder sie ruft, weil der Zustand so ernst ist, in den Menschen der Umgebung große Angst hervor. Das kann im Falle einer plötzlichen Erkrankung oder eines Unglücks sein; aber immer, wenn ein plötzlicher Notfall oder eine Gefahr eingetreten ist, gebe man das entsprechende Mittel, das aus einer kleinen Blume mit dem Namen *Rock Rose* (Gemeines Sonnenröschen, Helianthemum nummularium) gewonnen wurde.

Rock Rose ist ein wunderhübsches Pflänzchen mit hellgelben Blüten, es wächst häufig an Hängen und Böschungen auf steinigem, felsigem Grund. Es gibt auch eine veredelte Abart, die man in gepflegten Steingärten findet, aber das wildwachsende Sonnenröschen ist es, das wir zu Heilzwecken verwenden.

Dieses Mittel hat schon großartige Erfolge in zahlreichen alarmierenden Fällen gezeigt, die sich binnen Minuten oder Stunden nach der Einnahme besserten.

Die Schlüsselbegriffe dieses Mittels sind: Panik, Schrecken, plötzliche Notlage oder Gefahr.

Die zweite Art von Angst kommt häufiger vor, es ist die Angst des täglichen Lebens.

Das heißt die gewöhnlichen Ängste, die so viele von uns kennen: Angst vor Unfällen, Angst vor Krankheit, Angst vor der Verschlimmerung von Beschwerden, Angst vor Dunkelheit, vor dem Alleinsein, vor Einbrechern oder dem Feuer; Angst vor Armut, vor Tieren oder vor anderen Menschen.

Das alles sind Ängste vor bestimmten Dingen, ob sie begründet sind oder nicht.

Das Heilmittel für diese bestimmten Ängste ist eine wunderschöne Pflanze namens *Mimulus* (Gefleckte Gauklerblume, Mimulus guttatus), die moschusähnlich riecht. Sie wächst an klaren Bächen entlang ihrer Ufer.

Die dritte Art von Angst gilt jenen vagen, unbestimmbaren Dingen, die man nicht erklären kann. Es ist ein Gefühl, als ob etwas Schreckliches geschehen wird, ohne die geringste Vorstellung, was es sein könnte.

Alle diese Ängste, für die es keine Erklärung gibt, und die doch sehr real sind und den Menschen verstören, verlangen nach dem Heilmittel *Aspen* (Espe, Populus tremula). Die Hilfe, die diese Mittel schon vielen gebracht hat, ist fabelhaft.

Die vierte Art von Angst ist, als ob die Denkfähigkeit, das Gemüt, überlastet würde und der Belastung nicht mehr standhalten könnten, wenn uns Impulse überkommen, Dinge zu tun, an die wir unter normalen Umständen nicht einen Augenblick verschwenden oder denken.

Das Heilmittel für diese Zustände stammt von *Cherry Plum* (Kirschpflaume, Prunus cerasifera), die in den Hecken auf dem Lande viel zu finden ist. Es vertreibt alle die falschen Gedanken und schenkt dem Leidenden geistige Kraft und Zuversicht.

Die fünfte Art von Angst schließlich ist die Angst um andere, besonders um jene, die uns lieb sind.

Wenn sie spät nach Hause zurückkehren, dann beherrscht uns die Angst, es könnte ihnen etwas zugestoßen sein; wenn sie in Urlaub fahren, dann fürchten wir, es könnte sie dort ein Unglück ereilen. Manche Krankheiten können zu sehr ernsten Beschwerden führen; dann hat man große Angst selbst für jene, die gar nicht gefährlich daran erkrankt sind. Immer fürchtet man das Schlimmste und stellt sich vor, daß ihnen ein Mißgeschick begegnet.

Das Heilmittel aus der Blüte *Red Chestnut* (Rote Kastanie, Aesculus carnea), dem uns allen so wohl bekannten Baume, zerstreut bald solche Ängste und hilft uns, normal zu denken.

Man kann schwerlich diese fünf verschiedenen Arten der Angst verwechseln, da sie sich recht deutlich voneinander unterscheiden, und obgleich Angst die am weitesten verbreitete Stimmung ist, die wir zu behandeln haben, braucht sie doch nur eines oder einige der fünf Mittel, um in all ihren Formen geschlagen zu werden.

Unter den anderen Heilmitteln finden Sie solche, die allen Gemütszuständen gerecht werden, denen Sie begegnen können. Das heißt, sie sind für jene, die unter Unsicherheit leiden, die nie genau wissen, was sie wollen oder was für sie richtig ist. Andere sind für Einsamkeit, andere für jene, die zu empfindlich sind. Wieder andere sind für Depressionen.

Mit nur geringer Mühe läßt sich das oder die Heilmittel herausfinden, die ein Patient braucht, damit ihm geholfen werde.

Abermals sei dieser wichtige Punkt hervorgehoben: So unglaubhaft es auch scheinen mag: Befreie deinen Patienten von der oder den Gemütsveränderungen, wie es diese Heilmethode zeigt, und es wird ihm besser gehen.

II
Freimaurer-Vortrag

(gehalten bei einem Freimaurer-Treffen
im Oktober 1936)

Ich trete heute abend mit einer wichtigen Botschaft vor Sie, mit einer Nachricht, die Ihnen vielleicht unglaubhaft erscheint; und doch ist sie wahr, und sie sollte sehr vielen Hoffnung und Trost bringen.

Die Botschaft lautet: *Krankheit ist heilbar.*

Es gibt keine in diesem Lande bekannte und übliche Krankheit, die mit Hilfe der Pflanzen, über die ich heute abend sprechen werde, noch nicht geheilt wurde.

Hunderte, Tausende von Menschen, die Leiden oder Beschwerden hatten, die sie, wie sie erwarteten, noch den Rest ihres Lebens begleiten würden, sind gesund ge(macht)worden.

Einführung

Ich beabsichtige nicht, heute abend zu versuchen, Ihnen Einzelheiten über die wunderbaren Pflanzen mitzuteilen, die das Thema dieses Vortrages sind. All das können Sie meinem Buch entnehmen.

Die Hauptprinzipien sind folgende:

1. Kein wie auch immer geartetes medizinisches Wissen ist erforderlich.
2. Die Krankheit selbst spielt überhaupt keine Rolle.
3. Das Gemüt ist der empfindlichste Teil unseres Körpers und deshalb der beste Wegweiser zum erforderlichen Heilmittel.
4. Allein die Art und Weise also, wie der Patient auf eine Krankheit reagiert, wird beachtet, nicht die Krankheit selbst.

5. Zustände wie Angst, Niedergeschlagenheit, Zweifel, Hoffnungslosigkeit, Reizbarkeit, Verlangen nach Gesellschaft oder Alleinsein, Unentschlossenheit sind die eigentlichen Hinweise darauf, wie der Patient von seinem Leiden betroffen ist, und damit auf das Heilmittel, das er braucht.

Es ist nicht nötig, Ihnen von den großen Heilkräften dieser Mittel zu erzählen über die Tatsache hinaus, daß Hunderte und Tausende von Menschen zur Gesundheit zurück geholfen bekamen, die wegen der Aussicht auf lebenslanges Leiden keine Hoffnung mehr hatten. Sehr viele wurden in kurzer Zeit von gewöhnlichen Krankheiten geheilt, und eine weitere große Zahl von Menschen wurde vor dem Ausbruch von Krankheiten bewahrt.

Der Ruf dieser Heilkräuter ist so verbreitet, daß sie nicht nur auf den britischen Inseln Verwendung finden, sondern in den meisten Ländern der Welt.

Das ganze Heilungsprinzip dieser Methode ist so einfach, daß es fast jeder verstehen kann, und selbst die Pflanzen können von jedermann gesammelt und verarbeitet werden, dem es Vergnügen macht.

Teil Zwei

Brüder, es wird uns gelehrt, daß ein vitales, unsterbliches Prinzip in uns wohnt.

Der Mensch hat über alle Jahrhunderte hinweg, wie wir aus der geschichtlichen Überlieferung wissen, daran geglaubt, daß etwas in ihm ist, das größer und wunderbarer als sein Körper ist und nach dessen Tod weiterlebt.

Dieser Glaube besteht seit unvordenklichen Zeiten im Denken des Menschen.

Uns allen ist bewußt, daß nicht unser Körper allein der Grund für unsere Schwierigkeiten ist. Wir sagen nicht: »Mein Körper ist besorgt, ängstlich oder niedergeschlagen«, sondern:

»Ich bin besorgt, ängstlich oder niedergeschlagen«. Wir sagen nicht: »Meine Hand hat Schmerzen«; wir sagen statt dessen: »Meine Hand tut mir weh«.

Wären wir nur Körper, dann gälte unser Leben nur persönlichem Interesse und Gewinn, strebte nur nach eigener Bequemlichkeit und Erfüllung unserer eigenen Bedürfnisse.

Aber so ist es nicht. Jedes freundliche Lächeln, jedes freundliche Denken und Tun, jede Handlung aus Liebe, Sympathie oder Mitgefühl für einen anderen beweist, es gibt etwas Größeres in uns als das, was wir sehen können; wir tragen einen Funken des Göttlichen in uns, ein vitales und unsterbliches Prinzip.

Je heller dieser Funke der Göttlichkeit in uns leuchtet, desto mehr strahlt unser Leben Seine Sympathie, Sein Mitgefühl und Seine Liebe aus, desto mehr werden wir von unseren Mitmenschen geliebt und wird auf uns hingewiesen mit den Worten: »Da geht ein gottgleicher Mensch.«

Darüber hinaus ist auch der Umfang von Frieden, Glück, Freude, Gesundheit und Wohlbefinden, die in unser Leben einkehren, abhängig von dem Maße, in dem der göttliche Funke in unser Leben eingelassen wird und es erleuchten kann.

Seit uralten Zeiten hat der Mensch sich an zwei große Quellen der Heilung gewandt: an seinen Schöpfer und an die Pflanzen des Feldes, die sein Schöpfer zur Hilfe für jene wachsen ließ, die leiden.

Aber eine Wahrheit ist fast in Vergessenheit geraten: daß jene Blumen auf dem Felde, die zum Heilen gewachsen sind, uns durch Trost, Linderung und Erleichterung unserer Sorgen und Befürchtungen der uns innewohnenden Göttlichkeit näherbringen. Dieses Wachsen der Göttlichkeit in uns ist es, was uns heilt.

Es ist ein wunderbarer Gedanke, aber er ist absolut wahr, daß gewisse Pflanzen, die uns Trost schenken, uns auch unserer Göttlichkeit näherbringen. Das hat sich wieder und wieder dadurch gezeigt, daß die Kranken nicht nur von ihrem Leiden genasen, sondern zugleich auch Frieden, Hoffnung,

Freude, Sympathie und Mitgefühl in ihr Leben einkehrten; wo diese Gaben schon vorher waren, wurden sie bedeutend vermehrt.

Somit können wir wahrheitsgemäß sagen, daß gewisse Pflanzen durch göttliche Fügung für uns gewachsen sind, und die Hilfe, die sie uns schenken, heilt nicht nur unseren Körper, sondern bringt Eigenschaften unserer Göttlichkeit in unser Leben und unseren Charakter.

Bei der Heilanwendung dieser Pflanzen wird der Körper folglich nicht in Betracht gezogen, und was immer an ihm gestört ist, spielt keine Rolle. Alles, was wir herauszufinden suchen, sind jene Charakterzüge des Leidenden, durch die er in Disharmonie mit der Quelle des Friedens in seiner Seele steht.

Die üblichen Krankheitssymptome des Leibes werden also ignoriert, und alle Aufmerksamkeit gilt Zuständen wie Depression, Ungeduld, Besorgnis, Angst, Unentschlossenheit, Furchtsamkeit, Zweifel, Intoleranz, Mißbilligung und so weiter – allen jenen Eigenschaften, die in der inneren Ruhe, Gewißheit und im Mitgefühl unseres inneren Selbst keinen Platz haben.

Da durch die Behandlung mit den göttlichen Heilpflanzen diese nachteiligen Eigenschaften verschwinden, wird mit deren Rückzug, ganz gleich, welche Krankheit vorliegt, der Körper auch gesund.

Es hat den Anschein, daß in dieser mächtigen Zivilisation unserer Zeit, einer Zivilisation von großer Belastung und Beanspruchung, das lärmende Getriebe so gewaltig wurde, daß wir zu weit von der wahren Quelle der Heilung, unserer Göttlichkeit, getrennt wurden. Doch unser Schöpfer, der diese Dinge weiß, zeigte Barmherzigkeit und stellte in Seiner Gnade ein Ersatzmittel bereit, um unsere Unzulänglichkeiten zu heilen, bis die Zeit gekommen ist, da das Ursprüngliche, Unmittelbare durch Zeit oder Umstände wiederhergestellt wird.

Diese Ersatzmittel sind sogar wunderbar in ihrem Helfen; die Freude, das Glück, die Güte zu sehen, die in ein jedes Leben einkehren, nachdem die Heilpflanzen es geheilt haben, beweisen ohne jeden Zweifel, daß nicht nur dem Körper ein Segen zuteil wurde.

Weiterhin steht fest, daß es eine Steigerung der Harmonie zwischen dem größeren Selbst im Innern und dem Körper im Äußeren ist, was auf die Heilung einwirkte.

Es ist nicht nötig, auf die Einzelheiten aller achtunddreißig Blüten einzugehen, sie sind meinem Buch zu entnehmen. Es soll genügen zu sagen, daß es eine Heilpflanze für jede Gemütsstimmung gibt, die unserem glücklichen, freudigen Selbst im Wege stehen kann. Alles, was zu wissen notwendig ist, ist die Stimmung oder die Stimmungen, die im Patienten vorherrschen, und die durch das oder die entsprechenden Heilmittel zu beseitigen sind.

Es spielt keine Rolle, ob die Krankheit nur wenige Minuten oder viele lange Jahre dauert; das Prinzip ist das gleiche.

Denken Sie auch daran, was dies für das tägliche Leben bedeutet. Fast jeder von uns leidet an etwas, das der Harmonie im Wege steht, sei es Depression, Besorgnis, Angst oder etwas anderes. Diese Heilpflanzen beseitigen es, und damit verschließen sie nicht nur die Tür vor dem Eindringen von Krankheit, sondern sie machen auch unser Leben glücklicher, freudiger und nützlicher.

Welche größere unter all den edlen Künsten gibt es denn als die Kunst der Heilung? Und was ziemte sich für die Bruderschaft der Menschen mehr – wie bei manchen Orden im Altertum – als jenen, die Schmerzen leiden, Linderung zu bringen, Trost jenen, die in Not oder Heimsuchung stehen, und Zuspruch und Hoffnung all denen, die krank sind?

Diese Heilmittel geben jedermann die Kraft in die Hand, solches zu tun – nicht aus ihrem eigenen Vermögen, sondern aus der Kraft, die der große Schöpfer in Seine heilenden Pflanzen gab.

III
Briefe und verschiedene Schriften
(1933–1936)

Marlow 1933

* Im Grunde genommen liegt auf Erden der Fehler in dem Verlangen nach weltlichen Dingen; im Himmel ist die große Gefahr die Gier und das zu große Verlangen nach geistigen Dingen. Wie auf Erden die Habsucht den Aufstieg der Seele arg behindern kann, so findet man das gleiche auch im geistigen Leben, wo tiefste Demut und Dienen verlangt sind statt des Verlangens nach Vollkommenheit.

Der Wunsch, gut zu sein, der Wunsch, Gott zu sein, kann im geistigen Leben ein ebenso großes Hindernis darstellen wie das Verlangen nach Gold oder Macht im irdischen Dasein. Je weiter man voranschreitet, desto größer müssen die Demut, die Geduld und der Wunsch zu dienen sein.

Auf dem alten Wege kämpftest du gegen die Gier nach Gold (Gold ist das Sinnbild weltlicher Macht); in der neuen Welt jedoch, so merkwürdig es auch anmutet, bekämpfst du die Gier nach Gutem. »Wer von uns wäre der Größere im Himmelreich?«

Das Hindernis für geistiges Weiterkommen ist das Verlangen fortzuschreiten.

In diesem Reich ist es »Sein«, nicht[s] zu verlangen; das »Sein« erbringt sich selbst den Lohn. Das bezieht sich nicht

* Interessierten Lesern sei anheimgestellt, diese Version mit jener zu vergleichen, die im *Bach Remedy Newsletter* (Bd. 5, Nr. 37, S. 283 vom April 1984) abgedruckt ist. Der gleiche Abschnitt wurde unter dem Titel *Being* (»Sein«) im Bd. 6, Nr. 6, S. 42 vom Dezember 1986 erneut wiedergegeben. Die Vorlage jener Version stammt aus Bd. 3, S. 23 vom September 1962.

nur auf dieses Leben, sondern noch mehr auf jene, die der geistigen Welt entgegenstreben. Es darf kein Verlangen geben, gut zu sein, kein Verlangen nach raschem Vorankommen oder Vervollkommnung, sondern demütiges Sich-Bescheiden, an jedem Ort des Dienens zu warten, bis man zu einem höheren berufen wird.

In diesem Reich kommen wir nicht durch unsere eigenen Anstrengungen voran, sondern warten nur, bis wir für würdig befunden werden.

Auf Erden: Bemühungen, im Himmel: das Gegenteil.

Das bedeutet, daß selbst das größte Opfer zugunsten des Gewinns von geistiger Größe noch falsch ist. Das ist wie bei dem reichen Jüngling, der sagte »Das habe ich alles getan«, und doch, es hat ihm nicht die Himmelstüre geöffnet.

Der einzige Zugang ist der unpersönlich geleistete Dienst, nicht, um geistig weiterzukommen, sondern allein aus dem inneren Wunsch zu dienen. Das ist der Schlüssel zu den Hindernissen, die du jetzt erforschen wirst.

Wir sind es gewohnt, uns so zu üben, daß unser Körper nichts gilt, daß es kein Ego gibt; dann müssen wir erkennen, daß unsere Seelen nicht zählen.

Für das nächste Kommen Christi gibt es eine Gruppe von Menschen, die, um Ihn willkommen zu heißen, imstande sein sollten, ihr irdisches Wesen zu überwinden und ihre Geistigkeit zu verwirklichen.

* * *

(Brief, vermutlich an *The Naturopathic Journal*)
4, Brunswick Terrace, Cromer, Norfolk.
29. Oktober 1933

Ihr Lieben,

beigelegt finden Sie, was ich für zwei wunderbare Schriften halte; sie sind nicht sehr lang, aber enthalten eine immense gedankliche Vorarbeit. Miss Weeks' Artikel paßt auch zu diesen dreien.

Sind Sie mit allem einverstanden, was wir Ihnen schicken, dann werden wir Sie gewiß auf längere Zeit im voraus eindecken.

Ich bin etwas vorsichtig, was Astrologie betrifft, und deshalb hat man die Sternzeichen und Monate in den ersten *Zwölf Heilern** ausgelassen. Diese Arbeit wird entscheidend zur Läuterung und zum Verständnis der Astrologie beitragen, meine Aufgabe jedoch scheint zu sein, allgemeine Prinzipien zu geben, mit deren Hilfe Menschen wie Sie, die über ein detaillierteres Wissen verfügen, eine große Wahrheit entdecken können. Deshalb möchte ich mit nichts Dogmatischem in Verbindung gebracht werden, solange man nicht sicher ist.

Man weiß, daß das Beiliegende richtig ist und deshalb reif zur Veröffentlichung, aber die exakte Plazierung von Sternzeichen, Planeten und körperlichen Systemen ist im Augenblick noch nichts Gewisses.

Mit den besten Wünschen für Sie, *Edward Bach.*

Könnten diese drei in derselben Ausgabe erscheinen (nur ein Vorschlag)?

* * *

* Dieser Artikel erschien vermutlich in *The Naturopathic Journal*

(Brief von der gleichen Adresse, 9. November 1933)

Ihr Lieben,

ich denke, Miss Weeks' Artikel ist der unkomplizierteste und schönste, der bisher geschrieben wurde.*

Sie ist eine gewaltige Kraft für das Gute, denn wie ein Kind sieht sie die Dinge in der schlichtesten, reinsten Weise.

So jedenfalls kommt es mir vor; seht, was ihr davon haltet.

Mit lieben Grüßen, ihr tapferen Kameraden.

* * *

(Geschrieben am 13. Dezember 1933 in Cromer, Norfolk)

Was wir ›Liebe‹ nennen, ist eine Kombination von Gier und [Angst], das heißt, Verlangen nach mehr und Angst zu verlieren. Deshalb ist das, was wir ›Liebe‹ nennen, nur unvollkommen.

Wahre Liebe muß unendlich höher stehen als unser gewöhnliches Begreifen; sie muß etwas Gewaltiges sein, das gänzliche Vergessen seiner selbst, das Verlieren der Individualität in der Einheit, das Eingehen der Persönlichkeit in das Ganze.

So, scheint es, ist Liebe das Gegenteil des Ich.

Wenn wir diese Worte verstehen, werden wir auch die Lehren Christi verstehen, und sie sind uns nicht länger Gleichnisse. In gewisser Weise scheint Liebe mit Weisheit verbundenes Dienen zu sein.

Was wir dagegen ›lieben‹ nennen, bezieht sich auf jeden, der uns gibt, weil es unser Verlangen, unsere Gier nach mehr befriedigt; und was wir ›hassen‹ nennen, bezieht sich auf jeden,

* Zwei Artikel über die *Zwölf Heiler* »aus der Sicht eines Laien« wurden von Nora Weeks geschrieben und in *Heal Thyself* (vormals *The Homoeopathic World*), einer von J. Ellis Barker herausgegebenen Zweimonatsschrift, im März 1933 veröffentlicht.

der von uns nimmt, weil es unsere Angst vor dem Verlieren erregt.

Wenn wir erkennen, daß alles, was wir auf dieser Erde haben, nur wert ist verlorenzugehen, dann können wir Haß nicht kennenlernen und werden im wahren Sinne des Wortes fähig sein, ›unsere Feinde zu lieben‹.

Wahre Gottes- oder Nächstenliebe ist wohl das Verlangen zu dienen, ohne einen Lohn zu erwarten.

Vermutlich kommen wir dem am nächsten in unserer Liebe zum Unerreichbaren: Sonnenuntergänge, Sternenhimmel, Musik und die Schönheit der Berge und Heideländer.

Im Innersten unseres Herzens müssen wir wissen, daß unsere Feinde jene sind, die uns nachgeben, denn dadurch schaffen sie eine Bindung, ein Band, das wir fast unmöglich zerreißen können, und wir sind ihnen dankbar, wenn sie sich einmal freikämpfen.

Jeder, auf den wir den Einfluß unseres Willens, unserer Kontrolle oder Macht ausüben können, ist eine Gefahr für unsere Freiheit; ganz gleich, ob unser Einfluß auf Liebe, Macht, Angst oder dem beruht, was jener von uns erhält. Unsere Seelen müssen allen denen dankbar sein, die sich weigern, unsere Diener zu sein, denn dies beraubte sie und uns selbst unserer Individualität.

* * *

Eine Geschichte des Tierkreises
(1934)

Als unser Herr, der große Bruder des Menschengeschlechts, die Zeit für gekommen hielt, daß wir eine weitere Lektion aus dem großen Buch des Lebens lernten, kam der Bote strahlend hell in der Finsternis der Nacht, in der Kälte des Winters, da das körperliche Leben sich nach innen zurückzieht, und verkündete die neue Offenbarung eines weiteren Aspektes der Liebe, für den die Menschheit nun reif geworden war.

Die Menschen aber fürchteten sich sehr vor dem Licht und den Engeln, und anstatt Freude und Glück zu empfinden, mußten sie geheißen werden, sich nicht zu ängstigen, daß Friede und Wohlwollen zu ihnen kämen. Dieser Nachricht lauschten sie mit gebeugten Knien, den Blick zu Boden gewandt, um sicher zu sein, daß die vertraute Erde, die sie kannten, noch immer festen Halt unter ihren Füßen gewährte, denn dieser allein gab ihnen Gewißheit. Nun trug die Erde, auf der sie lebten und die ihnen Speise im Überfluß schenkte, zahlreiche Pflanzen und Kräuter zu ihrer Heilung, aber diese sollten sie selbst entdecken.

Die weisen Brüder der Menschen, die vor langem die freudige Nachricht von den Sternen empfingen, gingen aus, die Kräuter zu suchen, die wahren Freunde des Menschen, die Kräfte bargen zur Heilung, und sie fanden die »Zwölf Heiler« dank der Tugenden der »Vier Helfer«.

Die »Vier Helfer« aber waren: Der Glaube an eine bessere Welt, die sie eines Tages zu erreichen hofften, gegenwärtig sich widerspiegelnd im flammenden Gold des Stechginsters; die Ausdauer der Eiche, die tapfer allen Stürmen trotzt und schwächeren Wesen Dach und Unterstützung bietet; die bescheidene Bereitwilligkeit des Heidekrautes zu dienen, das sich freut, mit seiner schlichten Schönheit die dürren, windumtobten Kuppen zu bedecken; und die reinen Quellen, deren Wasser aus dem Gestein sprudelnd hervordrängt und Klarheit und Erquickung jenen schenkt, die müde und angeschlagen aus der Schlacht kommen.

* * *

Die Geschichte des Eichbaums
(1934)

Eines Tages, es ist noch nicht lange her, lehnte sich ein Mann an einen Eichbaum in einem alten Park in Surrey, und er vernahm, was der Eichbaum dachte. Nun, das klingt sehr lustig, aber Bäume denken tatsächlich, weißt du, und manche Menschen können verstehen, was sie denken.

Dieser alte Eichbaum – es war ein sehr alter Eichbaum –, sagte zu sich selbst: »Wie beneide ich doch die Kühe auf der Weide: Sie können umhergehen, und ich stehe hier fest. Alles um mich herum ist so schön, so wunderschön: der Sonnenschein, der Wind und der Regen; aber ich bin fest verwurzelt an meinem Platz.«

Jahre gingen ins Land; da fand der Mann heraus, daß in den Blüten des Eichbaumes eine große Kraft lag: die Kraft, viele kranke Menschen zu heilen. Also sammelte er die Blüten der Eichen und bereitete eine Medizin daraus, und viele, viele Menschen wurden geheilt und wieder gesund.

Einige Zeit später, an einem heißen Sommernachmittag, lag der Mann am Rande eines Kornfeldes und döste vor sich hin. Da hörte er einen Baum denken; denn manche Menschen können vernehmen, was Bäume denken. Der Baum sprach ganz ruhig zu sich und sagte: »Ich werde nun nicht mehr die Kühe beneiden, die auf den Wiesen umhergehen können, weil ich in alle vier Himmelsrichtungen der Erde gehen kann und die Menschen heile, die krank sind.« Und der Mann blickte auf und siehe, es war ein Eichbaum, der dies dachte.

* * *

Der Walnußbaum
(geschrieben am 1. Januar 1935)

Dieses Heilmittel, Walnuß, ist das Mittel für weiterführende Übergangsphasen: Zahnen, Pubertät, Wechseljahre.

Auch für große Entscheidungen im Laufe des Lebens, wie Wechsel der Religion, des Berufes, des Landes, in dem man lebt.

Es ist das Heilmittel für die große Veränderung. Das Mittel für jene, die beschlossen haben, in ihrem Leben einen großen Schritt voranzugehen. Die Entscheidung, weiterzuschreiten, mit alten Konventionen zu brechen, alte Grenzen und Beschränkungen hinter sich zu lassen und neu, auf bessere Weise, zu beginnen, bringt häufig körperliche Beschwerden mit sich wegen der leichten Gefühle des Bedauerns, des Herzeleides bei der Trennung von alten Bindungen, alten Verbindungen, alten Gedanken.

Dieses Mittel wird lindern und helfen, die körperlichen Reaktionen auf solche Zustände zu beseitigen, sei der jeweilige Schritt voran ein innerer oder ein äußerer.

Es ist das Mittel, das uns hilft, alle solche Übergangsphasen ohne Bedauern zu durchschreiten, ohne Rückblick in die Vergangenheit, ohne Ängste vor der Zukunft, und damit erspart es uns die gedankliche und körperliche Belastung, die so häufig mit solchen Anlässen verbunden ist.

Ohne Zweifel sind diese stark, wo es einen Bann zu brechen gilt, sei es eine Bindung an die Vergangenheit – auch, was wir ererbt nennen –, oder Umstände der Gegenwart.

* * *

Laßt uns wir selbst sein

Bist du jemals auf den Gedanken gekommen, daß Gott dir eine Individualität geschenkt hat? Doch das hat Er gewiß getan. Er gab dir eine ganz eigene Persönlichkeit, einen Schatz, den du ganz für dich allein behalten solltest. Er gab dir ein Leben, das nur du allein führen kannst. Er gab dir eine Aufgabe, die nur du erfüllen kannst, Er stellte dich, ein göttliches Wesen, Sein Kind, in diese Welt, damit du lernst, vollkommen zu werden, alles erreichbare Wissen zu erwerben, gütig und freundlich zu werden und anderen zu helfen.

Hast du jemals darüber nachgedacht, wie Gott zu dir spricht, über deine eigene Persönlichkeit, über deine ganz eigene Aufgabe und darüber, wie du dein Schiff auf seinem richtigen Kurs halten kannst? Er spricht zu dir durch deine eigenen, echten, tiefinneren Wünsche, die das Verlangen deiner Seele zeigen. Wie sonst sollte Er sprechen?

Wenn wir nur unseren tiefinneren Wünschen lauschen und sie befolgen, werden wir immer richtig geleitet. Wir werden immer geführt sein, nicht nur auf dem Weg, der uns am Ende unserem Weiterkommen, unserer Vollkommenheit näherbringt, sondern auch, um unser Leben in jeder Hinsicht nützlich und hilfreich für andere werden zu lassen. Der Einfluß von den Wünschen anderer ist es, was uns von unserer Aufgabe abhält und Zeit vergeudet. Christus hätte seine Mission nie erfüllt, wenn er auf die Stimmen seiner Eltern gehört hätte, und wir hätten ein Heer von Welt-Helfern wie Florence Nightingale und viele andere verloren, wenn diese den Wünschen anderer Menschen nachgegeben hätten und dem Verlangen ihres eigenen Herzens nicht treu geblieben wären.

Welchen besseren Vorsatz können wir für das kommende neue Jahr fassen, als auf unser tiefinneres Wünschen zu lauschen, das die Botschaft unserer Seele ist, und den Mut aufzubringen, ihren Geboten zu gehorchen?

* * *

(geschrieben in Sotwell am 4. August 1935)

Kein Mensch wäre längere Zeit der Anführer anderer, wenn er in seinem speziellen Wissensgebiet nicht mehr verstünde als seine Untergebenen, sei es im Militär, in der Staatsführung oder woanders.

Daraus folgt, daß der Anführer, um Schwierigkeiten, Probleme, Krankheit, Verfolgung und so weiter meistern zu können, ein noch größeres Wissen besitzen muß, eine tiefere Erfahrung als – das gebe Gott – seine Anbefohlenen je ertragen werden müssen.

* * *

Der kleine schwarze Hund

Ich frage mich, ob Christus einen kleinen schwarzen Hund hatte, ganz lockig und wollig wie meiner, mit zwei langen, seidigen Ohren und einer Nase, rund und feucht, und zwei Augen, braun und zärtlich, die leuchten.

Ich bin sicher – wenn Er einen hatte –, daß dieser kleine schwarze Hund gleich von Anfang an wußte, daß Er Gott war, daß er keinen Beweis brauchte, daß Christus göttlich war, und einfach die Erde verehrte, über die Er schritt.

Ich fürchte, daß Er keinen hatte, denn ich habe gelesen, daß Er im Garten betete, allein, denn alle seine Freunde und Jünger waren geflohen, selbst Petrus, den Er einen Fels genannt hatte.

Und, oh, ich bin sicher, daß jener kleine schwarze Hund mit seinem Herzen so zärtlich und warm Ihn nicht verlassen hätte, damit Er nicht allein litte, sondern Ihm unter den Arm geschlüpft wäre.

Um die geliebten, im Schmerz verkrampften Finger zu lecken und, alles außer acht lassend, Ihm hinterher getrottet wäre, als sie Ihn mitnahmen, um bis hin ans Kreuz Ihm zu folgen.

* * *

(Brief an Kollegen, 1935)
Mount Vernon, Sotwell, Wallingford, Berks.
1. Juli

Liebe Freunde,

die Verordnung dieser neuen Heilmittel wird viel einfacher, als es zunächst schien, weil jedes von ihnen mit einem der »Zwölf Heiler« oder der »Sieben Helfer« korrespondiert.

Zum Beispiel: Angenommen, ein Fall ist eindeutig Clematis und entwickelt sich ganz gut, heilt aber nicht vollkommen, dann gebt das entsprechende neue Mittel weiter, um die Heilung herbeizuführen.

Beigelegt ist eine Liste der bereits erarbeiteten; den Rest werden wir zu gegebener Zeit empfangen.

Es besteht kein Zweifel, daß diese neuen Heilmittel auf einer anderen Ebene wirken als die alten. Sie sind vergeistigter und helfen uns, das innere, größere Selbst in uns zu entfalten, das die Macht besitzt, alle Ängste, alle Schwierigkeiten, alle Kümmernisse, alle Krankheiten zu überwinden.

Vielleicht dürfen wir über diesen Unterschied später mehr erfahren, aber in uns allen gibt es – neben den klaren, irdischen Ängsten, derer wir uns wohl bewußt sind – auch jene vagen, unbekannten Ängste, die erschreckender sind als jene vor materiellen Dingen; und es steht außer Frage, daß in all denen unter uns, die danach trachten, ein wenig Gutes auf unserer Reise über die Welt zu tun, diese unbekannten Ängste mehr verbreitet sind.

Edward Bach

* * *

(Brief an Dr. Wheeler, einen Kollegen und wohlbekannten Homöopathen)
Wellsprings, Sotwell, Wallingford, Berks.

Lieber Bruder Dr. Wheeler,

was für ein glänzender Fall von Aspen! Vielen, vielen Dank für diesen Bericht.

Je mehr wir diese Heilmittel einsetzen – sowohl die neuen neunzehn als auch die alten neunzehn –, desto wunderbarer sind die Ergebnisse. Die Menschen, die von den Mitteln wissen, haben soviel Vertrauen, daß sie geheilt werden können; sie kommen nicht mehr und sagen »Können Sie mich wieder gesund machen?«, sondern erwarten das einfach und halten es für selbstverständlich.

Mit den freundlichsten Grüßen von uns allen,

Edward Bach

Ich habe die Tabelle, die Sie schickten, noch nicht ganz durchdacht, aber ich hoffe, daß Sie bald eine Antwort dazu bekommen werden.

* * *

(Brief an Kollegen)
Wellsprings, Sotwell, Wallingford, Berks.
25. September 1935

Liebe Freunde,

wenn jemand von uns ein Picknick für eine Party am nächsten Mittwoch vorbereitete, so sollten alle auf gutes Wetter hoffen, und wenn jemand von uns verantwortlich für die Vorbereitungen wäre, so hätten wir vielleicht ein paar Tage Ängste und Besorgnis vor uns, ob das Wetter gut oder schlecht würde.

Einige von uns litten vielleicht ein paar Tage regelrecht darunter und wären unglücklich.

Wenn wir aber *wüßten*, daß es am nächsten Mittwoch naß oder schön wäre, könnten wir entweder den Termin ändern oder die Vorbereitungen entsprechend den Wetterverhältnissen treffen, und es gäbe keine Besorgnis oder Angst oder unglückliche Tage.

So dürfte es mit allen unseren Ängsten sein. Es ist die Unwissenheit, die hinter ihnen steht. Das scheint unser nächstes Problem zu sein: die Unwissenheit zu beseitigen und zu *wissen*.

Die Männer in den Seenotrettungsbooten haben keine Angst, weil sie *wissen*, daß sie wohlbehalten zurückkehren werden, oder – was sehr selten geschieht – wenn sie ertrinken, *wissen* sie, daß alles gut ist.

In gewisser Weise zieht Angst genau das an, wovor wir uns fürchten. Wir ziehen es zu uns heran. Zu *wissen* würde die Angst ersparen, oder, um es mit anderen, zitierten Worten zu sagen: »Ihr werdet die *Wahrheit* erkennen, und die *Wahrheit* wird euch frei machen.«

Unser nächstes Problem, unser allernächstes Problem, ist: zu *wissen*; und jeder von uns, irgendeiner von uns, mag auf seine Weise der sein, der die Lösung findet.

Die beiden Fälle, die einigen von Ihnen bekannt sind, beweisen ganz deutlich, wie der Mangel an Wissen Angst erzeugt.

Der eine Mann hatte Angst davor, einen Zug zu besteigen, und fragte jedes Mal den Lokführer, ob die Notleine in Ordnung wäre, prüfte die Türgriffe, um festzustellen, ob sie sich leicht öffnen ließen, überprüfte die Notausgänge von Autobussen und hatte sehr zu leiden. In dem Augenblick, als er erkannte, daß er all dies im Interesse der Öffentlichkeit tat, zum Wohl seiner Mitreisenden, und daß er der letzte wäre, der ein sinkendes Schiff verlassen würde, wurde sein Denken frei von all der Last und Furcht des Reisens, und es war erstaunlich, wieviel glücklicher er wurde.

Der andere Mann – er studierte mehr als vierzig Jahre lang die Naturwissenschaften – hatte ein überragendes Wissen auf fast jedem Gebiet und forschte, um zu beweisen, daß alles mit einer materiellen Erklärung zu begründen war. Er war unglücklich, streitsüchtig und elend, weil er in allen Richtungen fehlende Glieder seiner Beweisketten suchte. In dem Moment, als er erkannte, daß sein Lebenswerk bedeutete zu beweisen, daß Gott hinter allem stand, änderte sich sein ganzes Leben. Als großer Wissenschaftler ist er nun fähiger und eifriger als jeder andere, seine Mission in die richtige Richtung weiterzutreiben.

Diese beiden Fälle illustrieren, was mit so vielen von uns geschieht, und unser beschwerliches und schwieriges Leben könnte zu einem Leben in Freude werden, wenn wir *wüßten*, statt immer nur zu befürchten.

So können wir denn wissen, daß jene unter uns, die Angst haben, gute Arbeit leisten. Nur erkennen wir eben nicht, daß unsere eigene Angst zum Guten für andere ist.

Das große Geheimnis scheint zu sein – sich zu fürchten, sich aber nicht vor der Furcht zu ängstigen, bis die Zeit kommt, da wir erkennen, daß wir auf dem rechten Wege sind und Gutes leisten.

Gewiß: Wissen und Wahrheit würden alle Angst aus unserem Gemüt vertreiben, aber es könnte auch Teil des göttlichen Planes sein, daß wir uns als viel stärker erweisen, indem wir weiterkämpfen, obwohl wir uns fürchten; und es obliegt der Menschheit, den Weg zu entdecken, das Licht zu sehen und die Last der Angst aufzuheben.

Die wunderbaren Heilmittel, die wir haben – besonders *Mimulus* für materielle Ängste, und ganz besonders *Aspen* für gedankliche Ängste –, müssen, bei der herrlichen Hilfe, die sie leidenden Menschen spenden, von der göttlichen Vorsehung zu unserem Gebrauch bestimmt worden sein.

In diesem kleinen Zentrum, unserer kleinen Gruppe, erweisen sich die Heilungserfolge der Pflanzen täglich als so wunderbar – und wir können wirklich sagen: Tag für Tag –, daß wir – und das scheint keine Übertreibung zu sein –, daß Hunderte in unserer Umgebung jegliche Angst vor Krankheit völlig verloren haben. Ganz gleich, welchen griechischen, lateinischen, französischen oder englischen Namen sie auch tragen mag: Wir *wissen*, und es hat sich bei allen hier erwiesen, daß jegliche Angst vor Krankheit verschwindet.

Dies ist ein Schritt in die richtige Richtung.

Möge der große Schöpfer aller uns allen helfen, Sein Werk zu fördern, bis alle Ängste, alle Befürchtungen einer kindlichen Natürlichkeit und Lebensfreude gewichen sein werden.

* * *

(geschrieben in Sotwell am 18. Juli 1935)

Im Leben gibt es zwei Arten von Schmerzen: körperlichen Schmerz und gedanklichen Schmerz, und von diesen beiden ist der gedankliche Schmerz der bedauerlichere.

Es gibt einige Menschen, die durch das Leben gehen, ohne auch nur eine dieser beiden Formen kennenzulernen – wie der Schmied von Norfolk: Er hatte einen Zeh, der sich zur Seite krümmte und ihm im Wege war. Also zog er eines Morgens, mitten in der Arbeit – die anderen standen um ihn herum –, den Stiefel aus, nahm Hammer und Meißel, schlug den Zehen vom Fuß, drückte ein rotglühendes Eisen an die Wunde, um die Blutung zu stillen, zog den Stiefel wieder über und arbeitete weiter.

Die gleiche Art von Dingen hört man über den Norden. Dort brauchen sie nichts, um den Schmerz zu lindern, wenn sie sich einen Zahn ziehen lassen, sondern nennen dir in aller Ruhe einen Zahn nach dem anderen, wie sie sie gezogen haben möchten. Solche Leute kommen natürlich nicht zu uns.

Dann gelangen wir zu jenen, die körperliche Schmerzen leiden. Es gibt sehr viele, die große körperliche Pein zu ertragen haben und wenig oder gar keine gedankliche oder Seelenqual. Für sie sind besonders die »Zwölf Heiler« und die »Sieben Helfer« geeignet.

Nun kommen wir zu der dritten Kategorie, jenen, die unsere Hilfe brauchen, und zwar möglicherweise noch mehr als die Menschen mit körperlichen Schmerzen. Jene, die vielleicht nur wenig, noch nicht einen Tag lang krank gewesen sind in ihrem Leben, und doch unvorstellbar gelitten haben unter dem Schmerz und dem Kummer und dem ... [unvollständig]

* * *

(Brief an einen Förderer)

Lieber Freund,

wir können Ihnen nicht genug danken für Ihre überaus großzügige Gabe an unser Werk. Es ist sehr selten, daß wir einen so großzügigen Beitrag erhalten.

Ihre Hilfe entspricht dem Gegenwert von mindestens 60 Heilmittel-Gaben an die ganz Armen; mögen Sie von jedem, der eine Dosis erhält, einen großen Dankes-Segen empfangen.

Sie haben uns diese Hilfe zu einer Zeit zukommen lassen, in der wir sehr unter Druck stehen, und es fehlen uns die Worte, unserer Dankbarkeit Ausdruck zu geben, daß Sie uns in einer schwierigen Phase so ermutigt haben.

Mögen unsere freundlichen Wünsche und die jener, die nun Hilfe empfangen, Sie erreichen und Ihnen zugute kommen.

Im Namen unserer kleinen Arbeiterschar.

* * *

(Brief an einen Patienten)
3. November 1935

Sehr geehrter Herr ...,

bei Ihrem ersten Besuch sprachen Sie die Frage eines Honorars an, und ich glaube, geantwortet zu haben, damit im Augenblick warten zu wollen.

Unser Grundsatz ist, daß wir keine Honorare um des Profits willen berechnen, da wir nur die Kräuter benutzen, die uns die göttliche Vorsehung geschenkt hat, und da die Kunst des Heilens zu heilig ist, um kommerzialisiert zu werden. Wir überlassen es also der Großzügigkeit unserer Patienten, von denen wir ganz abhängig sind, nicht für uns selbst, sondern hinsichtlich der Hilfe, die wir anderen geben können. Selbst die Häuser, in denen wir zur Zeit arbeiten, sind uns von einer wohltätigen Dame zur Verfügung gestellt worden.

Aber wir können Ihnen versichern, daß wir auch für die kleinsten Gaben dankbar sind, da sie unsere Möglichkeit erweitern, den ganz Armen zu helfen, von denen uns im Augenblick Hunderte bekannt sind.

* * *

(Brief an Kollegen)
Wellsprings, Sotwell, Wallingford, Berks.
26. Dezember 1935

Liebe Brüder alle,

der ganze Kern des Lebens ist, unsere Göttlichkeit zu *erkennen*; daß wir unbesiegbar, unüberwindlich sind, und keine Verletzung uns je in unserem Sieg aufhalten kann, den wir im Namen unseres Großen Meisters gewinnen.

Könnte es denn für Leute wie uns, die an andere denken, die zu dienen wünschen, die wir so viel von unserer Zeit und unserem weltlichen Besitz jenen widmen, die in Not sind, einen anderen Grund geben, so zu handeln, als dieses Wissen: Im Innern sind wir *göttlich*.

»Laßt uns diese Wahrheit in beide Hände nehmen und furchtlos voranschreiten. Hat es uns jemals eines Daches über dem Kopf gemangelt oder eines Stückes Brot und Käse? Hatten wir jemals nicht viel größeren Luxus als dies?«

Laßt uns, meine Damen und Herren, furchtlos ziehen, immer eine der letzten Botschaften im Herzen, die unser Meister uns gegeben hat: *»Siehe, ich bin bei euch allezeit.«*

* * *

(geschrieben am 21. Mai 1936)

Alles wahre Wissen kommt *allein* aus *unserem Innern*, in der stillen Kommunikation mit unserer Seele.

Doktrinen und Zivilisation haben uns der Stille beraubt, haben uns dieses Wissens beraubt: *Wir wissen alles in unserem Innern.*

Wir wurden glauben gemacht, daß wir von anderen unterwiesen werden müßten, und unser eigenes, geistiges Selbst wurde *unterdrückt*.

Die Eichel, die Hunderte von Meilen von ihrem Mutterbaum fortgetragen wurde, weiß ohne Instruktion, wie sie ein vollkommener Eichbaum wird. Die Fische in Meer und Fluß legen ihren Laich ab und schwimmen davon. Das gleiche gilt für den Frosch. Die Schlange legt ihre Eier in den Sand und geht ihrer Wege; und trotzdem ist in der Eichel und im Laich und in den Eiern alles Wissen, das notwendig ist, damit die Jungen so vollkommen werden wie ihre Eltern.

Junge Schwalben können ihren Weg zu den Winterquartieren über Hunderte von Meilen hinweg finden, während die Eltern sich noch um das zweite Gelege kümmern.

Es ist so dringend notwendig, daß wir uns auf das Wissen zurückbesinnen, daß *in unserem Innern alle Wahrheit liegt*.

Es ist so wichtig, sich zu erinnern, daß wir keinen anderen Rat, keine andere Lehre brauchen als jene aus unserem Innern.

Christus lehrte uns, daß die Lilien auf dem Felde, die nicht arbeiten und nicht spinnen, doch vollkommener gekleidet sind als Salomon in all seiner Pracht.

Der Buddha lehrte uns, daß wir uns alle auf dem Weg zur *Selbsterkenntnis* befinden, wenn wir uns erst einmal von den Priestern und Büchern gelöst haben.

* * *

(geschrieben im September 1936)

Durch die Gnade Gottes ist offenbart worden, daß es Ihm gefallen hat, allen, die leiden, eine Heilung ihrer Drangsal zu geben.

Diese Heilungen sind in gewissen Heilpflanzen, -blumen und -bäumen der Natur zu finden.

Darüber hinaus hat es Ihm gefallen, diese Heilmittel den Menschen direkt zu geben, denn sie sind so einfach, daß die Menschen ihre eigene Medizin selbst finden und zubereiten und sich damit selbst oder gegenseitig in ihrer Not heilen können.

Es ist bewiesen, daß mittels dieser göttlichen Pflanzen nicht nur Kranke genasen, sondern daß vermehrt Freude, Glück, Freundlichkeit und Nützlichkeit in das Leben all jener einkehrten, die an deren heilenden Tugenden teilhatten.

Jetzt ist es notwendig, daß jene, die Wissen von diesen Pflanzen und Kräutern besitzen, hinausgehen und alle Menschen in ihrer Anwendung unterweisen.

* * *

(Brief an Kollegen, Oktober 1936)

Ihr Lieben,

um euch Schwierigkeiten, Komplikationen, gerichtliche Untersuchungen und weiteres zu ersparen, ist nun die Ärzteschaft angerufen worden, auf daß alles seine Ordnung habe.

Ich habe das Höllenfeuer dieser Zerreißprobe bereits hinter mir und, mein Gott, das war unmißverständlich.

Ihre Anspielungen, ihr Gemurmel, ihre bedeutsamen Blikke, ihre unüberhörbar geflüsterten Bemerkungen, verbunden mit äußerlich scheinbarer Höflichkeit und freundschaftlichen Gefühlen – man erhielt den Urteilsspruch tiefster Hoffnungslosigkeit.

Unsere vornehmen Brüder brauchten zwei Tage der Kollaboration, um den einen schwachen Punkt zu finden, an dem sie zustechen konnten; aber für den Glauben an Gott würde man sich niederlegen und es aufgeben.

Aber, meine Mitarbeiter, es hat seinem Zweck gedient. Wollen wir (mit der vollendeten Zuversicht, die wir besitzen) unsere Anstrengungen verdoppeln und verdreifachen, die Botschaft der Hoffnung und Heilungsgewißheit unter den Kranken zu verbreiten.

Nie zuvor hat man die Ehrfurcht empfunden, die vermittelt werden kann durch das, was wir »Konsultation« nennen; und mit unserem Wissen, daß die göttlichen Pflanzen alle heilen können, und daß Gott größer ist als körperlicher Schmerz, und daß Er – bis uns dereinst die Kraft gegeben ist, Ihn kennenzulernen – uns als Ersatz Seine Heilung unserer Unzulänglichkeiten geschenkt hat.

Laßt uns alle Konventionalität, alle Regeln, alle Richtlinien ablegen und uns bis an die äußersten Grenzen unserer Kräfte auf die Kreuzfahrt begeben und unsere Mission aufnehmen, den Menschen Hoffnung zu bringen. Geht hinaus in die Welt und lehrt sie, daß verborgen in der Natur die herrlichen Heilmittel liegen, die mächtiger sind als jedes Übel.

Laßt uns unsere Begrenzungen vergessen, unsere Persönlichkeiten oder was wir für unsere Kleinheit halten, und laßt uns erkennen, daß wir auserwählt sind, ausgesuchte Sonderbotschafter, gesegnete Ritter des höchsten Ordens, um dieses Werk des Schreckens niederzureißen, das aus dem berufsständischen Denken erwachsen ist, um die Unglückseligen zu verdammen, die Schwachen zu entmutigen und die Ängstlichen zu zermalmen.

Wir wissen, daß die Krankheit nun unter menschlicher Kontrolle ist; sie ist nur eine Prüfung und kann wiedergutgemacht werden, und bis wir einen größeren Weg finden, laßt uns die Wahrheit hinausrufen, daß es Heil gibt für die Kranken und Hoffnung für die Sterbenden.

* * *

(Brief an Victor Bullen)
26. Oktober 1936

Lieber Vic,

ich denke, Du hast jetzt jede Phase dieses Werkes gesehen.

Dieses letzte Erlebnis mit Doktor Max Wolf ist zu begrüßen. Es ist ein Beweis für den Wert unseres Werkes, wenn solche materiellen Kräfte auftreten, um es zu verfälschen, denn die Verfälschung ist eine viel größere Waffe als versuchte Zerstörung.

Die Menschheit bat um freien Willen, den Gott ihr gewährte; deshalb muß der Mensch immer eine Wahl haben.

Sobald ein Lehrer sein Werk der Welt übergeben hat, muß eine verzerrte Version desselben aufkommen.

Solches ist bei den Bescheidensten – wie uns selbst – geschehen, die wir unsere Dienste dem Wohle unserer Mitmenschen weihten, aber auch bis hin zu dem Höchsten von allen, der Göttlichkeit Christi.

Die Entstellung muß aufkommen, damit die Menschen die Auswahl haben zwischen dem Gold und dem Unrat.

Unser Werk muß untrennbar verbunden sein mit der Einfachheit und Reinheit dieser Heilmethode; und wenn die nächste Auflage von *The Twelve Healers* notwendig wird, müssen wir eine längere Einführung haben, in der wir die Unschädlichkeit, die Einfachheit und die wunderbaren Heilkräfte der Mittel deutlich herausstellen, die uns von einer größeren Quelle offenbart wurden als unserem eigenen Intellekt.

Jetzt glaube ich, lieber Bruder, daß Du – nun, da ich es als immer notwendiger empfinde, mich vorübergehend in die Einsamkeit zu begeben – die ganze Situation in der Hand hast und alle Angelegenheiten regeln kannst, die mit Patienten oder mit der Verwaltung dieses Heilungswerkes verbunden sind, da ich weiß, daß Menschen wie wir selbst – die die Herrlichkeit der Selbstopferung gekostet haben, die Seligkeit, unseren Geschwistern zu helfen –, wenn ihnen einmal ein Kleinod solcher Herrlichkeit geschenkt ist, nichts mehr von ihrem Pfad der Liebe und des Dienens abbringen kann, seinen Glanz, rein und schmucklos, den Menschen der Welt zu zeigen.

* * *

(Brief an Kollegen)
Mount Vernon, Sotwell, Wallingford, Berks.
26. Oktober 1936

Ihr Lieben,

es wäre wunderbar, wenn wir eine kleine Bruderschaft bildeten, ohne Ränge oder Ämter, nicht größer und nicht geringer als die andere, die sich folgenden Grundsätzen widmete:

1. Es wurde uns eine Heilmethode offenbart, wie sie, soweit das menschliche Erinnerungsvermögen reicht, noch nie bekannt wurde, wenn wir mit der Einfachheit der Pflanzen-

mittel daran gehen können, mit der *Gewißheit*, der absoluten *Gewißheit* ihrer Kraft, die Krankheit zu besiegen.

2. Wir kritisieren oder verurteilen niemals die Gedanken, Meinungen und Vorstellungen anderer; wir halten uns immer vor Augen, daß alle Menschen Gottes Kinder sind, und daß jedes auf seine eigene Weise danach strebt, die Herrlichkeit seines Vaters zu finden. Wir nehmen uns einerseits vor, wie die Ritter in alter Zeit, den Drachen der Angst zu vernichten in dem Wissen, daß wir nie auch nur ein entmutigendes Wort sprechen dürfen; andererseits können wir *Hoffnung* bringen, ja, besonders *Gewißheit* jenen, die leiden.
3. Wir lassen uns niemals von Ruhm oder Erfolg hinreißen, denen wir in unserer Mission begegnen, da wir wissen, daß wir nur Boten der Großen Macht sind.
4. Während wir mehr und mehr das Vertrauen der Menschen um uns gewinnen, verkünden wir ihnen, daß wir glauben, göttliche Gesandte zu sein, die geschickt sind, ihnen in ihrer Not zu helfen.
5. Da die Menschen gesund werden, sind die Blumen des Feldes, die sie heilen, ein Geschenk der Natur, eine Gabe Gottes; so führen wir sie zurück zu einem Glauben an die *Liebe*, die *Barmherzigkeit* und das zärtliche *Mitgefühl*, und die *allmächtige Kraft des Allerhöchsten.*

* * *

(Brief an Nora Weeks, Victor Bullen und Mary Tabor)
1. November 1936

Ihr lieben Guten,

es gibt Augenblicke wie diesen, da erwarte ich eine Aufforderung nach – ich weiß nicht, wohin.

Aber falls dieser Ruf, was möglich ist, jede Minute ergeht, bitte ich euch, euch drei, das wunderbare Werk fortzuführen, das wir begonnen haben. Ein Werk, das der Krankheit ihre Macht entreißen kann, das Werk, das die Menschen freimachen kann.

Was ich zu schreiben versucht habe, sollte der Einführung zur nächsten Ausgabe der *Zwölf Heiler* hinzugefügt werden.

* * *

Ein Appell an meine Kollegen im ärztlichen Beruf

Nach sehr vielen Jahren der Forschung habe ich entdeckt, daß gewisse Pflanzen die herrlichsten Heilkräfte besitzen; mit ihrer Hilfe sind eine große Zahl der Fälle, die durch herkömmliche Behandlung nur gelindert werden, nun heilbar geworden.

Weiterhin läßt sich drohende Erkrankung behandeln und in dem Stadium verhindern, in dem die Menschen sagen: »Es ist nicht schlimm genug, um den Arzt zu rufen«.

Aber wenn wir das Vertrauen unserer Umgebung gewinnen, daß Krankheit in ihren frühesten Stadien angegangen werden sollte, wenn wir ihnen darüber hinaus erklären können, daß es sich in den hartnäckigsten und chronischsten Fällen lohnt, die Behandlung fortzusetzen, wird sich unsere Arbeit sehr vermehren. Denn ein Heer von Menschen wird zu uns kommen, Tage, Wochen oder Monate, bevor sie sonst erschienen wären, um ihre Gesundheit wiederherstellen zu lassen; und zweitens werden die chronischen Fälle nicht nur nach uns rufen, wenn sie Linderung eines Schmerzes oder bestimmter Beschwerden wünschen, sondern sie werden weiterbehandelt werden wollen in der Hoffnung, geheilt werden zu können.

Die Heilpflanzen, die ich erwähnte, können in Verbindung mit jeder herkömmlichen Behandlungsweise eingesetzt werden, jeder Verordnung hinzugefügt werden, und sie werden die Behandlung in allen Fällen beschleunigen und unterstützen, seien es akute oder chronische Leiden, die somit erfolgreich behandelt werden.

Wir sind in einer Zeit, in der die Schulmedizin mit einem Teil der Krankheiten in diesem Lande nicht fertig wird; und es ist eine Zeit, das Vertrauen der Menschen wiederzugewinnen und unserem edlen Ruf Berechtigung zu verschaffen.

Die Kräuter sind für jeden leicht zu verstehen, der sich mit dem Wesen des Menschen beschäftigt, und eine ihrer Eigenschaften ist, daß sie uns helfen, den Ausbruch organischer Krankheiten zu verhüten, wenn der Fall sich in jenem funktionellen Stadium befindet, das akuten oder chronischen Krankheiten so häufig vorausgeht.

IV
Die zwölf Heiler und andere Heilmittel

(Ausgabe von 1936*, verlegt bei C. W. Daniel Co.)

Einführung

Seit unvordenklichen Zeiten ist es bekannt, daß die göttliche Vorsehung der Natur Mittel zur Vorbeugung und Heilung von Krankheiten gegeben hat in Gestalt göttlich angereicherter Kräuter, Pflanzen und Bäume. Die Heilmittel der Natur, die in diesem Buch vorgestellt werden, haben bewiesen, daß sie in ihrem gnadenreichen Wirken mehr als andere gesegnet sind und ihnen die Kraft gegeben ist, alle Arten von Krankheiten und Leiden zu heilen.

Bei der Behandlung mit diesen Heilmitteln wird der Art der Krankheit keine Beachtung geschenkt. Der Mensch wird behandelt, und während er gesundet, verschwindet die Krankheit, die abgeschüttelt wird von der erstarkenden Gesundheit.

Jedermann weiß, daß dieselbe Krankheit bei verschiedenen Menschen verschiedenartige Auswirkungen haben kann. Diese unterschiedlichen Auswirkungen sind es, die der Behandlung bedürfen, denn sie führen uns zur eigentlichen Ursache zurück.

Das Gemüt ist der feinste und empfindlichste Teil des Menschen und zeigt den Beginn und Verlauf einer Krankheit viel deutlicher als der Körper, und so gilt die Einstellung des Gemüts als Hinweis auf das oder die Heilmittel, die notwendig sind.

Bei der Krankheit verändert sich der Gemütszustand im Vergleich zum sonstigen Leben. Wer aufmerksam beobachtet, kann diese Veränderung häufig vor – manchmal auch lange

* Erste Auflage 1933; neue, revidierte Ausgabe 1934; neue, erweiterte Ausgabe 1936

vor – dem Auftreten der Krankheit wahrnehmen und durch eine Behandlung das Erscheinen von Beschwerden rechtzeitig verhindern. Wenn eine Krankheit schon einige Zeit besteht, wird die Stimmung des Leidenden uns ebenfalls zu dem richtigen Heilmittel hinführen. Man schenke also dem Krankheitsbild keine Beachtung, sondern denke allein an die Lebenseinstellung und Stimmung des Erkrankten.

Achtunddreißig verschiedene Gemütszustände werden in einfacher Weise beschrieben. Es sollte keine Schwierigkeit sein, für sich selbst oder einen anderen den vorherrschenden Zustand oder die Kombination von Gemütslagen herauszufinden und so die notwendigen Heilmittel zu verabreichen, um eine Heilung zu bewirken.

Der Titel dieser Schrift – *Die zwölf Heiler* – wurde beibehalten, da er vielen Lesern vertraut ist.

Die Linderung des Leidens war seinerzeit, als erst zwölf Heilmittel bekannt waren, bereits so deutlich und wohltuend, daß es notwendig erschien, sie der Öffentlichkeit vorzustellen, ohne auf die Entdeckung der übrigen sechsundzwanzig Mittel zu warten, die die Reihe vollenden. Die ursprünglichen zwölf Heilmittel sind durch ein Sternchen (*) hervorgehoben.

Die Heilmittel und ihre Begründung

Die 38 Heilmittel und ihre Zugehörigkeit zu folgenden 7 Gruppen

1. Für jene, die Angst haben
2. Für jene, die an Unsicherheit leiden
3. Für jene, die nicht genügend Interesse an der Gegenwarts-Situation haben
4. Für jene, die einsam sind
5. Für jene, die überempfindlich gegenüber Einflüssen und Ideen sind
6. Für jene, die mutlos und verzweifelt sind
7. Für jene, die um das Wohl anderer allzu besorgt sind

Für jene, die Angst haben

* **Gemeines Sonnenröschen** *(engl. Rock Rose)*
Das Heilmittel in Notfällen, ja, in allen Fällen, in denen es scheinbar keine Hoffnung mehr gibt. Bei Unfällen oder plötzlicher Erkrankung, oder wenn der Patient sehr erschreckt ist oder große Angst hat, oder wenn die Lage ernst genug ist, um den Anwesenden ebenfalls große Angst einzujagen. Wenn der Patient nicht bei Bewußtsein ist, kann man ihm die Lippen mit dem Mittel benetzen. Zusätzlich kann man auch noch andere Heilmittel anwenden, wie zum Beispiel *Gemeine Waldrebe (engl. Clematis),* wenn die Bewußtlosigkeit wie ein tiefer Schlaf scheint, oder *Odermennig (engl. Agrimony)* bei qualvollen Schmerzen usw.

* **Gefleckte Gauklerblume** *(engl. Mimulus)*
Furcht vor weltlichen, konkreten Dingen, vor Krankheit, Schmerz, Unfällen, Armut, Dunkelheit, Alleinsein, Unglück. Die Ängste des täglichen Lebens. Diese Menschen ertragen ihre Ängste, ohne zu klagen, und sprechen nur selten frei darüber zu anderen.

Kirschpflaume *(engl. Cherry Plum)*
Furcht, den Verstand zu verlieren, oder daß man gefürchtete, schreckliche Dinge tun könnte, die man nicht will und als falsch erkennt, während man trotzdem den Impuls spürt, sie zu tun.

Espe *(engl. Aspen)*
Vage Ängste vor unbekannten Dingen, die sich nicht begründen oder erklären lassen.

Trotzdem kann der Patient Angst davor haben, daß etwas Schreckliches passiert, ohne zu wissen, was dies sein könnte.

Diese unbestimmten, unerklärlichen Ängste können ihn Tag und Nacht verfolgen.

Die so Leidenden fürchten sich oft, über ihre Nöte zu sprechen.

Rote Kastanie *(engl. Red Chestnut)*
Für jene, denen es schwerfällt, sich nicht um andere zu ängstigen.

Oft haben sie es schon aufgegeben, sich über sich selbst Sorgen zu machen, können aber um jene, die sie lieben, viel bangen und leiden und haben häufig Angst, daß ihnen etwas Schlimmes zustoßen könnte.

Für jene, die an Unsicherheit leiden

* **Bleiwurz** *(engl. Cerato)*
Für jene, die an ihrer Fähigkeit zweifeln, Entscheidungen oder Urteile zu fällen.

Sie fragen ständig andere um Rat und sind oft schlecht beraten.

* **Einjähriger Knäuel** *(engl. Scleranthus)*
Für jene, die sehr darunter leiden, sich nicht zwischen zwei Dingen entscheiden zu können, weil abwechselnd das eine, dann das andere ihnen richtig erscheint.

Sie sind im allgemeinen stille Menschen, die ihre Schwierigkeiten allein tragen, da sie nicht geneigt sind, mit anderen darüber zu sprechen.

* **Bitterer Enzian** *(engl. Gentian)*
Für jene, die sich leicht entmutigen lassen. Sie machten vielleicht schon gute Fortschritte in ihrer Krankheit oder den Angelegenheiten ihres täglichen Lebens, aber bereits die geringste Verzögerung oder das kleinste Hindernis läßt sie zweifeln und macht sie mutlos.

Stechginster *(engl. Gorse)*
Tiefe Hoffnungslosigkeit; diese Menschen haben den Glauben aufgegeben, daß ihnen noch geholfen werden kann.

Auf Zureden und um anderen einen Gefallen zu tun, probieren sie vielleicht verschiedene Behandlungsformen aus, versichern aber dabei ihrer Umgebung, daß die Hoffnung auf Linderung nur ganz gering sei.

Hainbuche *(engl. Hornbeam)*
Für jene, die das Gefühl haben, nicht genügend seelische oder körperliche Kraft zu besitzen, die Bürde des Lebens zu tragen. Die Angelegenheiten des Alltags erscheinen ihnen zu schwer, auch wenn sie ihre Aufgabe in der Regel erfüllen können.

Für jene, die glauben, daß sie körperlich oder seelisch einer Stärkung bedürfen, um ihr Tagewerk leicht vollbringen zu können.

Wald-Trespe *(engl. Wild Oat)*
Für jene, die den Ehrgeiz haben, in ihrem Leben etwas Außerordentliches zu leisten, die viel Erfahrung sammeln und alles genießen möchten, was das Leben ihnen zu bieten hat, die sich des Lebens in vollen Zügen erfreuen wollen. Ihre Schwierigkeit besteht darin zu entscheiden, welcher Beschäftigung sie nachgehen sollen, denn obgleich ihr Ehrgeiz groß ist, fühlen sie sich von keiner Berufung besonders angezogen.

Dies kann zu Verzögerungen und Unzufriedenheit führen.

Für jene, die nicht genügend Interesse an der Gegenwarts-Situation haben

* **Gemeine Waldrebe** *(engl. Clematis)*
Für jene, die verträumt, schläfrig, nicht ganz wach sind und kein großes Interesse am Leben haben. Ruhige Menschen, die nicht ganz froh mit den gegenwärtigen Umständen sind und mehr in der Zukunft als im Jetzt leben; sie leben ihre Hoffnungen auf glücklichere Zeiten, in denen ihre Ideale wahr werden könnten. Im Krankheitsfalle machen manche von ihnen sich kaum oder gar keine Mühe, wieder gesund zu werden, und einige Fälle scheinen sich sogar auf den Tod zu freuen,

in Erwartung besserer Zeiten – oder vielleicht in der Hoffnung, jemandem wiederzubegegnen, den sie durch den Tod verloren hatten.

Geißblatt *(engl. Honeysuckle)*
Für jene, die in Gedanken viel in der Vergangenheit weilen, einer sehr glücklichen Zeit, oder die den Erinnerungen an einen verlorenen Freund nachhängen oder alten Wunschträumen, die sich nicht erfüllt haben. Sie können nicht glauben, außer dem vergangenen noch einmal Glück zu erleben.

Heckenrose *(engl. Wild Rose)*
Für jene, die sich ohne genügenden Grund in Gleichgültigkeit allem ergeben, das geschieht, die einfach durchs Leben treiben, es annehmen, wie es sich bietet, ohne irgendeine Anstrengung zu unternehmen, die Dinge zu bessern und etwas Freude zu finden. Sie haben sich dem Lebenskampf klag- und widerstandslos ergeben.

Ölbaum *(engl. Olive)*
Für jene, die seelisch oder körperlich so gelitten haben, so erschöpft und müde sind, daß sie das Gefühl haben, keine Kraft mehr zu besitzen, um sich von neuem anzustrengen. Das tägliche Leben ist für sie Schwerarbeit, freudlose Mühe.

Weiße Kastanie *(engl. White Chestnut)*
Für jene, die sich nicht dagegen wehren können, daß ihnen Gedanken, Vorstellungen und Argumente in den Sinn kommen, die ihnen unerwünscht sind. Das geschieht gewöhnlich in jenen Augenblicken, wenn das momentane Interesse nicht stark genug ist, um ihre Aufmerksamkeit ganz zu fesseln.

Bedrückende Gedanken drängen sich immer wieder vor, und wenn sie einige Zeit verbannt waren, kehren sie hartnäckig zurück. Sie scheinen sich ständig im Kreise zu drehen und verursachen viel seelische Qual.

Wenn diese unerwünschten, unangenehmen Gedanken da

sind, nehmen sie einem den Frieden und machen es unmöglich, nur an die Arbeit, die Freude oder das Vergnügen des Tages zu denken.

Ackersenf *(engl. Mustard)*
Für jene, die zuweilen schwermütig oder gar verzweifelt sind, als ob eine kalte, dunkle Wolke sie überschattete und Licht und Lebensfreude vor ihnen verberge. Vielleicht ist es gar nicht möglich, solche Phasen zu begründen oder zu erklären. Unter diesen Umständen ist es fast ausgeschlossen, glücklich oder fröhlich zu erscheinen.

Kastanienknospen *(engl. Chestnut Bud)*
Für jene, die aus ihren Erfahrungen und Beobachtungen nicht genügend zu lernen scheinen und länger als andere brauchen, um die Lektionen des täglichen Lebens zu begreifen.

Während bei manchen Menschen eine einzige Erfahrung genügt, ist es für diese notwendig, mehrere zu erleben, bis sie die notwendige Lektion gelernt haben.

So sehen sie sich zu ihrem eigenen Bedauern gezwungen, bei verschiedenen Gelegenheiten den gleichen Fehler zu wiederholen, während ein Mal genügt hätte oder die Beobachtung anderer ihnen diesen Fehler ersparen könnte.

Für jene, die einsam sind

* **Sumpfwasserfeder** *(engl. Water Violet)*
Für jene, die in Gesundheit oder Krankheit lieber allein sind. Sehr stille Menschen, die sich lautlos bewegen, wenig und in sanftem Ton sprechen. Sie sind sehr unabhängig, fähig und selbstsicher, fast ganz unbeeinflußt von den Meinungen anderer. Sie sind zurückhaltend, lassen andere in Ruhe und gehen ihre eigenen Wege. Oft sind sie intelligent und talentiert. Ihre Ruhe und ihr innerer Frieden ist ein Segen für ihre Umwelt.

* **Drüsentragendes Springkraut** *(engl. Impatiens)*
Für jene, die rasch sind im Denken und Handeln und alles schnell und ohne Zögern tun wollen. Im Falle einer Erkrankung sind sie darauf bedacht, rasch wieder zu genesen.

Es fällt ihnen sehr schwer, mit langsamen Menschen Geduld zu zeigen, da sie es für falsch und eine Zeitverschwendung halten, und sie setzen alles daran, um solche Menschen in ihrem Tun zu beschleunigen.

Oft ziehen sie es vor, allein zu arbeiten und zu denken, so daß sie alles in ihrem eigenen, gewohnten Tempo erledigen können.

Heidekraut *(engl. Heather)*
Für jene, die ständig Gesellschaft brauchen und suchen, weil sie es für notwendig halten, ihre eigenen Angelegenheiten mit anderen zu besprechen, ganz gleich, mit wem es auch sei. Sie sind sehr unglücklich, wenn sie einmal längere oder kürzere Zeit allein sein müssen.

Für jene, die überempfindlich gegenüber Einflüssen und Ideen sind

Odermennig *(engl. Agrimony)*
Für die jovialen, fröhlichen und humorvollen Menschen, die den Frieden lieben und unter Meinungsverschiedenheiten und Streitigkeiten leiden; sie sind bereit, viel aufzugeben, um solche Unannehmlichkeiten zu vermeiden.

Obwohl sie im allgemeinen Schwierigkeiten haben und inner- wie äußerlich besorgt und rastlos sind, verbergen sie ihren Kummer hinter einer Maske von Humor und Witz und sind als Freunde und Gesellschafter sehr geschätzt. Häufig greifen sie zu reichlich Alkohol oder Drogen, um sich in Stimmung zu bringen und die Leichtigkeit zu gewinnen, mit der sie ihre Bürde zu tragen gedenken.

Tausendgüldenkraut *(engl. Centaury)*
Für jene freundlichen, ruhigen, sanften Menschen, die überängstlich darauf bedacht sind, anderen zu dienen. Bei all ihren Anstrengungen überschätzen sie ihre Kraft.

Sie leben so in ihrem beflissenen Streben, daß sie mehr zu Sklaven als zu willigen Helfern werden. Ihre gute Art verleitet sie, mehr zu tun, als ihre Aufgabe wäre, und dabei könnte ihr eigenes Lebensziel vernachlässigt werden.

Walnuß *(engl. Walnut)*
Für jene, die bestimmte Ideale und feste Zielsetzungen im Leben haben und diese verfolgen, bei seltenen Gelegenheiten jedoch versucht sind, sich von ihren eigenen Vorstellungen, Zielen und Arbeiten ablenken zu lassen durch die Begeisterung, die Überzeugungen oder Ansichten anderer.

Dieses Heilmittel gibt ihnen Standhaftigkeit und schützt sie vor Beeinflussung von außen.

Stechpalme *(engl. Holly)*
Für jene, die manchmal von Gedanken wie Eifersucht, Neid, Rachsucht oder Argwohn befallen werden.

Für die verschiedenen Formen von ärgerlicher Unruhe.

Im Innern leiden diese Menschen häufig sehr, und dies oft, wenn es für ihr Unglücklichsein keinen echten Grund gibt.

Für jene, die mutlos und verzweifelt sind

Lärche *(engl. Larch)*
Für jene, die sich selbst nicht für so gut oder fähig halten wie die Menschen ihrer Umgebung. Sie rechnen damit zu scheitern, haben das Gefühl, nie Erfolg zu erleben, und so wagen sie nicht einmal eine Anstrengung, die groß genug wäre, ihnen Erfolg zu bringen.

Kiefer *(engl. Pine)*
Für jene, die sich selbst Vorwürfe machen. Selbst wenn sie erfolgreich sind, denken sie, sie hätten es noch besser machen können, und sind nie zufrieden mit ihren Bemühungen oder deren Resultaten. Sie arbeiten schwer und leiden sehr unter den Fehlern, die sie sich selbst einreden.

Manchmal, wenn es einen Fehler gibt, den andere verschuldet haben, nehmen sie diesen sogar auf sich und fühlen sich verantwortlich.

Ulme *(engl. Elm)*
Für jene, die gute Arbeit leisten, der Berufung ihres Lebens folgen und hoffen, etwas Wichtiges zu vollbringen, das möglichst zum Wohle der Menschheit sei. Es gibt Zeiten, in denen sie niedergeschlagen sind und das Gefühl haben, die Aufgabe, die sie sich aufbürdeten, sei zu schwer, und ihre Erfüllung übersteige die menschliche Kraft.

Edelkastanie *(engl. Sweet Chestnut)*
Für jene Phasen, die manche Menschen zuweilen erleben, in denen die Seelenqual so groß ist, daß sie unerträglich scheint.

Wenn man seelisch oder körperlich meint, bis zum Äußersten seiner Belastbarkeit geführt worden zu sein und jetzt nachgeben, zusammenbrechen zu müssen.

Wenn es den Anschein hat, daß man nichts anderes mehr als Zerstörung und Auslöschung gewärtigen könnte.

Goldiger Milchstern *(engl. Star of Bethlehem)*
Für jene, die in großer Bedrängnis oder in Umständen sind, die sie sehr unglücklich machen.

Der Schock einer schlimmen Nachricht, der Verlust eines lieben Menschen, der Schreck nach einem Unfall und ähnliche Zustände.

Für jene, die sich eine Zeitlang gar nicht trösten lassen wollen, bringt dieses Heilmittel Erleichterung.

Weide *(engl. Willow)*
Für jene, die ein Mißgeschick oder Unglück erlitten haben und dies schwer ohne Klagen und Verbitterung annehmen können, da sie das Leben vor allem nach dem Erfolg beurteilen, den es ihnen bringt.

Sie haben das Gefühl, so schwere Prüfungen nicht verdient zu haben; sie meinen, es sei ihnen Unrecht widerfahren und werden verbittert.

Oft zeigen sie weniger Interesse und sind weniger aktiv in bezug auf jene Dinge, die ihnen früher Freude und Befriedigung gebracht haben.

Eiche *(engl. Oak)*
Für jene, die sich sehr anstrengen und Mühe geben, um wieder gesund zu werden, und auch in ihrem täglichen Leben hart kämpfen. Sie werden weiterhin eines nach dem anderen ausprobieren, auch wenn ihr Fall hoffnungslos scheint.

Sie kämpfen weiter. Sie sind nicht zufrieden mit sich selbst, wenn Krankheit ihnen die Erfüllung ihrer Pflichten oder ihrer Hilfe für andere durchkreuzt.

Sie sind tapfere Menschen, die gegen große Schwierigkeiten ankämpfen, ohne daß ihre Anstrengungen oder ihre Hoffnung dabei nachlassen.

Holzapfel *(engl. Crab Apple)*
Dies ist ein Heilmittel zur Reinigung.

Für jene, die das Gefühl haben, etwas nicht ganz Reines an sich zu haben.

Oft ist dies etwas offensichtlich Unbedeutendes. Andere mögen eine weitaus ernstere Krankheit haben. Diese bleibt fast unbeachtet im Vergleich mit der einen Kleinigkeit, auf die sie ihre Aufmerksamkeit konzentrieren.

In beiden Fällen sind sie jedoch ängstlich darauf bedacht, frei zu sein von jener einen bestimmten Angelegenheit, die ihr ganzes Denken mit Beschlag belegt und ihnen so wesentlich erscheint, daß sie davon geheilt werden wollen.

Sie werden verzagt, wenn die Behandlung fehlschlägt.

Als reinigendes Heilmittel kann diese Medizin auch Wunden säubern, wenn der Patient Grund zu der Annahme hat, daß Giftstoffe eingedrungen sind, die entfernt werden müssen.

Für jene, die um das Wohl anderer allzu besorgt sind

* **Wegwarte** *(engl. Chicory)*
Für jene, die sich sehr um das Wohl und die Bedürfnisse anderer Menschen bekümmern und dazu neigen, sich zu sehr um Kinder, Angehörige, Freunde etc. zu sorgen, bei denen sie immer etwas finden, das sie in Ordnung zu bringen hätten. Sie sind ständig dabei, besser zu machen, was sie meinen, korrigieren zu müssen, und fühlen sich dabei wohl. Sie haben den innigen Wunsch, daß jene, um die sie sich kümmern, in ihrer Nähe sind.

* **Eisenkraut** *(engl. Vervain)*
Für jene mit festen Prinzipien und fixen Vorstellungen, die sie für richtig halten und nur sehr selten ändern.

Sie haben das starke Verlangen, alle zu ihren eigenen Ansichten über das Leben zu bekehren.

Sie sind willensstark und zeigen viel Mut, wenn sie überzeugt sind von den Dingen, die sie andere lehren möchten. Sind sie krank, halten sie sich noch lange auf den Beinen und bleiben an ihrer Arbeit, wenn andere ihre Pflichten schon längst aufgegeben hätten.

Weinrebe *(engl. Vine)*
Sehr fähige Menschen, die sich ihrer Fähigkeiten gewiß sind und ihren Erfolg zuversichtlich erwarten.

Bei all ihrer Sicherheit denken sie, daß es auch für andere gut wäre, wenn sie sich überreden ließen, so zu handeln wie sie selbst, oder wie sie meinen, daß es richtig sei. Selbst im

Krankheitsfall werden sie denen, die ihnen helfen und sie pflegen, Anweisungen erteilen und sich besserwisserisch zeigen. In Notsituationen sind sie zu außerordentlichen Leistungen in der Lage.

Buche *(engl. Beech)*
Für jene, die das Bedürfnis haben, in allem, was sie umgibt, besonders das Gute und Schöne zu sehen. Und obwohl vieles offensichtlich falsch ist, haben sie doch die Fähigkeit, das Gute im Innern zu erkennen. So achten sie darauf, toleranter, nachsichtiger und verständnisvoller gegenüber den verschiedenen Weisen zu sein, in denen jeder einzelne und alles sich seiner jeweiligen Vollendung nähert.

Quellwasser *(engl. Rock Water)*
Für jene, die in ihrer Lebenseinstellung sehr strikt sind. Sie versagen sich selbst viel von der Freude und den Vergnügungen des Lebens, weil sie meinen, diese ständen ihrer Arbeit im Wege.

Sie sind sich selbst gestrenge Lehrmeister. Sie wünschen, gesund, kräftig und aktiv zu sein und werden alles tun, das sie ihrer Meinung nach in diesem Zustand erhält. Sie hoffen, Vorbilder zu sein, die andere anregen werden, die dann ihren Vorstellungen folgen und sich dadurch zu besseren Menschen entwickeln.

* * *

Auskünfte über die Bach-Blüten sind für den deutschsprachigen Raum zu erhalten bei:

Dr. Edward Bach-Centre
German Office
Eppendorfer Landstraße 32
20249 Hamburg
Tel. 0 40/46 10 41

Methoden der Dosierung

Da alle diese Heilmittel rein und unschädlich sind, besteht keine Gefahr, sie zu häufig oder zuviel zu verabreichen, wenngleich nur die kleinsten Mengen als Dosis notwendig sind. Weiterhin kann keines der Heilmittel Schaden anrichten, sollte sich herausstellen, daß es nicht das für den jeweiligen Fall richtige ist.

Man nehme ungefähr zwei Tropfen aus der Vorratsflasche und gebe sie in ein kleines Fläschchen, das fast ganz mit Wasser gefüllt wurde. Falls es notwendig ist, daß dieses einige Zeit halten sollte, kann man ein klein wenig Weinbrand als Konservierungsmittel hinzufügen.

Dieses Fläschchen nun verwendet man zum Einnehmen, aber nur wenige Tropfen daraus – in ein wenig Wasser, Milch oder ein anderes Getränk gegeben – sind notwendig pro Dosis, mehr nicht.

In dringenden Fällen kann man die Dosen alle paar Minuten geben, bis eine Besserung eintritt; in ernsten Fällen ungefähr halbstündlich, und bei lange bestehenden Krankheiten alle zwei bis drei Stunden, oder häufiger oder weniger häufig, wie der Patient es für notwendig hält.

Bei Bewußtlosen benetze man häufig die Lippen.

Bei Schmerzen, Steifigkeit, Entzündung oder jeglichen örtlichen Beschwerden, sollte zusätzlich eine Lotion verwendet werden. Man nehme einige Tropfen aus der Einnahmeflasche in eine Schale Wasser und tränke damit ein Stück Tuch, mit dem man die betroffene Stelle bedeckt; je nach Notwendigkeit kann man das Tuch von Zeit zu Zeit neu befeuchten.

Ein Bad oder eine Abreibung mit einem Schwamm und Wasser, in das einige Tropfen der Heilmittel gegeben wurden, kann sich zuweilen als nützlich erweisen.

Methoden der Herstellung

Zwei Methoden, diese Heilmittel herzustellen

Sonnen-Methode

Eine Schale aus dünnem Glas wird fast gefüllt mit dem reinsten Wasser, das erhältlich ist, nach Möglichkeit aus einer nahegelegenen Quelle.

Die Blüten der Pflanze werden gepflückt und sofort auf die Wasseroberfläche gelegt, bis diese bedeckt ist. Dann wird die Schale drei bis vier Stunden im strahlenden Sonnenschein gelassen – oder kürzer, wenn die Blüten zu welken anfangen.

Dann werden die Blüten vorsichtig vom Wasser abgehoben und dieses in Flaschen gegossen, die halb gefüllt werden. Dann werden die Flaschen mit Weinbrand aufgefüllt, um das Heilmittel gut zu schützen. Diese Flaschen sind nun Vorratsflaschen; ihr Inhalt ist nicht zur unmittelbaren Einnahme bestimmt.

Wenige Tropfen daraus werden in eine andere Flasche gegeben, aus der der Patient dann behandelt wird, so daß die Vorratsflaschen lange Zeit den Nachschub sichern. Die Vorratsflaschen aus der Apotheke sind in der gleichen Weise zu verwenden.

Folgende Heilmittel werden nach dieser Methode hergestellt: *Agrimony, Centaury, Cerato, Chicory, Clematis, Gentian, Gorse, Heather, Impatiens, Mimulus, Oak, Olive, Rock Rose, Rock Water, Scleranthus, Wild Oat, Vervain, Vine, Water Violet, White Chestnut-Blüte.*

Rock Water: Es ist schon seit langem bekannt, daß bestimmte Quellen und Brunnen Wasser spenden, das die Kraft besitzt, Menschen zu heilen; solche Quellen sind wegen ihrer Eigenschaft bekannt. Jede Quelle, deren Wasser Heilwirkung besitzt und die sich noch in ihrem natürlichen Zustand befindet, nicht verbaut ist durch die menschlichen Gebäude, kann zur Gewinnung des Heilmittels genutzt werden.

Kochmethode

Die übrigen Heilmittel werden durch Kochen, wie folgt, gewonnen:

Das Material (wie im folgenden angegeben) wird eine halbe Stunde in reinem, sauberen Wasser gekocht.

Danach wird die Flüssigkeit abgeseiht, in Flaschen bis zur Hälfte gefüllt, die nach Erkalten des Inhalts mit Weinbrand aufgefüllt werden zur Konservierung.

Chestnut Bud: Für dieses Heilmittel werden die (Blatt-) Knospen vom weißblühenden Kastanienbaum gesammelt, kurz bevor sie sich öffnen und die Blätter freigeben.

Bei den anderen sollen die Blüten zusammen mit kleinen Stückchen von Stamm oder Stiel und, wenn vorhanden, jungen, frischen Blättern verwendet werden.

Alle angegebenen Heilpflanzen sind wildwachsend auf den britischen Inseln zu finden, außer *Vine* (Weinrebe), *Olive* (Ölbaum) und *Cerato* (Bleiwurz), obwohl manche von ihnen ursprünglich aus anderen Ländern Mittel- und Südeuropas bis hin zu Nordindien und Tibet stammen.

* * *

Die englischen, deutschen und botanischen Namen aller Heilmittel sind:

englisch	*deutsch*	*botanisch*
* Agrimony	Odermennig	Agrimonia eupatoria
Aspen	Espe	Populus tremula
Beech	Buche	Fagus sylvatica
* Centaury	Tausendgüldenkraut	Erythraea centaurium
* Cerato	Bleiwurz	Ceratostigma willmottiana
Cherry Plum	Kirschpflaume	Prunus cerasifera
Chestnut Bud	Kastanienknospe	Aesculus hippocastanum
* Chicory	Wegwarte	Cichorium intybus
* Clematis	Gemeine Waldrebe	Clematis vitalba
Crab Apple	Holzapfel	Pyrus malus
Elm	Ulme	Ulmus campestris
* Gentian	Bitterer Enzian	Gentiana amarella

englisch	*deutsch*	*botanisch*
Gorse	Stechginster	Ulex europaeus
Heather	Heidekraut	Calluna vulgaris
Holly	Stechpalme	Ilex aquifolium
Honeysuckle	Geißblatt	Lonicera caprifolium
Hornbeam	Hainbuche	Carpinus betulus
* Impatiens	Drüsentragendes Springkraut	Impatiens roylei
Larch	Lärche	Larix europeae
* Mimulus	Gefleckte Gauklerblume	Mimulus luteus
Mustard	Ackersenf	Sinapis arvensis
Oak	Eiche	Quercus pedunculata
Olive	Ölbaum	Olea europaea
Pine	Kiefer	Pinus sylvestris
Red Chestnut	Rote Kastanie	Aesculus carnea
* Rock Rose	Gemeines Sonnenröschen	Helianthemum vulgare
Rock Water	Quellwasser	
* Scleranthus	Einjähriger Knäuel	Scleranthus annuus
Star of Bethlehem	Goldiger Milchstern	Ornithogalum umbellatum
Sweet Chestnut	Edelkastanie	Castanea vulgaris
* Vervain	Eisenkraut	Verbena officinalis
Vine	Weinrebe	Vitis vinifera
Walnut	Walnuß	Juglans regia
* Water Violet	Sumpfwasserfeder	Hottonia palustris
White Chestnut	Weiße Kastanie	Aesculus hippocastanum
Wild Oat	Waldtrespe	Bromus asper*
Wild Rose	Heckenrose	Rosa canina
Willow	Weide	Salix vitellina

* * *

Laßt unsere Herzen allezeit erfüllt sein von Freude und Dankbarkeit, daß der Schöpfer aller Dinge in Seiner Liebe die Pflanzen und Kräuter des Feldes wachsen ließ, die uns Heilung bringen.

* Es gibt keinen englischen Namen für Bromus asper. Bromus ist ein altes Wort und bedeutet Hafer.

V
Die zwölf Heiler und sieben Helfer

(Verlegt 1934* bei C. W. Daniel Co.)

Wie zu allen Zeiten bekannt war, liegt die Heilung von Krankheit in den heilenden Pflanzen des Feldes begriffen. Alle, die krank sind, sollen also wissen: Krankheit hätte niemals die Macht gewinnen können, die sie heute besitzt, wenn der Mensch sich nicht von dem natürlichen Schutz gegen Krankheit, nämlich den heilenden Pflanzen, abgewendet hätte. Weiterhin gibt es in jenen Menschen, die wirklich das Verlangen haben, gesund zu werden, keine Krankheit, die der Macht des Gegenmittels trotzen kann, das in der richtigen Pflanze zu finden ist; und die Krankheit hat nicht mehr Macht, in Anwesenheit des richtigen Krautes zu bestehen, als die Dunkelheit, in einem Raum zu bleiben, dessen Fenster dem Sonnenlicht weit geöffnet werden.

Obwohl wir unsere Abkehr von der Heilweise der Natur mit einem großen Maß heute verbreiteter Krankheit büßen, wartet die Natur doch geduldig, und wir brauchen uns nur nach ihr umzuwenden, um Linderung unseres Leidens zu finden.

Nur, weil wir den Weg der Natur zugunsten des menschlichen Weges aufgegeben haben, hatten wir zu leiden, und wir müssen nun umkehren, um von unserer Pein befreit zu sein. Angesichts der Natur hat die Krankheit keine Macht; alle Angst, alle Depression, alle Hoffnungslosigkeit kann weichen. Es gibt keine Krankheit, die an sich unheilbar ist.

Dieses Buch beschreibt neunzehn Pflanzen, die von der göttlichen Vorsehung mit Heilungskräften gesegnet worden sind, so daß es für jene, die aufrichtig gesunden wollen, keine

* Erstauflage 1933; revidierte Neuauflage 1934

Krankheit mehr gibt, die nicht Hoffnung auf Genesung ließe. Zwölf dieser Pflanzen sind für Krankheiten, die gerade einsetzen oder erst kurze Zeit dauern; sie heißen die »zwölf Heiler«. Sieben weitere Pflanzen sind zur Hilfe jener gedacht, die seit vielen Wochen, Monaten oder gar Jahren krank sind; sie heißen die »sieben Helfer«.

Wir alle wissen, daß wir in der Krankheit andere Gemütsstimmungen besitzen als sonst, und diese Stimmungen führen uns zu dem Heilmittel, das wir brauchen. Das ist hervorzuheben, denn so manche Krankheit kann verhindert werden, wenn wir jene Zeichen, die als die ersten Vorboten gelten, richtig deuten. Weiterhin können auch Menschen, die schon lange oder sogar sehr lange krank gewesen sind, zur Gesundheit zurückgeführt werden, wenn man ihnen die richtigen Kräuter gibt. Diese wiederum erfahren wir aus der Stimmung oder dem Gemütszustand, in dem die Kranken sich bei ihrem Leiden befinden.

Wir wissen alle, daß Schmerzen beispielsweise unterschiedliche Wirkungen auf verschiedene Menschen haben: Manche sind erschreckt, andere niedergeschlagen, manche übellaunig, andere möchten gerne allein gelassen werden, manche verlangen nach Zuwendung, wieder andere sind heiter und fröhlich, obwohl sie leiden. Diese Art von Gemütsstimmungen weist uns auf das Heilmittel hin, das der einzelne für eine wirkliche Heilung braucht, und nicht etwa der bloße Umstand, daß er Schmerzen hat.

Wenn wir die Stimmung behandeln, und nicht die Krankheit, dann behandeln wir den eigentlichen Menschen, und wir geben dem Patienten, was er tatsächlich braucht, um wieder gesund zu werden.

Im gewöhnlichen Alltagsleben sind diese Heilmittel ebenfalls nützlich für kleine Beschwerden wie Müdigkeit, Kopfschmerzen, Sorgen, Niedergeschlagenheit, Reizbarkeit und so weiter, weil diese Warnsignale sind. Wenn wir diese geringeren Beschwerden behandeln und vertreiben, halten wir uns bei wirklich guter Gesundheit und schützen uns vor Krankheit. Wir wissen, daß es Menschen manchmal vielleicht sogar monatelang vor einer schlimmen Krankheit nicht ganz gut geht, und wenn man sie nur dann schon behandelt hätte, bliebe ihnen all das Leid erspart, das ihnen begegnet.

Jede Mutter weiß auch, daß ihr Kind manchmal aus der Schule kommt und nicht so ist wie sonst; dann sagt sie: »Es geht ihm nicht gut, er brütet irgend etwas aus.« Wieviel besser wäre es, das sofort zu behandeln, damit das Kind am nächsten Morgen wieder gesund und bei Kräften ist, statt daß man ein oder zwei Tage wartet, um herauszufinden, was sich entwickeln mag.

Jeder, der gut beobachtet, wird bald erkennen, daß eine Stimmungsveränderung bei allen festzustellen ist, denen es nicht gutgeht, und wenn dann das richtige Heilmittel – je nach der Veränderung – gegeben wird, kürzt es die Krankheit ab und bringt den Patienten zurück zur Gesundheit.

Es spielt keine Rolle, welche Krankheit vorliegt, denn die Gemütslage allein wird behandelt.

Es gibt nur zwölf verschiedene Stimmungen, und für jede eine Pflanze, so daß es nicht schwerfällt zu entscheiden, welches Heilmittel erforderlich ist.

Die zwölf Heiler

Nun folgen die Namen der zwölf Heiler und die Stimmungen, die zu jedem gehören.

Rock Rose
Wenn ein Patient erschreckt ist, die Krankheit plötzlich eintritt oder so ernst ist, daß sie in der Umgebung große Angst hervorruft. Ja, in allen dringlichen Fällen oder Gefahren gebe man dieses Heilmittel, selbst wenn zusätzlich noch andere benötigt werden.

Mimulus
Wenn der Patient ruhig ist, sich aber insgeheim fürchtet.

Agrimony
Für jene, die trotz Krankheit heiter und fröhlich sind und versuchen, ihr Problem auf die leichte Schulter zu nehmen.

Scleranthus
Für jene, denen es schwerfällt zu entscheiden, was sie wollen, sich darüber klarzuwerden, was sie gerne möchten. Sie versuchen erst das eine, dann das andere. Sie haben das Gefühl, drei Dinge gleichzeitig zu wollen, können sich aber für keines entscheiden.

Clematis
Wenn der Patient schläfrig, benommen oder verträumt ist, sich für nichts interessiert, weit entfernt zu sein scheint.

Gentian
Bei Niedergeschlagenheit, wenn Sie das Gefühl haben, daß nichts glückt, oder zweifeln, wieder gesund zu werden.

Chicory
Für jene, die sich über Einzelheiten bekümmern, viele Umstände machen, oder für jene, die viel Aufmerksamkeit und Zuwendung wünschen.

Centaury
Für die Schwachen, Matten, Müden, die keine Energie haben. Ruhig, still, häufig zaghaft und schüchtern.

Cerato
Für jene, die überhaupt kein rechtes Interesse am Leben zu haben scheinen, die nicht viel Vertrauen oder Zutrauen zu sich selbst besitzen. Immer fragen sie verschiedene Leute um Rat, befolgen diesen aber nicht und sind nie ganz zufrieden, die erforderliche Antwort erhalten zu haben. Oft wünschen sie Dinge zu tun, die töricht scheinen.

Vervain
Für die Hartnäckigen, Willensstarken. Wollen keinen Rat bekommen. Schwer zu helfen. Wenn es ihnen nicht gut geht, halten sie oft noch lange durch, wenn andere schon längst nachgegeben hätten.

Impatiens
Für die Reizbaren, Mürrischen, Verdrießlichen, Ungeduldigen.

Water Violet
Für jene, die allein gelassen werden möchten, vielleicht sich gerne zurückziehen und stille sind.

* * *

Manchmal ist mehr als ein Heilmittel notwendig, da mehr als eine Stimmungslage feststellbar ist; ein Mensch kann reizbar und deprimiert sein. In diesem Fall gebe man beide Heilmittel oder sogar drei oder vier, die dann gemischt werden können, wenn es notwendig erscheint. Auch kann während einer Krankheit die Stimmung von Zeit zu Zeit wechseln; deshalb gebe man immer das Heilmittel, das der momentanen Verfassung am besten entspricht. Die Veränderung der Stimmung ist häufig ein Anzeichen der Besserung. Wir alle wissen, daß es nach einer langen Krankheit – ganz gleich, welche es war – zu begrüßen ist, wenn ein Patient ungeduldig wird; dann sagen wir, daß er auf dem Wege der Besserung ist.

Es besteht keinerlei Gefahr, daß diese Heilmittel irgendeinen Schaden anrichten; sie alle stammen von den schönen, reinen Pflanzen, die keinen verletzen und nur Gutes tun können.

Wie die Medizin herzustellen und die Dosierung vorzunehmen ist, wird bei den Anweisungen am Ende des Buches angegeben werden.

Die sieben Helfer

Nun wollen wir uns mit Krankheit beschäftigen, die schon längere Zeit besteht.

Wenn der Patient keine Besserung zeigt, nachdem man ihm das richtige Heilmittel aus der Reihe der zwölf Heiler gegeben hat, stehen sieben weitere Mittel zur Verfügung, um ihm den Weg zur Genesung zu ebnen. Wenn eine Krankheit nämlich schon älter ist, hat sie sich fester verankert und braucht vielleicht Hilfe, um leichter ansprechen zu können, und so nennen wir die sieben Heilmittel, auf die wir in solchen Fällen zurückgreifen, die sieben Helfer.

Wenn also das anscheinend richtige Heiler-Mittel keine Besserung in einem Falle erreichen konnte, behandle man mit einem Helfer-Mittel.

Wichtig ist es zunächst, festzustellen, ob der Patient blaß oder von lebhafter Hautfarbe ist.

Ist er blaß, sind entweder *Olive, Gorse* oder *Oak* nötig. Zeigt der Patient einen kräftigen Teint, gebe man ihm *Vine, Heather* oder *Rock Water.*

Das siebte Helfer-Mittel, *Wild Oat*, kann bei jedem erforderlich sein, und wenn das scheinbar richtige Heiler-Mittel oder das scheinbar korrekte der anderen sechs Helfer-Mittel keine Besserung verschafft, versuche man es mit *Wild Oat.*

Für den blassen Patienten

Olive

Für jene, die blaß sind, ausgelaugt und erschöpft, sei es nach viel Kummer, Krankheit, Trauer oder langer Anstrengung. In jeder Beziehung sind sie sehr müde und haben das Gefühl, keine Kraft mehr zu besitzen, um weiterzukämpfen, und manchmal wissen sie kaum, wie sie sich auf den Beinen halten sollen. Sie sind unter Umständen sehr von der Hilfe anderer abhängig.

Bei manchen Patienten ist die Haut sehr trocken und vielleicht auch runzelig.

Gorse
Für Menschen, die das Gefühl haben, ihr Fall sei hoffnungslos; sie hätten alles versucht, und nichts könnte mehr für sie erreicht werden. Sie haben sich ihrer Krankheit ergeben und die Flinte ins Korn geworfen.

In der Regel zeigen sie einen leicht gelblichen Teint und häufig dunkle Linien unter den Augen.

Oak
Für jene, die sich sehr bemühen, die hart kämpfen, um gesund zu werden. Sie sind sich selbst gram, weil sie krank sind und dieses sie abhält, ihre Arbeit zu verrichten; und obwohl sie fühlen, daß nicht viel Hoffnung auf Genesung besteht, werden sie alles daransetzen, was in ihren Kräften liegt, um wieder gesund und arbeitsfähig zu werden.

Für Patienten mit kräftiger Hautfarbe

Vine
Jene, die besonders eigen sind. Sie sind so sicher zu wissen, was für sie selbst und die anderen richtig ist, wie Dinge zu tun sind, daß sie sehr kritisch und streng werden. Alles wollen sie auf ihre Weise, und sie befehlen selbst noch denen, die ihnen helfen. Selbst dann sind sie schwer zufriedenzustellen.

Heather
Für die großen, robusten, kräftigen, gutgebauten, vergnügten, herzlichen Menschen. Sie beschäftigen sich intensiv mit allen Einzelheiten ihrer Beschwerden und haben das Gefühl, daß jedes winzige Detail von großer Wichtigkeit sei. Im allgemeinen haben sie noch nicht viel Krankheit erlebt, und selbst ein kleines Wehwehchen kommt ihnen ernst vor.

Rock Water
Für jene, die sehr streng sich selbst gegenüber sind. Sie würden alles aufgeben – wie sehr sie auch daran hingen –, wenn sie den Eindruck hätten, es wäre nicht gut für sie, und alles ertragen, wenn sie dächten, es sei gut. Sie besitzen viel Mut und würden jede Behandlung auf sich nehmen, wenn sie sich davon Hilfe erhofften.

Wenn sich beim Patienten eine Besserung einstellt, gebe man dieses Mittel so lange weiter, wie die Gesundheit sich bessert, bevor man zu einem anderen Mittel übergeht.

* * *

Wenn man in unserer heutigen Zeit behauptet, daß diese Kräuter alle Krankheit heilen können, ist es notwendig hinzuzufügen, daß dies für jene gilt, die wirklich gesund werden wollen, denn unter den gegenwärtigen Umständen bringt Krankheit häufig Vorteile mit sich, die der Patient in manchen Fällen nicht gerne verlieren möchte. Vielleicht bringt die Krankheit Sympathie oder Aufmerksamkeit ein, oder sie erspart es ihm zu arbeiten, oder sie gibt ihm ein Mittel in die Hand, sich einer unangenehmen Pflicht zu entziehen; vielleicht bedeutet das Kranksein auch finanzielle Vorteile wie Pensionen, Schadensersatz oder Schmerzensgelder und so weiter. In gewissen Fällen ist es verständlich, daß manche versucht sind, an einer Behinderung oder einem Leiden festzuhalten, statt die Vorteile zu verlieren, die es einem bringt.

Anweisungen
Anleitung zum Gebrauch der Heilmittel

Man nehme eine Tasse voll Wasser und füge nur drei oder vier Tropfen aus den kleinen Vorratsflaschen hinzu, die vom Apotheker zu beziehen sind, und die benötigte Pflanze, die notwendigen Kräuter enthalten, und rühre die Flüssigkeit um. Wenn sie abgestanden wirkt, schütte man die Mischung aus und bereite eine neue zu. Soll sie eine Zeitlang halten, kann man zwei Teelöffel Weinbrand dazugeben. Es kommt nicht so sehr darauf an, die Mengenangaben ganz genau einzuhalten, da keines dieser Heilmittel auch nur den geringsten Schaden zufügen kann, selbst wenn man es in großen Mengen einnähme – wenngleich wenig schon ausreicht. So erspart einem die Zubereitung kleiner Mengen, die Mittel zu verschwenden.

Kinder sollten einen Eierlöffel voll, Erwachsene einen Teelöffel voll pro Dosis erhalten. In ganz verzweifelten Fällen kann man sie jede Viertelstunde geben, in ernsten Fällen stündlich und bei gewöhnlichen, lange bestehenden Krankheiten im Laufe des Tages ungefähr alle zwei bis drei Stunden, oder öfters, wenn der Patient das Gefühl hat, daß häufigere Einnahme helfe. Wenn die Lage sich bessert, sind die Arzneigaben nicht mehr so häufig erforderlich.

Wenn der Patient bewußtlos ist, genügt es, seine Lippen mit dem Heilmittel zu benetzen; wenn er dabei auch blaß ist, gebe man ihm *Rock Rose* und *Clematis*; zeigt er keine Blässe, sondern eine kräftige Gesichtsfarbe, erhält er *Rock Rose* und *Vine*.

Bei noch drohenden oder noch nicht lange bestehenden Krankheiten gebe man das gewählte Heilmittel, selbst wenn es zunächst keine Besserung erreicht, ungefähr sechs bis sieben Stunden lang, bevor man zu einem anderen übergeht. Bei lange bestehender Krankheit versuche man es mit einem Mittel mindestens vier oder fünf Tage lang. Wenn der Patient eine deutliche Besserung zeigt, bleibe man bei demselben Mittel, solange die Besserung fortschreitet.

Wer sich Blütenessenzen selbst herstellen möchte, findet die Einzelheiten weiter unten, zusammen mit den botanischen Namen und Standorten der verschiedenen Pflanzen.

Herstellungsmethode

Die Heilmittel sollten nahe dem Ort bereitet werden, an dem die Pflanze wächst, da die Blüten unmittelbar nach dem Sammeln zu verwenden sind.

Man nehme eine Schale aus dünnem Glas, fülle sie mit klarem Wasser, möglichst aus einem sauberen Bach oder einer reinen Quelle. Von der gewünschten Pflanze werden ausreichend Blüten auf das Wasser gelegt, um dessen Oberfläche zu bedecken, ohne daß die Blüten übereinander zu liegen kommen. Dann stelle man die Schale in hellen Sonnenschein, bis die Blüten zu welken beginnen.

Die Zeitdauer ist unterschiedlich, zwischen rund zwei bis zu sieben Stunden, je nach Art der Pflanze und Intensität der Sonneneinstrahlung. Dann werden die Blüten behutsam vom Wasser abgehoben.

Man nehme Flaschen und fülle sie zur Hälfte mit Wasser aus der Schale. Die andere Hälfte der Flaschen wird dann mit Weinbrand aufgefüllt, um das Heilmittel zu konservieren. Dies sind nun Vorratsflaschen, die zeitlich unbegrenzt haltbar und in gleicher Weise weiterzubehandeln sind wie die Fläschchen, die man beim Apotheker erhält.

* * *

Die englischen und botanischen (und deutschen) Namen aller Heilmittel sind folgende:

englisch	*botanisch*	*deutsch*
Rock Rose	Helianthemum vulgare	Gemeines Sonnenröschen
Mimulus	Mimulus luteus	Gefleckte Gauklerblume
Agrimony	Agrimonia eupatoria	Odermennig
Scleranthus	Scleranthus annuus	Einjähriger Knäuel
Clematis	Clematis vitalba	Gemeine Waldrebe
Gentian	Gentiana amarella	Bitterer Enzian
Chicory	Cichorium intybus	Wegwarte
Centaury	Erythraea centaurium	Tausendgüldenkraut

englisch	*botanisch*	*deutsch*
Cerato	Ceratostigma willmottiana	Bleiwurz
Vervain	Verbena officinalis	Eisenkraut
Impatiens	Impatiens roylei	Drüsentragendes Springkraut
Water Violet	Hottonia palustris	Sumpfwasserfeder
Olive	Olea europaea	Olive
Gorse	Ulex europaeus	Stechginster
Oak	Quercus pedunculata	Eiche
Vine	Vitis vinifera	Weinrebe
Heather	Calluna vulgaris	Heidekraut
Rock Water		Quellwasser
Wild Oat	Bromus asper	Waldrebe

Diese Pflanzen haben ihre Blütezeit meist in den Monaten Juli, August und September, außer folgenden:
April: *Gorse*
Mai: *Olive, Vine, Oak*
Juni: *Water Violet, Wild Oat*

Im folgenden seien einige Anhaltspunkte zum Standort der Pflanzen gegeben. Es gibt botanische Bücher für verschiedene Landstriche, die genau angeben, wo welche Kräuter zu finden sind.

Rock Rose und *Gentian*, bergiges Weideland.

Mimulus ist verhältnismäßig selten, wächst an den Rändern kleiner Bäche und Gewässer, wo das Wasser klar ist.

Agrimony wächst im ganzen Land in Heckenreihen und auf Wiesen.

Clematis schmückt unsere Hecken in vielen Landesteilen, wo Kalkboden ist.

Chicory findet sich bei Kornfeldern und auf bestelltem Grund. Vereinzelt auch von Farmern angebaut.

Centaury wächst in den Feldern, in Hecken und Wiesenland.

Cerato ist zur Zeit sehr selten in diesem Land.

Vervain wächst an Straßenrändern und zwischen Hecken.

Impatiens ist in unserem Lande nicht heimisch, wächst aber hervorragend an den Ufern mancher Flüsse in Wales. Die Farbe der Blüten dieser Pflanze ist unterschiedlich; man sollte nur die schönen, blaß-malvenfarbenen auswählen.

Water Violet ist vergleichsweise selten, aber man findet es an manchen unserer langsam fließenden, ruhigen, kristallklaren Bäche und Flüßchen.

Olive in Italien und andern Ländern.

Gorse ist jedermann wohlbekannt. Die Blüten des Stechginsters sollten gepflückt werden, kurz bevor die Pflanze sich ganz entfaltet, kurz bevor sie ihren Duft verströmt.

Oak: Die kleinen, zarten Blütenstiele der Eiche sollten gepflückt werden, wenn die Blüten voll entfaltet sind.

Vine in Italien, der Schweiz und anderen Ländern.

Heather: Das gewünschte Heidekraut ist nicht das rotblühende mit den glöckchenartigen Blüten, sondern die hübsche, schlanke, kleine, rosafarbene Art, wie sie auf den Hochmooren und Heideflächen in Wales und Schottland wächst.

Rock Water: Es ist schon seit langer Zeit bekannt, daß gewisse Quellwasser die Kraft besitzen, manche Menschen zu heilen, und solche Quellen und Brunnen sind für diese Eigenschaft berühmt geworden. Jeder Brunnen, jede Quelle, die für ihre heilende Kraft bekannt sind und in ihrem ursprünglichen, natürlichen Zustand belassen wurden, die nicht durch menschliche Gebäude verbaut sind, können genutzt werden. Dieses Heilmittel braucht nicht lange der Sonnenstrahlung ausgesetzt zu werden; ungefähr eine Stunde ist ausreichend.

Wild Oat an Hecken, Böschungen und Gehölzen.

Bei dieser Heilmethode kann also alles von den Menschen selbst gemacht werden, bis hin zum – wenn sie möchten – Finden der Pflanzen und Herstellen der Heilmittel.

Wer sich umsieht und Menschen beobachtet, wird feststellen, daß jeder, der krank ist, einem oder mehreren der erwähnten Typen entspricht, man ihm also das in seinem Fall passende Heilmittel geben kann.

Es ist unmöglich, die Zahl jener zu schätzen, denen eine kürzere Krankheit erspart blieb, oder die Zahl jener, die von Krankheit geheilt wurden, die schon lange Zeit bestand, oft sogar schon sehr lange Zeit – dank dieser wunderbaren, natürlichen, göttlich-heilkräftigen Kräuter der Berge, der Wiesen und der Täler.

* * *

Laßt unsere Herzen allzeit erfüllt sein von Freude und Dankbarkeit, daß der Schöpfer aller Dinge in Seiner Liebe die Pflanzen und Kräuter wachsen ließ, die uns Heilung bringen.

VI
Die zwölf Heiler und vier Helfer

(Verlegt bei C. W. Daniel Co. 1933)

Die zwölf Heiler*

Alle, die krank sind, sollen wissen: Krankheit hätte niemals die Macht gewinnen können, die sie heute besitzt, wenn der Mensch sich nicht von dem natürlichen Schutz gegen Krankheit, nämlich den heilenden Pflanzen auf dem Felde, abgewendet hätte. Weiterhin gibt es in jenen Menschen, die wirklich das Verlangen haben, gesund zu werden, keine Krankheit, die der Macht des Gegenmittels trotzen kann, das in der richtigen Pflanze zu finden ist. Die Krankheit hat nicht mehr Macht, in Anwesenheit des richtigen Krautes zu bestehen, als die Dunkelheit, in einem Raum zu bleiben, dessen Fenster dem Sonnenlicht weit geöffnet werden.

Obwohl wir unsere Abkehr von der Heilweise der Natur mit einem großen Maß heute verbreiteter Krankheit büßen, wartet die Natur doch geduldig, und wir brauchen uns nur nach ihr umzuwenden, um Linderung unseres Leidens zu finden.

Seit unvordenklichen Zeiten hat die Menschheit gewußt, daß die Pflanzen des Feldes ihre Gebrechen heilen können, und zu allen Zeiten erinnern wir uns der Namen jener, die wahres Wissen vom Heilen mit Kräutern besaßen.

* Der erste Teil dieser Schrift, *Die Zwölf Heiler,* wurde zu einem früheren Zeitpunkt des gleichen Jahres veröffentlicht, während Bach sich in Marlow aufhielt. Den Druck bezahlte Bach selbst. Der Text ist identisch mit dem hier wiedergegebenen aus dieser bei C. W. Daniel erschienenen Ausgabe.

Nur, weil wir den Weg der Natur zugunsten des menschlichen Weges aufgegeben haben, hatten wir zu leiden, und wir müssen nur umkehren, um von unserer Pein befreit zu sein. Angesichts der Natur hat die Krankheit keine Macht; alle Angst, alle Depression, alle Hoffnungslosigkeit kann weichen. Es gibt keine Krankheit, die an sich unheilbar ist.

In diesem Buch findet sich die Beschreibung von zwölf Kräutern, die die Kraft in sich tragen, alle Arten von Krankheiten zu heilen.

Als Pflanzen aus der Natur behandeln sie unser Naturell. Es ist ohne Bedeutung, ob unsere Hand, ob Fuß, Kopf oder irgendein anderer Teil unseres Körpers krank ist, und es spielt auch keine Rolle, von welcher Art von Leiden wir betroffen sind. Weil etwas nicht stimmt in unserem Naturell, kann Krankheit uns attackieren. Dieses Etwas korrigieren die Pflanzen, und damit heilen sie nicht nur unseren Leib, sondern machen uns gesünder und glücklicher in jeder Beziehung; und sie bringen uns Freude ins Leben.

Um also dasjenige Kraut zu finden, das wir benötigen, brauchen wir keinen Augenblick an die Krankheit zu denken, unter der wir leiden, ob sie ernst oder leicht sei, ob sie uns erst seit wenigen Stunden oder schon seit vielen Jahren bedrückt. Alles, was wir zu tun haben, ist herauszufinden, was in unserer Wesensart nicht stimmt, und dann von dem Kraut einzunehmen, das dem entspricht.

Was auch immer uns fehlt, zeigt sich in einem oder mehreren von zwölf verschiedenen Befindlichkeiten, und je nach dem derzeitigen Zustand können wir entscheiden, welches Heilmittel wir brauchen.

Es ist nicht möglich, daß wir krank sind, ohne nicht in Harmonie mit unserem Wesen zu sein. Aber ganz gleich, was hinter unseren Schwierigkeiten steht, welcher Fehler in uns steckt: es spielt keine Rolle; denn diese Heilmittel werden uns helfen, den Fehler zu korrigieren. Indem sie so die eigentliche Ursache unserer Krankheit heilen, schenken sie uns körperliche und geistige Gesundheit zurück.

Diese Heilmittel rufen einen Zustand der Harmonie unseres ganzen Wesens hervor und oft auch eine Lebensfreude, Freiheit von Sorgen und Befürchtungen, wie wir sie früher nicht gekannt haben.

Wie schon gesagt, drücken sich die Mängel in unserer Wesensart in zwölf verschiedenen Zuständen aus, und es gibt für jeden dieser Zustände ein entsprechendes Kraut, das uns die Gesundheit zurückbringen kann.

Die zwölf Zustände sind kurz folgende:

1. Schwäche
2. Verzweiflung
3. Angst
4. Qual
5. Unentschlossenheit
6. Gleichgültigkeit
7. Betriebsamkeit
8. Selbstzweifel
9. Entmutigung
10. Begeisterung
11. Ungeduld
12. Sichfernhalten

Nun folgt eine etwas ausführlichere Erläuterung dieser Zustände im Zusammenhang mit dem Namen des entsprechenden Heilmittels.

Centaury – Schwäche
Um Kraft zu geben. Die Schwäche nach Krankheit: blaß, matt, müde, keine Energie, schlapp, erschöpft. Der Vitalität beraubt. Für jene, die sich Frieden um jeden Preis wünschen. Selbst krank noch werden sie allzu bereit sein, anderen zu helfen, und sie ermüden und erschöpfen sich durch ihre Anstrengungen. Ihr Denken ist häufig hellwach, aber der Körper schwach, zu schwach, um viel zu leisten. Sanft, unterwürfig und häufig ausgenutzt wegen ihrer guten Wesensart.

Rock Rose – Verzweiflung
Dies ist das Erste-Hilfe-Mittel. In Fällen großer Dringlichkeit und Gefahr. Immer, wenn die Lage verzweifelt ist. In allen Fällen von Lebensgefahr. Wenn der Patient verängstigt oder in Panik ist. In Fällen, in denen alle Hoffnung verloren ist. Wenn Gefahr für den Verstand besteht, wenn Selbstmord oder Wahnsinn droht, Nervenzusammenbruch, Todesangst oder hoffnungslose Depression.

Mimulus – Angst
Um alle Angst zu bekämpfen. Angst vor Krankheit, vor Unfällen, vor unbekannten Dingen. Angst vor Menschen, vor Angehörigen, vor Fremden, vor Menschenmengen, vor Lärm, vor dem Sprechen oder Gefragtwerden, vor dem Alleinsein. Angst vor Feuchtigkeit, vor Kälte, vor Hitze, vor der Dunkelheit. Angst vor Komplikationen einer Krankheit oder vor Unheilbarkeit.

Agrimony – Qual
Zur Beruhigung all derer, die Qual in Leib oder Gemüt ertragen, und um ihnen Frieden zu bringen. Für die Ruhelosen, Besorgten, Ängstlichen, Gepeinigten. Jene, die keinen Seelenfrieden, keine Ruhe finden können. Es gibt ein solches Heer dieser Leidenden, die ihre Qual so oft hinter Lächeln und Lustigkeit verbergen. Sie sind häufig die heitersten Menschen und oft Spaßvögel. Sehr viele von ihnen suchen ihre Zuflucht in Alkohol oder gar Drogen, um sich auf den Beinen zu halten. Sie würden alles unternehmen, bevor sie andere mit ihrer Pein belasteten. Selbst wenn sie ernstlich krank sind, scherzen sie noch und nehmen ihre Qual auf die leichte Schulter. Sie sind sehr tapfer, und *Agrimony* wird diesen Menschen viel helfen.

Scleranthus – Unentschlossenheit
Jene, die unfähig sind, sich zu entscheiden, was sie wollen, weil ihnen erst das eine, dann das andere richtig erscheint. Ihre Wünsche scheinen – wie auch ihre körperlichen Sym-

ptome – zu kommen und zu gehen. Wenn sie erhöhte Körpertemperatur zeigen, dann schwankt diese auf und ab. Sie sind nicht entschlossen und können sich nicht rasch und definitiv entscheiden; wenn sie sich zu etwas entschließen, dann ändert sich ihre Meinung bald wieder. Unsicherheit körperlicher Schritte, Schwindelgefühl, Schwanken, ruckartige, unkontrollierte Bewegungen, unsteter Gang. Ihre Stimmung wechselt häufig, erst himmelhoch jauchzend, dann gleich wieder zu Tode betrübt. Ihr Reden ist von plötzlichen, großen Gedankensprüngen und Themenwechseln geprägt.

Clematis – Gleichgültigkeit
Zur Bekämpfung aller schläfrigen, trägen, teilnahmslosen Zustände. Wenn der Patient das Interesse verliert. Keine Anstrengung unternimmt, gesund zu werden. Scheint gleichgültig gegenüber allem zu sein, was geschieht, begeistert sich für nichts. Hört nur die Hälfte von dem, was man ihm sagt. Diese Menschen sind oft verträumt, geistesabwesend, apathisch, leben in ihrer eigenen Gedankenwelt. Vielleicht denken sie zuviel an jemanden, den sie verloren haben, oder sie träumen von Wunschzielen, die zu erreichen sie sich keine Mühe geben. Sie scheinen zufrieden, nicht ganz wach, und glücklich in ihren Träumen von Idealen. Im allgemeinen sind sie still und sanft, aber sie können dem Leben selbst nicht genug Freude abgewinnen; sie leben nicht genug in der Gegenwart. Eine gewöhnliche Ohnmacht kann von dieser Art sein, und bei bewußtlosen Patienten reicht es aus, die Lippen mit dem Heilmittel zu benetzen.

Chicory – Betriebsamkeit
Sind sie krank, sorgen sich die Leute um die anderen, Kinder, Freunde, Verwandte, machen sich Gedanken, ob es diesen zu warm oder zu kalt sei, ob sie vielleicht nicht glücklich sind und Freude haben. Ständig fragen sie, wie es ihnen gehe, und was sie gerne haben möchten. Sie sind übereifrig in ihren Bemühungen, anderen einen Gefallen zu tun. Stellen zahlreiche

Fragen nach ihren Wünschen und Bedürfnissen. Dieser Zustand läßt dem Patienten keinen Frieden und belastet ihn. Manchmal hat der Patient Mitleid mit sich selbst, hat das Gefühl, nichts getan zu haben, um dieses Leid zu verdienen; fühlt sich ausgenutzt und vernachlässigt, daß andere sich nicht um ihn kümmern. Oft zeigt er eine gute Hautfarbe, auch wenn er krank ist; Menschen, deren Blick einem nicht leid tut.

Cerato – Selbstzweifel
Menschen, die zu leicht zu beeinflussen sind. Für jene, die kein Vertrauen in sich selbst besitzen, die zuviel von den Ratschlägen anderer abhängen und erst auf den einen, dann auf den anderen hören. Ihr Mangel an Selbstachtung läßt sie zu leicht Bewunderung und Vertrauen gegenüber jedermann empfinden, der feste Ansichten zeigt; deshalb sind sie mühelos in Schwierigkeiten zu führen. In Krankheit sind sie ganz sicher, daß etwas sie heilen werde, bis sie von etwas anderem erfahren, und dann eilen sie von einem Versuch zum nächsten weiter, wie ihnen gerade zuletzt empfohlen wurde. Sie unternehmen fast alles, sei es gut oder schlecht für sie, wenn die Argumente dafür nur stark genug klingen. Ihrem eigenen gesunden Einschätzungsvermögen trauen sie nicht. Anstatt ihre eigenen Wünsche und Ziele zu besitzen, werden sie nur zu häufig zitieren, was andere geraten oder gedacht haben. Die Vorstellungen und Meinungen der anderen sind zu wichtig für sie, und dies beraubt sie ihrer eigenen Persönlichkeit. Sie werden immer eine Ausrede oder Begründung für das bereit haben, das sie gerade tun.

Gentian – Entmutigung
Für jene, die zaudern oder verzagen. Sie sehen nur die dunkle Seite und sind pessimistisch. Wenn sie in der Phase ihrer Gesundung meinen, an einen Stillstand gekommen zu sein, dann mögen sie tatsächlich deutlich auf dem Wege der Besserung sein, neigen aber trotzdem dazu, sich entmutigen zu lassen und an ihren Fortschritten zu zweifeln. Für jene, die das Ge-

fühl haben, daß die Schwierigkeiten, vor denen sie stehen, zu groß sind, um überwunden werden zu können, und die vorübergehend den Mut sinken lassen. In diesem Zustand wollen sie nur ein wenig Zuspruch und Ermutigung, die dieses Heilmittel ihnen vermitteln wird; dann werden sie es gut machen.

Vervain – Begeisterung
Die Willensstarken. Sie sind energisch und tendieren dazu, sich selbst und andere zu überfordern, sowohl mental als auch körperlich. Sie lassen sich nicht schlagen und machen selbst dann noch weiter, wenn andere längst schon aufgegeben hätten. Sie gehen ihren genauen Weg. Sie haben feste Vorstellungen und sind sich sehr gewiß, recht zu haben. Sie können sich hartnäckig einer Behandlung widersetzen, bis man sie ihnen aufzwingt. Sie können sich von ihrer Begeisterung hinreißen lassen und bereiten sich selbst viele Belastungen. In allen Dingen neigen sie dazu, zu ernst und angespannt zu sein. Das Leben ist für sie eine sehr anstrengende Angelegenheit. Sie haben ihre eigenen, sehr festen Ansichten und manchmal den Wunsch, andere zu ihrem Standpunkt zu überreden; dann sind sie den Meinungen anderer gegenüber intolerant. Sie lassen sich nicht gern einen Rat geben. Häufig sind sie Menschen mit hohen Idealen und Zielsetzungen zum Wohle der Mitmenschen.

Impatiens – Ungeduld
Zu jeder Zeit bei Ungeduld. Ungeduldig mit sich selbst, wollen Dinge beschleunigen, rasch erledigen, sofort gesund werden und wieder auf den Beinen sein. Ungeduldig mit anderen, gereizt über Kleinigkeiten, Temperament nur schwer unter Kontrolle zu halten. Können nicht warten. Dieser Zustand ist verbreitet und häufig ein gutes Zeichen während der Rekonvaleszenz; die von diesem Heilmittel verbreitete Ruhe beschleunigt oft die Genesung. Bei starken Schmerzen stellt sich häufig Ungeduld ein, und so zeigt sich *Impatiens* bei diesen Gelegenheiten als von großem Wert zur Linderung von Schmerzen und zur Beruhigung des Patienten.

Water Violet – Sichfernhalten
Dies sind sehr schöne Menschen, im Denken und oft auch körperlich. Sie sind sanft, ruhig, sehr kultiviert und doch auch Meister ihres Schicksals; sie führen ihr Leben mit stiller Sicherheit und Bestimmtheit. Sie sind gerne viel allein. Im Krankheitsfalle können sie ein wenig stolz und reserviert sein, und dann wirkt dies auch auf sie selbst. Dennoch sind sie sehr tapfer und versuchen, allein und ohne Hilfe zu kämpfen und ihrer Umgebung keine Schwierigkeiten oder Sorgen zu bereiten. Sie sind wirklich tapfere Seelen, die ihre Aufgabe im Leben zu kennen scheinen und sie mit ruhigem, sicherem Willen erfüllen. Sie bauen selten starke Bindungen auf, nicht einmal zu ihren nächsten Mitmenschen. Sie ertragen Widerstand und Krankheit still, ruhig und tapfer, ohne zu klagen.

Zubereitung der Vorratsflaschen

Die Heilmittel sollten nahe dem Ort hergestellt werden, an dem die Pflanze wächst, da die Blüten unmittelbar nach dem Pflücken zu verwenden sind. Man nehme eine Schale aus dünnem Glas, fülle sie mit klarem Wasser, vorzugsweise von einer reinen Quelle oder aus einem sauberen Bach. Dann werden genügend Blüten der Pflanze auf das Wasser gelegt, um dessen Oberfläche zu bedecken, und zwar so viele, wie Platz haben, ohne daß sie übereinander zu liegen kommen. Die Schale mit den Blüten lasse man im hellen Sonnenschein stehen, bis die Blüten zu welken beginnen. Die Zeitspanne ist unterschiedlich, zwischen rund zwei Stunden bis zu sieben Stunden, je nach der verwendeten Pflanze und der Intensität der Sonnenstrahlen. Dann werden die Blüten behutsam vom Wasser abgehoben und dieses in Flaschen abgefüllt, die mit der gleichen Menge Weinbrand zur Konservierung aufgefüllt werden. Diese Flaschen sind unsere Vorratslösungen der Heilmittel.

Dosierungsmethoden

Vorbereitung:

Wenn Heilmittel für einen Patienten benötigt werden, nehme man eine gewöhnliche 4-Unzen-Medizinflasche, gebe in diese vier Tropfen aus der Vorratsflasche des erforderlichen Mittels, fülle den Rest mit Wasser auf und schüttele die verschlossene Flasche gut.

Aus dieser Flasche ist dem Patienten von dem Heilmittel zu verabreichen; die Einzeldosis kann bis zu einem Teelöffel betragen.

Die vom Apotheker gelieferten Flaschen sind Vorratsflaschen, aus denen – wie soeben geschildert – 4-Unzen-Flaschen zu bereiten sind.

Einnahme:

In sehr dringenden Fällen können die Dosen in recht häufiger Folge gegeben werden, bis zu einmal jede Viertelstunde.

Wenn der Patient bewußtlos ist, genügt es, ihm die Lippen mit dem Mittel zu benetzen.

In ernsten Fällen können die Dosen stündlich gegeben werden.

In gewöhnlichen Fällen, wenn der Patient unter chronischen Beschwerden leidet, gilt die Regel, dem Patienten immer dann eine Dosis zu geben, wenn er das Gefühl hat, sie zu benötigen, sei dies nun acht- oder zehn-, oder aber nur ein- bis zweimal am Tage.

Es besteht keinerlei Gefahr einer Überdosierung oder bei der Verabreichung eines falsch gewählten Heilmittels. Keine dieser wunderbaren Pflanzen kann schaden, und wenn das vom Patienten benötigte Mittel gegeben wurde, dann wird es ihm zum Nutzen gereichen.

Ist man im Zweifel, ob das eine oder das andere Mittel richtig sei, gebe man beide; sie können auch in dieselbe Flasche gefüllt werden. Das gilt auch, wenn der Patient zur gleichen

Zeit zwei unterscheidbare Gemütszustände zeigt, wie zum Beispiel Angst und Ungeduld.

Im Laufe einer Erkrankung kann mehr als ein Gemütszustand vorherrschen, oder es folgt einer auf den anderen; dann sollte jeder Zustand behandelt werden, wie er zum Vorschein kommt. Bei schwerer Krankheit mag es Verzweiflung und Angst geben, bei der Genesung dann Gleichgültigkeit oder Entmutigung, in der Rekonvaleszenz Ungeduld oder Schwäche, und so weiter. In solchen Fällen kann ein Zustand nach dem anderen behandelt werden, bis er verschwindet und die vollkommene Gesundheit zurückerlangt ist.

Jeder, der krank ist, gerät in einen oder mehrere dieser zwölf Zustände und damit unter den Einfluß der Heilmittel, die ihn kurieren.

Nach bereits kurzer Beschäftigung wird jeder feststellen, daß es einfach wird zu erkennen, zu welchem Zustand ein Patient gehört und mit welchem Mittel er zu heilen ist.

Darauf folgt die Einsicht, wieviel wichtiger dies ist und wieviel hilfreicher, als nur an das körperliche Gebrechen zu denken. Nun sorgen wir uns nicht mehr um einen Schmerz im Kopf oder Arm, eine Schwellung hier oder eine Geschwulst da, sondern haben es mit einem Zustand zu tun, der behandelt, und einer Ursache, die beseitigt werden kann. Diese Zustände zeigen unser Problem an und führen uns zu den Pflanzen, die uns Gesundheit und Lebensfreude wiederbringen können.

* * *

Die botanischen Namen der Heilpflanzen sind folgende:

Centaury	Erythraea centaurium
Rock Rose	Helianthemum vulgare
Mimulus	Mimulus luteus
Agrimony	Agrimonia eupatoria
Scleranthus	Scleranthus annuus
Clematis	Clematis vitalba
Chicory	Cichorium intybus

Cerato	Ceratostigma willmottiana
Gentian	Gentiana amarella
Vervain	Verbena officinalis
Impatiens	Impatiens roylei
Water Violet	Hottonia palustris

Diese Pflanzen sind meist während der Monate Juli, August und September in Blüte. *Water Violet* kommt ein wenig früher, es blüht im Juni und Juli.

Im folgenden sei eine Vorstellung vermittelt darüber, wo die Pflanzen zu finden sind; manche Landschaften kennen ihre eigenen Pflanzenführer, die genaue Angaben in bezug auf die jeweiligen Landstriche machen und häufig sogar die exakten Standorte nennen.

Centaury wächst auf den Feldern, in Hecken und Wiesenland.

Rock Rose: bergiges Weideland.

Mimulus ist vergleichsweise selten, wächst an den Rändern kleiner Bäche und Sümpfe, wo das Wasser klar ist.

Agrimony wächst im ganzen Land in Heckenreihen und auf Wiesen.

Scleranthus findet sich an und um die Ecken mancher Kornfelder.

Clematis schmückt unsere Hecken in vielen Landesteilen, wo Kalkboden ist.

Chicory: Kornfelder und auf bestelltem Grund; vereinzelt auch von Farmern angebaut.

Cerato ist in unserem Lande nicht einheimisch und nur auf ein oder zwei privaten Anwesen zu finden. Vielleicht findet sich später einmal ein heimischer Ersatz.

Gentian wächst auf Weideflächen im Gebirge.

Vervain gibt es an Straßenrändern und in Hecken.

Impatiens ist in unserem Lande nicht heimisch, wächst aber hervorragend an den Ufern mancher Flüsse in Wales. Die Farbe der Blüten dieser Pflanze ist unterschiedlich; man sollte nur die schönen, blaß-malvenfarbenen auswählen.

Water Violet ist verhältnismäßig selten, findet sich aber an manchen unserer langsamfließenden, kristallklaren Bäche und Flüßchen.

Die vier Helfer

Man wird feststellen, daß in gewissen Fällen keiner der »Zwölf Heiler« exakt zu passen scheint, und viele dieser Fälle sind so beschaffen, daß man sich derart an die Krankheit gewöhnt hat, daß sie als Teil des eigenen Wesens erscheint. Es ist schwierig, das wahre, eigene Selbst zu sehen, weil man sich, statt Heilung zu suchen, angepaßt hat und sein Leben so eingerichtet hat, daß es zur Krankheit paßt. Statt entschlossen zu sein, die Krankheit zu besiegen, hat man sich ergeben und seine Gebrechen als unvermeidlich betrachten gelernt, sein Leben so geordnet, daß es sich mit den Beschwerden arrangiert.

Solche Menschen haben viel von ihrer Individualität verloren, von ihrer Persönlichkeit, und man muß ihnen helfen, aus dem eingefahrenen Gleis, aus der Spur herauszufinden, in der sie sich festfahren, bevor es überhaupt möglich ist festzustellen, welchen der »Zwölf Heiler« sie brauchen.

Solche Fälle sind jedoch nicht hoffnungslos: für sie sind die »Vier Helfer«, und diese »Vier Helfer« werden sie aus dem Zustand der Stagnation in den Zustand der Aktivität bringen. Wenn sie so viel weitergelangt sind, wird ihre Persönlichkeit in genügendem Maße zurückgekehrt sein, so daß es möglich wird festzustellen, welcher der »Zwölf Heiler« benötigt wird, um sie zur vollkommenen Gesundheit zurückzuführen.

Es gibt Menschen, die sagen: »Das habe ich schon von Kindheit an gehabt, und ich kann nicht erwarten, diese Beschwerden wieder loszuwerden ...«, oder die so lange krank waren, daß sie sich der Vorstellung ergeben haben, für sie könne nichts mehr getan werden. Es könnten aber auch jene Menschen sein, bei denen die Übellaunigkeit, das ständige Erkältetsein oder irgendein anderes hartnäckiges Leiden vielleicht schon als Teil ihres Wesens angesehen wird. Ja, insbesondere bei gewissen Zuständen wie Reizbarkeit, Nervosität oder Schüchternheit und ähnlichen Zügen spricht man leicht von Charaktereigenschaften und ist sich tatsächlich gar nicht bewußt, daß es sich nicht um das wirkliche Selbst handelt. Doch für alle diese Menschen gibt es Hoffnung auf Besseres, so sie dies wünschen.

Die Resignation vor Charaktermängeln oder die Resignation vor Mängeln unserer körperlichen Gesundheit kann überwunden werden, wenn der Wunsch vorhanden ist. Die »Vier Helfer« bringen uns über diesen Zustand hinweg und in den Bereich der Einflußmöglichkeiten der »Zwölf Heiler«. Natürlich muß bei jeder Behandlung die Sehnsucht des Patienten bestehen, wieder gesund zu werden.

Folgende sind die vier Typen von Menschen, die die Hoffnung verloren haben, wenngleich sie sich nicht alle bewußt sind, dies getan zu haben – nicht bewußt, weil – wie gerade festgestellt – der abnormale körperliche oder Gemütszustand sowohl ihrerseits als auch von anderen als Teil ihres Charakters betrachtet wird. Das bezieht sich vielleicht mehr auf die Gemütshaltung zum Leben als auf Fälle körperlicher Schäden, wie wir in Kürze bei den Heilmitteln *Heather* und *Rock Water* sehen werden.

Ulex europaeus – **Gorse**

Sie sagen: »Ich habe alles ausprobiert, und es hat keinen Sinn weiterzumachen; nichts kann mich heilen.«

Sie haben aufgehört zu versuchen, sie haben sich ihrer Behinderung ergeben, sie beklagen sich nicht einmal mehr.

Sie sagen, man hätte ihnen erklärt, daß nichts mehr zu machen sei, daß sie jenseits aller medizinischen Möglichkeiten der Hilfe wären. Selbst wenn sie eine Behandlung beginnen, beteuern sie, daß sie so viele Monate oder Jahre – je nach Fall – krank gewesen seien, daß man auf lange Sicht nicht mit einer Besserung rechnen könne.

Die Ursache ihrer Resignation besteht darin, daß irgendwann Angst oder Schrecken oder Seelenqual sie dazu gebracht hatte, die Hoffnung aufzugeben, so daß sie aufhörten, sich weiter zu bemühen. Trotzdem aber können solche Fälle sich unter dem Einfluß von *Gorse* entgegen allen Erwartungen bessern; danach mag sich zeigen, daß *Agrimony* oder *Mimulus* benötigt werden, um die Heilung zu vollenden.

Gorse ist für jene, die viel gelitten haben und deren Mut sozusagen versagt hat; für jene, die einfach nicht mehr das Herz haben, es noch einmal zu versuchen.

Menschen, die *Gorse* brauchen, sind in der Regel blaß und von dunklerem Teint; häufig haben sie dunkle Ringe unter den Augen. Sie sehen aus, als bräuchten sie in ihrem Leben mehr Sonnenschein, der die dunklen Wolken vertreiben würde.

Quercus pedunculata – **Oak**

Oak ist für jene Menschen, die trotz des Gefühls, daß keine Hoffnung mehr auf Heilung bestände, weiterkämpfen und gereizt über ihr Leiden sind.

Diese Menschen haben körperliche Krankheiten, die dazu neigen, jahrelang anzudauern, und obgleich man sich dabei recht hoffnungslos vorkommt, wird immer weiter gekämpft und versucht.

Es irritiert sie, daß sie nicht gesund werden können, und sie ärgern sich, daß sie anderen Umstände bereiten und nicht ihren Anteil an der täglichen Arbeit und Pflicht weiterhin selbst erledigen können.

Sie hassen ihre Unfähigkeit, ihre Rolle im Spiel des Lebens zu übernehmen, und halten sich deshalb für Versager.

Diese Patienten machen nie anderen Vorwürfe, sondern lasten sich alle Verantwortung selbst an.

Krankheiten dieses Typs sind jene, bei denen viel aus dem Gleichgewicht ist, im Gemüt ebenso wie im Körperlichen. Mentale Leiden wie Nervenzusammenbrüche oder jene Arten von Geistesgestörtheit, die man als völlig aus dem Gleichgewicht geraten bezeichnen könnte (wo Kontrolle weitgehend verloren ist); und das gleiche im Körperlichen, wo der Patient die Kontrolle über Teile seines Körpers oder dessen Funktionen verliert.

Calluna vulgaris – **Heather**

Charakteristisch für die *Heather*-Menschen ist, daß sie sich um die Probleme anderer sorgen, nicht um die großen Dinge im Leben, sondern um die Kleinigkeiten des Alltags.

Sie nehmen sich gerne jener an, die in Schwierigkeiten sind, und um das zu erreichen, geben sie ihren Versuchen auch gerne Nachdruck. Sie regen sich auf und geraten außer sich, wenn sie sehen, daß andere ihren gutgemeinten Rat ablehnen.

Sie setzen alles in ihrer Macht Stehende daran, andere zu dem zu überreden oder gar zu zwingen, was sie für richtig halten.

Sie meinen es tatsächlich sehr gut, und im allgemeinen ist ihr Einschätzungsvermögen gesund, aber sie überfordern sich selbst in ihrem Wunsch, andere, an denen ihnen gelegen ist, zu ihrem Glück anzutreiben.

Es ist dieser Zustand der übermäßigen Sorge um das Wohlergehen von Freunden und Verwandten, und das eindringliche Bestreben, sie zu korrigieren.

Dieser Gemütszustand ist so sehr Teil ihres Wesens, daß man ihn als ihren Charakterzug betrachtet.

Die *Heather*-Typen neigen dazu, unter Herz-Problemen zu leiden, unter Herzklopfen, klopfenden Kopfschmerzen, Verdauungsstörungen und solchen Beschwerden, wie sie von ängstlicher Erregung verursacht sein können und dem intensiven Bemühen, in den gewöhnlichen Alltagsangelegenheiten zu helfen.

Ihre Krankheiten sind häufig nicht allzu ernst, bis sie das Alter erreichen, aber sie können unter beträchtlichen Unannehmlichkeiten und Störungen ihres täglichen Lebens zu leiden haben, die sie über Jahre hinweg mit geringeren Beschwerden belästigen. Sie neigen auch dazu, in bezug auf sich selbst leicht überängstlich zu reagieren, wenn sie auch nur geringe Probleme bemerken.

Sie lieben es, wenn andere Menschen von ihnen abhängig sind, und es bereitet ihnen Freude zu wissen, daß sie gebraucht werden und in jeder Lage mit Hilfe aufwarten können.

Sie sind so erfüllt von Selbstvertrauen und gewiß auch sehr fähig, daß sie niemals an ihrem Vermögen zweifeln, anderen zu raten und Hilfe zu leisten.

Heather-Menschen sind oft gut gebaut, von gesundem Teint, vollblütig, kräftig und voller Energie und Aktivität; sie schonen sich nicht, wenn sie sich für andere anstrengen.

Dieses Heilmittel kann ihre Gesundheit steigern, ihre Ängste beruhigen und ihre Befürchtungen und Sorgen in bezug auf jene lindern, an denen sie interessiert sind.

Rock Water

Menschen mit Idealen; sie haben sehr feste Meinungen über Religion, Politik oder Reformen.

Sie meinen es gut und wünschen sich eine andere, bessere Welt, neigen aber dazu, ihre Anstrengungen auf Kritik zu beschränken, statt mit gutem Beispiel voranzugehen.

Sie lassen zu, daß ihr Denken und in weitem Maße auch ihr Leben von ihren Theorien bestimmt werden.

Jedes Scheitern bei dem Versuch, andere zu bewegen, ihren Vorstellungen zu folgen, macht sie sehr unglücklich.

Sie wollen die Welt nach ihren eigenen Ansichten neu planen, anstatt behutsam und ruhig ihren kleinen Teil in dem großen Plan zu erfüllen.

Dieses Heilmittel bringt tiefen Frieden und Verständnis, erweitert die Sicht dahingehend, daß alle Menschen die Vollendung auf eigene Weise finden müssen, und verhilft zu der Erkenntnis des Unterschiedes zwischen »Sein« und »Tun«: in uns selbst nämlich eine Widerspiegelung des Großen zu sein und nicht zu versuchen, unsere eigenen Vorstellungen über andere zu stellen.

Rock Water lehrt, daß man Menschen durch behutsames Beispiel helfen kann und sie zur Erkenntnis der Wahrheit führt, nicht durch die strengen Methoden des Inquisitors.

Es hilft, von der Mißbilligung Abstand zu nehmen und bringt das Verständnis dafür, daß jedermann seine eigenen Erfahrungen sammeln und sein eigenes Heil finden muß.

* * *

Die Blüten von *Gorse* (Stechginster) sollte man sammeln, kurz bevor die Pflanze ihre volle Entfaltung und Pracht erreicht, kurz bevor sie ihren Duft verströmt; das ist natürlich abhängig von der Jahreszeit, aber meist um Mitte April.

Die kleinen, zarten Blütenstiele von *Oak* (Eiche) sollten gesammelt werden, wenn der Baum in voller Blüte steht; das ist wieder abhängig vom Wetter, aber ungefähr Anfang bis Mitte Mai.

Das Heidekraut *(Heather)* soll nicht von der rotblühenden Art (Glockenheide) gepflückt werden, sondern von der hübschen, schlanken, kleinen rosa bis blaßrosafarbenen Art, wie sie im August/September auf den Bergen in Wales und Schottland blüht. *Heather* sollte nach dem Mittag zubereitet werden, im Gegensatz zu allen anderen in dieser Schrift genannten Blüten, mit deren Zubereitung am Morgen zu beginnen ist.

Rock Water: Es ist schon seit langer Zeit bekannt, daß gewisse Quell- und Brunnenwässer die Kraft besitzen, eine begrenzte Zahl von Menschen zu heilen, und solche Quellen und Brunnen sind für diese Eigenschaft bekannt geworden. Jeder Brunnen, jede Quelle, die als Ort der Heilung bekannt ist und in ihrem ursprünglichen, natürlichen Zustand belassen wurde und nicht durch menschliche Gebäude verbaut ist, kann genutzt werden. Dieses Heilmittel braucht nicht lange der Sonnenstrahlung ausgesetzt zu werden; ungefähr eine halbe Stunde ist ausreichend.

* * *

Laßt unsere Herzen allezeit erfüllt sein von Freude und Dankbarkeit, daß der Schöpfer aller Dinge in Seiner Liebe die Pflanzen und Kräuter wachsen ließ, die uns Heilung bringen.

VII
Die Geschichte von den Reisenden
(1934)

Es waren einmal – denn so fängt es immer an: Es waren einmal – sechzehn Reisende, die sich aufmachten, ihren Weg durch einen Wald zu beschreiten.

Zunächst ging alles gut, aber nachdem sie eine gewisse Strecke hinter sich gebracht hatten, fing einer von ihnen an – es war Odermennig –, sich Sorgen zu machen, ob man sich auf dem richtigen Wege befinde. Am Spätnachmittag, als man immer weiter in die Schatten des Waldes eingedrungen war, begann ein anderer, die Gauklerblume, sich zu fürchten, daß man vom Wege abgekommen sei. Als die Sonne dann unterging und die Schatten des Waldes sich vertieften und die Geräusche und Laute der Nacht hörbar wurden, erschrak das Sonnenröschen darüber und sein Schrecken steigerte sich zu hellem Entsetzen. Als inmitten der Nacht alles in Schwärze getaucht war, verlor der Stechginster alle Hoffnung und meinte: »Ich kann nicht weitergehen. Geht ihr voran, ich werde hierbleiben, wie ich bin, bis der Tod mich von meinem Leiden erlöst.«

Eiche jedoch sprach, obwohl sie das Gefühl hatte, alles sei verloren und sie würden das Licht des Tages nie wieder erblicken: »Ich werde bis zum Schluß weiterkämpfen«, und machte sich wildentschlossen daran.

Der Einjährige Knäuel hatte etwas Hoffnung, aber von Zeit zu Zeit litt er so unter Unsicherheit und Unentschlossenheit, daß er erst den einen Weg gehen, dann aber schon im nächsten Augenblick einen anderen beschreiten wollte. Die Waldrebe stapfte ruhig und geduldig voran und kümmerte sich nicht im geringsten, ob sie am Ende in den erlösenden Todesschlaf sinken oder aus dem dichten Wald finden würde. Der Enzian heiterte die Gesellschaft von Zeit zu Zeit auf, dann aber wieder verfiel auch er in Verzweiflung und verzagte.

Andere der Reisenden hatten nie Angst, nicht durchzukommen, und wünschten auf ihre Weise so sehr, ihren Gefährten helfen zu können.

Das Heidekraut war sich ganz sicher, den Weg zu wissen, und wollte, daß alle anderen ihm folgten. Die Wegwarte machte sich keine Gedanken um den Ausgang am Ende, war aber eifrig besorgt, ob ihre Gefährten fußkrank oder müde wären und ob sie genug zu essen hätten. Die Bleiwurz traute ihrem eigenen Urteil nicht viel zu und wollte jeden Weg ausprobieren, um sicherzustellen, daß sie nicht in die Irre gingen, und das kleine, sanfte Tausendgüldenkraut wollte ihnen so die Bürde erleichtern, daß es bereit war, jedermanns Gepäck zu tragen. Zum Pech für das kleine Tausendgüldenkraut schleppte es jedoch meist die Last jener, die selbst am besten in der Lage waren, ihr Reisegepäck zu tragen, weil sie am lautesten lamentierten.

Quellwasser war Feuer und Flamme, wo es ums Helfen ging, bedrückte die Reisegesellschaft aber etwas, weil es ständig kritisierte, was man falsch machte, und immer alles genau und besser wußte. Eisenkraut sollte den Weg auch gut genug gekannt haben, aber obwohl es etwas verwirrt war, hielt es lange Reden über den einzigen Weg, der aus dem Wald führen sollte. Auch Springkraut kannte den Heimweg gut und so genau, daß es immer ungeduldiger wurde mit jenen, die etwas langsamer waren. Die Sumpfwasserfeder war den Weg früher schon einmal gegangen und wußte die genaue Richtung, war aber etwas stolz und hochmütig, weil andere das nicht verstanden. Sie hielt die anderen für etwas minderbemittelt.

Am Ende gelangten sie alle durch den Wald.

Nun gehen sie als Führer für andere Reisende, die den Weg noch nicht kennen, und weil sie wissen, wie man durch den Wald gelangt; und weil sie wissen, daß das Dunkel im Wald nur die Schatten der Nacht sind, gelten sie als furchtlos, und jeder der Sechzehn lehrt die Lektion und gibt ein Beispiel auf seine Art.

Odermennig schlendert sorglos dahin und scherzt über alles. Gauklerblume kennt keine Furcht mehr; Sonnenröschen ist selbst im tiefsten Dunkel ein Vorbild von ruhigem, gelassenem Mut. Stechginster erzählt selbst in der schwärzesten Nacht von dem Fortschritt, den man hinter sich haben werde, wenn am anderen Morgen die Sonne aufgehe.

Eiche steht unbewegt und trotzt dem wütendsten Sturm, der Einjährige Knäuel schreitet mit vollkommener Sicherheit einher, die Waldrebe hat ihren Blick voll Freude auf das Ende der Reise gerichtet, und der Enzian läßt sich von keinen Schwierigkeiten oder Rückschlägen entmutigen.

Heidekraut hat gelernt, daß jeder Wanderer seinen eigenen Weg gehen muß, und geht ruhig voraus, um zu zeigen, daß es zu bewältigen ist. Wegwarte ist immer zur Stelle, um ihre helfende Hand zu reichen, aber nur, wenn sie darum gebeten wird, und dann in aller Stille. Bleiwurz kennt die kleinen Pfade allzugut, die nirgendwohin führen, und Tausendgüldenkraut blickt immer nach dem Schwächsten aus, dem seine Last am schwersten ist.

Quellwasser hat vergessen, Vorwürfe zu machen, und verbringt seine Zeit damit, anderen Mut und Zuspruch zu schenken. Eisenkraut predigt nicht mehr, sondern weist schweigend den Weg. Springkraut kennt keine Eile mehr, sondern hält sich meist bei den letzten auf, um mit ihnen langsam weiterzugehen. Sumpfwasserfeder, mehr Engel als Mensch, geht durch die Reisegesellschaft wie ein warmer Lufthauch oder ein Strahl goldenen Sonnenlichtes, der jeden segnet.

VIII
Zwölf Heiler

Gedruckt* in Epsom, 1933

Viele von uns, die wir die folgenden Arzneien verwendet haben, kennen ihre Heilkraft sehr wohl, und die erzielten Erfolge übertrafen unsere Erwartungen. Hunderte sogenannter unheilbarer Fälle konnten zu Gesundheit und Lebensfreude zurückfinden.

Diese Arzneien werden je nach dem Gemütszustand des Patienten verordnet, wobei die körperliche Krankheit ganz und gar ignoriert wird.

Die zwölf Indikationen sind folgende:

1. Gequält	Agrimony
2. Schrecken	Rock Rose
3. Furcht	Mimulus
4. Gleichgültigkeit	Clematis
5. Pein	Impatiens
6. Unentschlossenheit	Scleranthus
7. Schwärmerei	Vervain
8. Entmutigung	Gentian
9. »Fußabtreter«	Centaury
10. Der Narr	Cerato
11. Trauer	Water Violet
12. Stauung	Chicory

Grundsätzlich gibt es zwölf ursprüngliche Persönlichkeitstypen, und von jedem einen positiven und einen negativen Aspekt.

* Dieser Artikel erschien vermutlich in *The Naturopathic Journal*

Diese Persönlichkeitstypen zeigt uns der Mond, je nachdem, in welchem Zeichen des Tierkreises er sich zur Stunde der Geburt aufhielt. So gelangen wir zu folgenden Stichpunkten:

1. Der Persönlichkeitstyp
2. Sein Ziel und seine Arbeit im Leben
3. Das Heilmittel, das ihn bei dieser Arbeit unterstützen wird

Wir als Heiler haben es nur mit den negativen Aspekten der zwölf Typen zu tun.

Das Geheimnis des Lebens besteht darin, unserer Persönlichkeit treu zu sein und Einmischungen von äußeren Einflüssen nicht zu dulden.

Unsere Persönlichkeit erkennen wir aus der Stellung des Mondes bei unserer Geburt; die Gefahren der Einmischung finden wir in den Planeten. Aber die Astrologen heben die Planeten zu sehr hervor; wenn wir bei unserer Persönlichkeit bleiben, uns selbst treu sind, dann brauchen wir uns nicht vor planetaren oder äußeren Einflüssen zu fürchten. Die Heilmittel helfen uns, zu unserer Persönlichkeit zu stehen.

Nur in den frühen Stadien unserer Evolution werden wir direkt von einem oder mehreren Planeten unterstützt oder bestimmt. Wenn wir einmal Liebe entwickeln, das heißt die echte Nächstenliebe, werden wir frei vom Einfluß der Sterne, frei von der Schicksalslinie und steuern unser Schiff selbst, was auch immer geschehe.

Was Hahnemann, Culpeper und die anderen großen Forscher zu finden strebten, ist die weltliche Gemütsreaktion, die die zwölf Persönlichkeitstypen charakterisiert, und die Arzneien, die zu einer jeden gehören.

Wir haben zwölf Heilmittel. Wie einfach ist es jetzt, sie genau zu verordnen und unseren Patienten die Ursache ihrer Disharmonie, ihrer Mißstimmung, ihrer Krankheit zu erklären und ihnen die schlichte Botschaft zu verdeutlichen, die Lektion, damit sie sich selbst wieder in Einklang mit dem Unendlichen ihrer Seele bringen können und zur Gesundheit von Körper und Gemüt zurückfinden.

Bei der Heilung gibt es sieben Stufen in dieser Reihenfolge:

1. Frieden
2. Hoffnung
3. Freude
4. Glauben
5. Gewißheit
6. Weisheit
7. Liebe

Und wenn erst Liebe in den Patienten einkehrt – nicht Selbstliebe, sondern die universelle Liebe –, dann hat er dem, was wir Krankheit nennen, den Rücken gekehrt.

Die *Clematis*-Menschen sind *gleichgültig,* sie haben nicht genügend Interesse am Leben. Sie scheinen apathisch und geben sich nicht recht Mühe, von ihrer Krankheit loszukommen oder sich auf ihre tägliche Arbeit zu konzentrieren. Häufig schlafen sie gerne viel und haben einen etwas abwesenden Blick.

Die *Agrimony*-Menschen sind innerlich *gequält* von Sorgen und Befürchtungen, auch wenn sie sich nach außen hin unbekümmert zeigen, um ihre Not zu verbergen. Häufig trinken sie viel oder nehmen Drogen zu Hilfe, um der Belastung standzuhalten.

Die *Scleranthus*-Menschen sind sehr *unentschlossen.* Es fällt ihnen schwer, sich im gewöhnlichen Leben für etwas zu entscheiden, und sind sie krank, dann wissen sie nicht, was sie wollen; erst halten sie das eine für richtig, dann das andere.

Die *Cerato*-Menschen sind *töricht.* Sie sollten weise Lehrer und Ausbilder sein, aber sie scheinen zuviel auf die Meinungen anderer zu geben und lassen sich zu leicht von äußeren Umständen beeinflussen.

Impatiens bedeutet ernste *Pein,* verursacht durch die Blokkierung eines Kanals, der geistiges Licht und Wahrheit durchlassen sollte. Häufig ist eine gewisse Härte in ihrem Wesen, die dazu führt.

Centaury-Menschen sind die *Fußabtreter* für andere. Sie scheinen überhaupt keine Individualitäts-Stärke zu besitzen oder fähig zu sein, sich dagegen zu wehren, von jedermann ausgenutzt zu werden. Sie unternehmen nicht das geringste, um eigene Freiheit zu erlangen.

Water Violet ist *Trauer* jener Art, die nur große Seelen kennen, die mutig und ergeben, tapfer und ohne zu klagen ihren Kummer tragen, ohne andere damit zu belasten oder sich selbst in ihrem Lebenswerk von ihm ablenken zu lassen.

Mimulus ist von *Furcht* erfüllt. Diese Menschen versuchen kraftlos, ihren Verfolgern zu entkommen, aber sie scheinen wie hypnotisiert, und erdulden still und ohne Widerstand ihre Angst. In der Regel entschuldigen sie sich häufig.

Vervain ist der *Schwärmer*. Das sind Menschen, die zu energisch sich mühen, ihre Ideale zu erreichen, und sich dabei selbst Schaden zufügen. Sie haben ihre Ziele hoch gesteckt, statt aber sanft und geduldig zu sein, werden sie energisch und gehetzt. Es sind Menschen, die weit genug gelangt sind, um zu erkennen, daß große Ziele nur ohne Spannung und Hetze zu verwirklichen sind.

Chicory-Menschen sind solche, die das innere Verlangen haben zu dienen, die ihren Liebe-Aspekt wohl ausgebildet haben. Dennoch lassen sie zu, daß äußere Einflüsse das Ausströmen ihrer Liebe behindern, und so werden sie im Gemüt, vielleicht auch körperlich, *gestaut*.

Gentian bedeutet *Entmutigung*. Wieder sind es Menschen, die viel tun möchten, und doch lassen sie sich von Zweifel oder Niedergeschlagenheit beeinflussen, wenn Schwierigkeiten auftauchen. Oft wollen sie zu sehr, daß die Dinge so gehen, wie sie es sich wünschen, statt eine weitere Sicht zuzulassen.

Rock Rose ist *Schrecken*, die schreckliche Angst vor etwas, das größer ist als materielle Dinge: das Entsetzen vor Tod, Selbstmord oder übernatürlichen Kräften. Diese Menschen kämpfen für ihre gedankliche Freiheit.

Wenn wir nun an jene zwölf Attribute Christi denken, die wir am sehnlichsten zu erlangen wünschen und die Er uns lehrte, dann finden wir die zwölf großen Lektionen des Lebens.

Und solange wir dabei sind, sie alle zu lernen, konzentrieren wir uns natürlich auf eine von ihnen ganz besonders. Sie wird angezeigt von der Stellung des Mondes zur Zeit unserer Geburt, der uns auf das wesentliche Ziel unseres Lebens hinweist.

Heilmittel	*zu entwickelnde Eigenschaft*	*Fehler*
Agrimony	Stille	Qual
Scleranthus	Standhaftigkeit	Unentschlossenheit
Vervain	Toleranz	Schwärmertum
Clematis	Freundlichkeit	Gleichgültigkeit
Chicory	Liebe	Stauung
Gentian	Verständnis	Entmutigung
Water Violet	Freude	Kummer
Centaury	Kraft	»Fußabtreter«
Impatiens	Vergebung	Pein
Cerato	Weisheit	Der Narr
Rock Rose	Mut	Schrecken
Mimulus	Mitgefühl	Angst

Vorratsflaschen dieser Heilmittel sind von den führenden homöopathischen Apotheken zu erhalten, sie lassen sich aber nach folgenden Anweisungen auch von jedermann herstellen, der dies selbst tun will.

Man nehme eine Schale aus dünnem Glas, fülle sie mit reinem Wasser aus einem Bach oder vorzugsweise aus einer Quelle, und gebe genügend Blüten der gewünschten Pflanze auf die Wasseroberfläche, um diese zu bedecken. Die Schale soll im hellen Sonnenschein stehen, bis die Blüten zu welken beginnen. Dann hebe man sie behutsam heraus, gieße das Wasser in Flaschen und füge die gleiche Menge Weinbrand als Konservierungsmittel hinzu.

Ein Tropfen davon genügt, um einen Viertelliter Wasser zu Arznei zu machen; daraus nehme man dann je nach Bedarf löffelweise ein.

Der Patient sollte so häufig eine Gabe der Arznei erhalten, wie er es für notwendig hält: in akuten Fällen stündlich, in chronischen drei- oder viermal täglich, bis eine Besserung eintritt; dann ist eine weitere Einnahme nicht erforderlich.

Clematis, die Waldrebe, schmückt unsere Hecken und wächst gerne auf Kalkböden, *Agrimony* und *Vervain* finden wir längs unserer Feldwege, *Chicory* und *Scleranthus* im Kornfeld. *Centaury, Gentian* und *Rock Rose* wachsen auf Wiesen. *Mimulus luteus* und *Impatiens roylei* wachsen beide in der Nähe von Chrichowell, wenige Meilen von Abergavenny, doch ersteres läßt sich auch in anderen Grafschaften finden. *Ceratostigm*a wächst hierzulande nicht wild, aber einige Pflanzen gibt es in den Gärten von ›Pleasaunce‹, Overstrand, Norfolk und in den Kew-Gärten. *Water Violet* kann man in sehr reinen Bächen wachsend entdecken.

* * *

Laßt uns Gott allezeit preisen, der in Seiner Barmherzigkeit die Pflanzen und Kräuter wachsen ließ, uns zur Heilung.

IX
Zwölf große Heiler

(*Heal Thyself*, Februar 1933)

Die zwölf Arzneimittel, an denen ich die vergangenen fünf Jahre gearbeitet habe, erweisen sich in ihren heilungsbringenden Wirkungen als so wunderbar, und sie schenken so vielen sogenannten Unheilbaren die Gesundheit wieder, daß ich darangehe, ihre Beschreibung ganz einfach zu gestalten, so daß sie von jedem Laien verwendet werden können. Die Heilmittel selbst rufen niemals starke Reaktionen hervor, da sie keinerlei Schaden anrichten. Ganz gleich, wieviel man von ihnen einnimmt und ob gar das falsche Mittel gegeben wurde, wird keine schädliche Wirkung folgen; wird aber das richtige Mittel verabreicht, stellt sich eine wohltuende Wirkung ein. Keine der Pflanzen, aus denen die Mittel gewonnen werden, ist giftig. Sie sind alle wohltätig. Deshalb braucht keiner sich davor zu fürchten, diese Arzneien zu verwenden.

Das ganze Prinzip ist folgendes: Es gibt zwölf Gemütszustände, und zu jedem dieser Zustände gehört eine Pflanze. Ob es sich um eine Krankheit schwersten Ausmaßes handelt oder um eine leichte Erkältung, ob die Symptome erst vor einer Stunde aufgetreten sind oder schon seit Jahren bestehen: dies alles spielt keine Rolle. Es ist der Gemütszustand und dieser allein, der für die Wahl des Heilmittels von Bedeutung ist.

Die Gemütszustände und die entsprechenden Heilmittel sind folgende:

1. In Fällen großer Dringlichkeit, großer Gefahr, intensiver Angst oder Panik oder Depression – in allen Fällen äußerster Notwendigkeit, *wenn die Situation verzweifelt scheint*, gebe man *Rock Rose*.

2. Bei Angst, ohne Entsetzen, sondern *eher bei ruhiger Angst*, gebe man *Mimulus*.
3. Wenn der Patient *ruhelos, bange*, gepeinigt ist, gebe man ihm *Agrimony*.
4. Bei Unentschlossenheit, *wenn nichts das Richtige zu sein scheint*, sondern erst das eine, dann das andere nötig ist, gebe man *Scleranthus*.
5. Wenn der Patient *schläfrig, matt, lustlos*, verträumt ist, kein Interesse zeigt, sich keine Mühe gibt, wieder gesund zu werden, keine Freude am Leben hat, gebe man *Clematis*.
6. Wenn der Patient *Selbstmitleid* zeigt, sich schlecht behandelt oder benachteiligt fühlt und meint, sein Leid nicht verdient zu haben, gebe man *Chicory*.
7. Der Patient, der *törichte Dinge tun will*, jedermann um Rat fragt und jede, aber auch jede Behandlungsempfehlung zu befolgen versucht, braucht *Cerato*.
8. Der Patient, der *entmutigt* ist, der Gutes leistet, aber immer nur die Schattenseite der Dinge sieht und sich *deprimiert* fühlt, braucht *Gentian*.
9. Der *willensstarke, schwer zu behandelnde* Patient, der *immer alles selbst am besten weiß* und seinen eigenen Weg durchsetzen will, braucht *Vervain*.
10. Bei *Ungeduld, starkem Schmerz* und Verdruß, weil man rasch gesund werden will und ungeduldig mit den Menschen der Umgebung wird, ist *Impatiens* nötig.
11. Jene stillen, ruhigen und *tapferen Patienten, die nie klagen* und selbst in der Krankheit keinem zur Last fallen wollen und versuchen, aus eigener Kraft wieder gesund zu werden, erfahren Hilfe durch *Water Violet*.
12. Jene, die *schwach und blaß* sind und *keine Kraft haben*, die einfach matt und müde sind, werden viel Hilfe erfahren von *Centaury*.

Die Dosierung ist folgendermaßen: Man nehme zwei oder drei Tropfen der unverdünnten Arznei und gebe sie in ein gewöhnliches Medizinfläschchen, fülle dieses mit Wasser, schüttle es gut und nehme dann bei Bedarf einen Teelöffel voll. In dringenden Fällen heißt dies viertelstündlich, in ernsten Fällen jede Stunde und im Durchschnitt drei- bis viermal am Tag. Bei Bewußtlosigkeit kann man die Lippen des Patienten mit der Arznei benetzen.

Wenn eine Besserung im Zustand des Patienten eintritt, wird es oft notwendig sein, die Arznei entsprechend seinem Zustand zu wechseln; in manchen Fällen sind bis zu einem halben Dutzend verschiedener Mittel erforderlich.

Hierzu ein Beispiel:

Ein fünfunddreißigjähriger Mann hatte fünf Wochen lang ernste rheumatische Beschwerden. Beim ersten Besuch war praktisch jedes Gelenk geschwollen und empfindlich; der Mann litt starke Schmerzen und krümmte sich vor Pein und war besorgt, was geschehen werde. Der Patient war sehr krank und sah aus, als könne er nicht mehr lange durchhalten. *Agrimony* wurde ihm zwanzig Stunden lang in stündlichen Abständen gegeben. Die Besserung war sehr deutlich, Schmerzen und Schwellungen waren außer am Schultergelenk überall verschwunden, der Patient selbst ruhiger und entspannter. *Agrimony* wurde weitere sechs Stunden gegeben; in dieser Zeit schlief der Patient vier Stunden. Als er aufwachte, war er schmerzfrei. Das nächste Stadium war das der Angst, der Angst, daß die Schmerzen wiederkommen könnten, und der Angst vor einer Bewegung, die die Schmerzen auslösen könnte. *Mimulus* wurde gegeben, und am nächsten Tage war der Patient aufgestanden und angekleidet; er hatte sich schon selbst rasiert. Trotz des guten Erfolges fühlte er sich entmutigt und verzagt. *Gentian* wurde gegeben, und am dritten Tage war der Patient aus dem Haus, besuchte ein Kino und auch eine Gaststätte.

In anderen Fällen ist nur ein einziges Mittel notwendig, z. B. in dem folgenden: Ein achtzehnjähriges Mädchen war vor einem halben Jahr operiert worden, dabei entfernte man einige große Zysten der Schilddrüse am Hals. Nun kamen erneut Zysten, und es hieß, die Patientin müsse warten, bis die Zysten groß genug wären, um erneut entfernt zu werden. Sie war ein freundliches kleines Mädchen, etwas verträumt, lebte in ihrem Traumland und kümmerte sich kaum um ihren Zustand. *Clematis,* das eine Woche lang dreimal täglich gegeben wurde, ließ die Zysten völlig verschwinden, und bis zum heutigen Tage, drei Monate später, sind sie nicht wieder aufgetaucht, und weitere Arzneigaben waren ebenfalls nicht nötig.

Eine Dame hatte seit zwei Jahren akute Rheumabeschwerden und verbrachte diese ganze Zeit in Pflegeheimen oder Krankenhäusern. Beim ersten Besuch waren ihre Hände steif und schmerzhaft, die Knöchel doppelt so dick wie normal, und die Patientin konnte nur mit größter Mühe gehen. Darüber hinaus hatte sie Schmerzen in Schultern, Nacken und Rücken. Die Dame war äußerst sanft, freundlich, ruhig und tapfer; sie hatte ihre Krankheit mit bewundernswerter Geduld und Stärke ertragen. Hier war *Water Violet* deutlich angezeigt und wurde zwei Wochen lang gegeben. Während dieser Zeit kam es allmählich zu einer klaren Besserung. Dann begann eine Phase leichten Selbstmitleids, das durch *Chicory* beseitigt wurde. Am Ende der vierten Woche konnte die Patientin wieder gut drei Kilometer gehen, fühlte sich aber noch unsicher; sie erhielt *Scleranthus.* Dann war sie eine Zeitlang leicht ungeduldig und wollte unbedingt wieder alles tun können, ein Anzeichen für *Impatiens.* Am Ende der achten Woche konnte sie über sechs Kilometer gehen, ihre Hände frei bewegen und gebrauchen, hatte keine Schmerzen mehr und war – bis auf eine leichte Steifigkeit und winzige Schwellung im rechten Knöchel – völlig geheilt.

Eine Dame um die Vierzig hatte seit drei Wochen unbestimmbare Schmerzen im Bauchraum. Die Lymphknoten in Leisten, Achselhöhlen und Hals waren rasch angeschwollen. Bei der Untersuchung fanden sich gewaltig angeschwollene Lymphknoten im Bauch, und die Blutwerte zeigten eine akute lymphatische Leukämie an. Die Prognose war natürlich äußerst ernst. Die Patientin wußte, daß sie an einer bösartigen Krankheit litt. Sie war entsetzt und überlegte sich insgeheim den einfachsten Weg, sich das Leben zu nehmen. Sie erhielt einige Tage lang *Rock Rose;* die Leibschmerzen und die Größe der geschwollenen Knoten gingen dabei zurück. Dann änderte sich die Einstellung der Patientin. Sie faßte aufgrund der Besserung wieder Mut, und der drohende Tod hatte seinen Schrekken verloren. Übrig war jedoch noch eine gewisse Angst, es sei nun zu gut, um wahr zu sein; daher erhielt sie ungefähr zwei Wochen lang *Mimulus.* Als diese Zeit vorüber war, hatte sich ihr Zustand normalisiert, und auch in den mittlerweile vergangenen sechs Monaten blieb sie vollkommen gesund und bei Kräften.

Ein Landwirt litt an einer Lähmung der Nackenmuskeln, sein Kopf fiel nach vorne. Weiterhin bestand noch eine Schwächung der Augen- und Mundmuskulatur. Er war äußerst willensstark, ging seiner Arbeit nach, als ob ihm nichts fehlte, und widersetzte sich monatelang einer Behandlung. *Vervain* erreichte binnen zwei Wochen eine vollständige Heilung.

Eine Dame von rund vierzig Jahren hatte seit ihrer Kindheit an Asthma gelitten und mußte jeden Winter vier Monate im Bett verbringen. Sie hatte schon unzählige Adrenalinspritzen erhalten und jede Art von Asthma-Behandlung kennengelernt, ohne Erfolg. Sie hatte, wie viele Asthmatiker, Keuchhusten und andere Atembeschwerden, die sie plagten. Der erste Besuch war im Dezember 1930, und bis Ende Januar 1931 hatte *Agrimony* ihre Krankheit völlig behoben. Im nächsten Winter war ein leichter Rückfall, der rasch unter Kontrolle gebracht werden konnte; die Patientin brauchte nicht im Bett zu liegen. Seit damals war keine Spur der Krankheit mehr festzustellen.

* * *

(*Heal Thyself*, Mai 1933)

Meine zwölf Heiler

von Dr. Edward Bach

In Beantwortung der Fragen, die Dr. Emil Schleger und Dr. Petrie Hoyle in *Heal Thyself* stellten, will ich folgendes feststellen:

Die lateinischen Namen der zwölf Heilmittel sind:

1. Rock Rose	*Helianthemum vulgare*
2. Mimulus	*Mimulus luteus*
3. Agrimony	*Agrimonia eupatoria*
4. Scleranthus	*Scleranthus annuus*
5. Clematis	*Clematis vitalba*
6. Chicory	*Cichorium intybus*
7. Cerato	*Ceratostigma willmottiana*
8. Gentian	*Gentiana amarella*
9. Vervain	*Verbena officinalis*
10. Impatiens	*Impatiens roylei*
11. Water Violet	*Hottonia palustris*
12. Centaury	*Erythraea centaurium*

Die meisten dieser Pflanzen sind während der Monate Juli, August und September in Blüte. *Water Violet* kommt ein wenig früher und hat den Höhepunkt seiner Blüte in Juni und Juli.

An folgenden Orten kann man die Pflanzen finden:

Rock Rose bergiges Weideland.
Mimulus ist vergleichsweise selten, wächst an den Rändern kleiner Bäche und Sümpfe, wo das Wasser klar ist.
Agrimony wächst im ganzen Land in Heckenreihen und auf Wiesen.

Scleranthus findet sich an und um die Ecken mancher Kornfelder.

Clematis schmückt unsere Hecken in vielen Landesteilen, wo man Kalkboden findet.

Chicory Kornfelder und bestellter Grund; vereinzelt auch von Farmern angebaut.

Cerato ist in unserem Lande nicht einheimisch und wächst nur auf ein oder zwei privaten Anwesen. Vielleicht findet sich später einmal ein heimischer Ersatz.

Gentian wächst auf Weideflächen in den Bergen.

Vervain gibt es an Straßenrändern und in Hecken.

Impatiens ist in unserem Lande nicht heimisch, wächst aber hervorragend an den Ufern mancher Flüsse in Wales. Die Farbe der Blüten dieser Pflanze ist unterschiedlich; man sollte nur die schönen, blaß-malvenfarbenen auswählen.

Water Violet ist verhältnismäßig selten, findet sich aber an manchen unserer langsamfließenden, kristallklaren Bäche und Flüßchen.

Centaury wächst auf Wiesen, Hecken und Weideland.

Herstellungsmethode:

Die Heilmittel sollten nahe dem Ort hergestellt werden, an dem die Pflanze wächst, da die Blüten unmittelbar nach dem Sammeln in das Wasser gegeben werden sollen, solange sie noch frisch und lebensvoll sind.

Man nehme eine Schale aus dünnem Glas und fülle sie mit klarem Wasser, vorzugsweise aus einer reinen Quelle oder aus einem sauberen Bach. Dann werden genügend Blüten der Pflanze auf das Wasser gelegt, um dessen Oberfläche zu bedecken, und zwar so viele, wie Platz haben, ohne daß sie übereinander zu liegen kommen. Die Schale mit den Blüten lasse man im hellen Sonnenschein stehen, bis die Blüten zu welken beginnen. Die Zeitspanne ist unterschiedlich, zwischen rund zwei Stunden bis zu sieben Stunden, je nach der verwendeten Pflanze und der Intensität der Sonnenstrahlen. Dann werden die Blüten behutsam vom Wasser abgehoben und dieses in Flaschen abgegossen, die mit der gleichen Menge Weinbrand zur Konservierung aufgefüllt werden. Zwei oder drei Tropfen daraus reichen aus, um eine gewöhnliche Medizinflasche voll Wasser zur Arznei zu aktivieren. Daraus nehme man dann teelöffelweise nach Bedarf.

X
Befreie dich selbst
(1932)

Einführung

Es ist unmöglich, Wahrheit in Worte zu fassen. Der Autor dieser Schrift wird nicht von dem Verlangen getrieben zu predigen, sondern hat eine starke Abneigung gegen diese Methode, Wissen zu vermitteln. Auf den folgenden Seiten hat er versucht, so klar und einfach wie möglich den Sinn unseres Lebens, den Nutzen der Schwierigkeiten, die uns belasten, und die Mittel zu zeigen, mit deren Hilfe wir unsere Gesundheit wiedererlangen können – ja, wie tatsächlich jeder von uns sein eigener Arzt werden kann.

Kapitel I

So einfach ist sie, die Geschichte des Lebens.

Ein kleines Kind hat sich vorgenommen, rechtzeitig zum Geburtstag seiner Mutter ein Bild von einem Haus zu malen. In seiner Vorstellung hat das Mädchen das Haus schon fertig gemalt; sie weiß genau, wie es aussehen wird, bis hin zu der kleinsten Einzelheit, und muß es nur noch zu Papier bringen.

Sie holt den Farbkasten, den Pinsel und einen Lappen hervor und macht sich voller Begeisterung und Glück ans Werk. Ihre ganze Aufmerksamkeit und allen Fleiß konzentriert sie auf das, was sie tut – nichts kann sie von der Arbeit, die vor ihr liegt, abhalten.

Das Bild wird rechtzeitig zum Geburtstag fertig. So gut sie nur konnte, hat sie ihre Vorstellung von einem Haus Gestalt werden lassen. Es ist ein Kunstwerk, denn es ist alles ganz von ihr; jeden Pinselstrich hat sie aus Liebe zu ihrer Mutter gemacht, jedes Fenster, jede Tür gemalt voller Überzeugung, daß es genau an dieser Stelle zu sein hat. Und selbst wenn das Ganze aussieht wie ein Heuschober, ist es das vollkommenste Haus, das je gemalt wurde: Es ist ein Erfolg, weil die kleine Künstlerin Herz und Seele, ja, ihr ganzes Wesen hineingelegt hat. Das ist Gesundheit, das ist Erfolg und Glück und echter Dienst: Dienen durch Liebe in vollendeter Freiheit auf unsere eigene Weise.

So kommen wir in diese Welt herab: Wir wissen, welches Bild wir zu malen haben; den Weg durchs Leben haben wir bereits ausgearbeitet, und alles, was uns noch zu tun bleibt, ist, ihm materielle Gestalt zu geben. Voll Freude und Interesse gehen wir dahin, konzentrieren all unsere Aufmerksamkeit auf die Vervollkommnung jenes Bildes und übertragen nach bestem Vermögen unsere Gedanken und Ziele in das physische Leben in der Umgebung, die wir uns gewählt haben.

Dann, wenn wir von Anfang bis Ende ganz unseren Idealen und unseren ureigenen Plänen mit aller Kraft folgen, die wir besitzen, dann gibt es kein Versagen, und unser Leben ist ein gewaltiger Erfolg geworden, gesund und glücklich.

Diese gleiche kleine Geschichte der kleinen Malerin wird uns aber auch illustrieren, wie – wenn wir sie zulassen – die Schwierigkeiten des Lebens jenen Erfolg, die Glückseligkeit und die Gesundheit durchkreuzen und uns von unserem Ziel abbringen.

Das Kind malt fleißig und glücklich, als jemand hereinkommt und sagt: »Warum machst du nicht hierhin noch ein Fenster und dort eine Tür; und der Garten sollte natürlich auf dieser Seite sein.« Die Folge wird sein, daß das Kind sein Interesse an der Arbeit völlig verliert. Vielleicht malt es weiter, aber nun bringt es nur noch die Vorstellung eines anderen zu Papier. Vielleicht wird sie mürrisch, gereizt, verärgert, unglücklich, vielleicht traut sie sich nicht, jene Vorschläge abzuweisen. Vielleicht fängt sie an, die Freude an ihrem Bild zu verlieren, es allmählich zu hassen und womöglich gar zu zerreißen. Ja, je nach der Art des Kindes wird seine Reaktion ausfallen.

Am Ende wird das Bild vielleicht ein erkennbares Haus zeigen, aber es ist ein unvollkommenes und mißlungenes, weil es die Deutung der Gedanken eines anderen darstellt, und nicht die Vorstellung des Kindes. Es hat keinen Wert als Geburtstagsgeschenk, weil es vielleicht nicht rechtzeitig fertig geworden ist, und die Mutter noch ein Jahr zu warten hat, bis sie ihr Geschenk erhält.

Das ist Krankheit: die Reaktion auf Störung. Das ist vorübergehendes Scheitern und Unglücklichsein, und es tritt ein, wenn wir zulassen, daß andere sich in unseren Lebenssinn einmischen und Zweifel in unser Denken säen oder Angst oder Gleichgültigkeit.

Kapitel II

Gesundheit hängt davon ab, daß wir in Harmonie mit unserer Seele sind.

Es ist von größter Wichtigkeit, daß die wahre Bedeutung von Gesundheit und Krankheit richtig verstanden wird.

Gesundheit ist unser Erbe, unser Geburtsrecht. Sie ist die vollständige und vollkommene Einheit von Seele, Gemüt und Körper, und das ist kein weit hergeholtes, schwer zu erreichendes Ideal, sondern so einfach und natürlich, daß es viele von uns schlicht übersehen haben.

Alle irdischen Dinge sind nur die Deutung, die Übertragung von geistigen Dingen. Hinter dem kleinsten, scheinbar unbedeutendsten Geschehnis steht göttlicher Sinn.

Wir alle haben eine göttliche Mission in dieser Welt, und unsere Seelen gebrauchen unser Gemüt und unseren Körper als Instrumente, um dieses Werk zu vollbringen, so daß – wenn alle drei im Einklang sind – das Resultat vollkommene Gesundheit und vollkommenes Glück sein wird.

Eine göttliche Mission bedeutet kein Opfer, keinen Rückzug aus der Welt, keine Abweisung der Freuden und Schönheit und Natur – im Gegenteil: die göttliche Sendung bringt mit sich eine umfassendere und tiefere Freude an allen Dingen. Das bedeutet, daß wir die Arbeit, die wir lieben, mit ganzem Herzen und ganzer Seele verrichten, sei es nun Haushalt, Landwirtschaft, Malen, Schauspielen oder das Bedienen unserer Mitmenschen im Haus oder Geschäft. Und diese Arbeit, ganz gleich, worin sie besteht, ist, wenn wir sie über alles lieben, der eindeutige Auftrag unserer Seele, das Werk, das wir in dieser Welt zu vollbringen haben und das allein unserem wahren Selbst entspricht und auf gewöhnliche, materielle Weise die Botschaft jenes wahren Selbst ausdrückt.

Wie wohl wir diese Botschaft deuten, können wir also anhand unserer Gesundheit und unseres Glücksgefühls beurteilen.

Alle spirituellen Eigenschaften sind im vollkommenen Menschen vertreten, und wir kommen in diese Welt, um sie, eine nach der anderen, zu offenbaren, sie so zu vervollkommnen und zu stärken, daß kein Erlebnis, keine Schwierigkeit, kein Problem uns schwächen oder von der Erfüllung dieser Sendung abhalten kann. Wir wählen selbst unsere Beschäftigung auf Erden sowie die äußeren Umstände, die die besten Voraussetzungen dafür bieten, daß wir gründlichst geprüft werden. Wir kommen im vollen Wissen um unsere jeweilige Aufgabe; wir kommen mit dem unvorstellbaren Vorrecht zu wissen, daß alle unsere Schlachten schon gewonnen sind, bevor sie überhaupt ausgefochten werden, daß der Sieg unser ist, bevor wir überhaupt auf die Probe gestellt werden, weil wir wissen, daß wir die Kinder des Schöpfers und als solche göttlich sind, unüberwindlich und unbesiegbar. Mit diesem Wissen ist das Leben eine Freude. Mühsal und alle Erlebnisse können wir als Abenteuer ansehen, denn wir müssen nur unsere Kraft erkennen, unserer Göttlichkeit treu sein, und jene lösen sich auf wie Nebelschwaden im Lichte der Sonne. Gott gab seinen Kindern wahrlich Gewalt über alle Dinge.

Unsere Seele wird uns leiten, wenn wir nur auf sie horchen, unter allen Umständen, in jeder Schwierigkeit; und wenn Denken und Leib so ausgerichtet sind, werden wir durch das Leben gehen und Glück und vollkommene Gesundheit ausstrahlen; wir werden von allen Sorgen und jeglicher Verantwortung so frei sein wie das kleine, vertrauensvolle Kind.

Kapitel III

Unsere Seelen, Kinder des Schöpfers, sind vollkommen, und alles, was sie uns sagen, dient unserem Wohle.

Gesundheit ist also die wahre Erkenntnis dessen, was wir sind: Wir sind vollkommen, wir sind Kinder Gottes. Da gibt es kein Streben nach dem, was wir bereits erlangt haben. Wir sind hier nur, um in materieller Gestalt jene Vollkommenheit zu manifestieren, die uns schon zu Anbeginn der Zeit geschenkt wurde. Gesundheit heißt, allein auf die Stimme der Seele zu hören, Vertrauen zu haben wie kleine Kinder, den Intellekt (jenen Baum des Wissens um Gut und Böse) mit seinem Vernünfteln, seinem Für und Wider, seinen vorgreifenden Ängsten zurückzuweisen, Konvention, unbedeutende Vorstellungen und Anweisungen anderer Menschen zu ignorieren, so daß wir unberührt, unbeschadet durchs Leben gehen können: frei, unseren Mitmenschen zu dienen.

Wir können unsere Gesundheit daran messen, wie glücklich wir sind, und anhand unseres Glücksempfindens können wir erkennen, daß wir den Geboten unserer Seele Folge leisten. Es ist nicht notwendig, Mönch zu sein oder Nonne, oder sich vor der Welt zu verbergen. Die Welt ist da, damit wir uns ihrer erfreuen und ihr dienen, und nur, indem wir aus Liebe und Glück dienen, können wir wirklich von Nutzen sein und unser Bestes geben. Was aus einem Pflichtgefühl heraus getan wird – womöglich verbunden mit leichter Gereiztheit und Ungeduld –, ist überhaupt nichts wert; es ist lediglich Vergeudung kostbarer Zeit, während unser Nächster vielleicht wirklich unserer Hilfe bedarf. Wahrheit braucht nicht analysiert, diskutiert oder in viele Worte verpackt zu werden. Du erkennst sie im Bruchteil einer Sekunde; sie ist Teil von dir. Nur bei den unwesentlichen, komplizierten Dingen des Lebens brauchen wir die Überzeugungsgabe, und diese sind es, die zur Entfaltung des Intellekts geführt haben. Die Dinge, auf die es ankommt, sind einfach. Das sind solche Dinge, die einen sagen lassen: »Oh, das ist wahr; das habe ich anscheinend schon immer gewußt.« Das gilt auch für das Glücksgefühl, das uns erfüllt, wenn wir uns in Harmonie mit unserem geistigen Selbst befinden; und je enger, je umfassender die Einheit ist, desto intensiver die Freude. Denke an das Leuchten, das man zuweilen auf dem Antlitz einer Braut am Hochzeitsmorgen sieht; die Verzückung einer Mutter über ihr neugeborenes Baby; die Ekstase eines Künstlers, der ein Meisterwerk vollendet hat – das sind die Augenblicke der Einheit mit dem Geistigen.

Stell dir vor, wie wunderbar das Leben wäre, wenn wir es ganz in solcher Freude lebten – und solches ist möglich, wenn wir ganz in unserem Lebenswerk aufgehen.

Kapitel IV

Folgten wir unserem eigenen Instinkt, unseren eigenen Wünschen, unseren eigenen Gedanken, unserem eigenen Verlangen, sollten wir nie etwas anderes kennenlernen als Freude und Gesundheit.

Es ist auch kein weithergeholtes, schwer zu erreichendes Ideal, die Stimme der eigenen Seele zu vernehmen; das war immer ganz leicht für uns, wenn wir es nur zugeben wollen. Einfachheit ist der Grundton der ganzen Schöpfung.

Unsere Seele (die kleine, sanfte Stimme im Innern: Gottes Stimme) spricht zu uns durch unsere Intuition, unsere Instinkte, unsere inneren Wünsche, Ideale, unsere gewöhnlichen Vorlieben und Abneigungen – auf die Weise, die für uns jeweils am leichtesten zu vernehmen ist. Wie sonst kann Er zu uns sprechen? Unsere echten Instinkte, Wünsche, Neigungen und Abneigungen sind uns gegeben, auf daß wir die geistigen Weisungen unserer Seele vermittels unserer begrenzten, körperlichen Wahrnehmung deuten können, denn nicht vielen von uns ist es möglich, in direkter Kommunikation mit ihrem höheren Selbst zu stehen. Diese Weisungen sollen unbedingt befolgt werden, weil allein die Seele weiß, welche Erfahrungen notwendig sind für die jeweilige Persönlichkeit. Ganz gleich, ob eine solche Weisung von innen belanglos oder wichtig scheint – ob es sich um den Wunsch nach einer weiteren Tasse Tee handelt oder das Verlangen nach einer vollkommenen Veränderung der Lebensgewohnheiten –, sollte sie bereitwillig befolgt werden. Die Seele weiß, daß Zufriedenheit die eine wirkliche Heilung für alles ist, was wir in dieser Welt als Sünde und falsch bezeichnen, denn solange das ganze Wesen sich gegen eine bestimmte Tat auflehnt, ist dieser Fehler nicht ausgemerzt, sondern nur schlummernd. Das gilt ebenso, wie es viel besser und schneller ist, so lange von der Marmelade zu naschen, bis einem so schlecht wird, daß die Marmelade keinerlei Anziehungskraft mehr besitzt.

Unser wahres Verlangen, die Wünsche unseres wahren Selbst, dürfen wir nicht verwechseln mit den Wünschen und dem Wollen anderer Menschen, das so oft unserem Denken eingeprägt ist, oder mit dem Gewissen, das so häufig nur eine andere Bezeichnung für die gleiche Sache ist. Wir dürfen keine Rücksicht nehmen darauf, wie die Welt unser Tun deutet. Allein unsere Seele ist verantwortlich für unser Wohl, und unser Ruf ist in Seiner Obhut. Wir können beruhigt sein, daß es nur eine einzige Sünde gibt: nicht den Geboten des Göttlichen in uns zu folgen. Das ist die Sünde gegen Gott und unseren Nächsten. Diese Wünsche, Intuitionen, Gedanken sind nie egoistisch; sie gehen allein uns an und sind immer richtig für uns; sie bringen uns Gesundheit in Leib und Gemüt.

Krankheit im materiellen Körper ist das Ergebnis des Widerstandes der Persönlichkeit gegen die Weisung der Seele:

wenn die ›kleine, sanfte Stimme‹ bei uns auf taube Ohren stößt, wenn wir die Göttlichkeit in unserm Innern vergessen, wenn wir versuchen, anderen unsere Wünsche aufzuzwingen oder zulassen, daß ihre Vorschläge, Gedanken und Befehle uns beeinflussen.

Je mehr wir von äußerlichen Einflüssen, von anderen Persönlichkeiten frei werden, desto mehr kann unsere Seele uns gebrauchen, um Sein Werk zu vollbringen.

Nur wenn wir beginnen, einen anderen zu kontrollieren und zu beherrschen, sind wir egoistisch. Die Welt aber versucht uns zu sagen, daß es Egoismus wäre, seinem eigenem Verlangen zu folgen. Das geschieht, weil die Welt uns knechten will, denn nur, wenn wir unser wahres Selbst erkennen und ungehindert sein können, sind wir dem Wohle der Menschheit von Nutzen. Diese große Wahrheit drückte auch Shakespeare aus: »Deinem eigenen Selbst sei treu, und daraus muß folgen, wie die Nacht auf den Tag, daß du dann gegen keinen anderen untreu sein kannst.«

Die Biene, die sich auf ihrer Suche nach Honig für eine ganz bestimmte Blüte entscheidet, ist das Mittel, durch das der Blütenstaub übertragen wird, der notwendig ist für das Leben künftiger Pflanzen.

Kapitel V

Das Zulassen der Einmischung von anderen Menschen ist es, was unser Lauschen auf die Gebote unserer Seele unterbindet und was Disharmonie und Krankheit bringt. In dem Augenblick, in dem der Gedanke eines anderen Einlaß in uns findet, lenkt er uns von unserem wahren Weg ab.

Gott gab jedem von uns sein Geburtsrecht, eine Individualität, zu eigen. Er gab jedem von uns seine bestimmte Aufgabe, die nur er erfüllen kann. Er gab jedem von uns seinen bestimmten Weg, dem er folgen soll und in den niemand dreinreden darf. Laßt uns darauf achten, daß wir nicht nur keine Einmischung zulassen, sondern, und noch wichtiger, daß wir auf keine wie auch immer geartete Weise irgendeinem anderen Menschen dreinreden. Darin liegt wahre Gesundheit begründet, wahres Dienen und die Erfüllung unseres Zieles auf Erden.

Störungen gibt es in jedem Leben, sie sind Teil des göttlichen Planes, und sie sind notwendig, damit wir lernen können, ihnen mutig entgegenzutreten. Ja, wir können sie als wirklich nützliche Gegner betrachten, die allein dazu da sind, uns zu helfen, an Stärke zu gewinnen, unserer Göttlichkeit gewahr zu werden und unsere Unbesiegbarkeit zu erkennen. Wir dürfen auch wissen, daß sie nur dann an Bedeutung und Macht gewinnen und dazu tendieren, unser Weiterkommen zu blockieren, wenn wir zulassen, daß sie uns beeinträchtigen. Es liegt ganz allein bei uns, wie rasch wir vorangelangen: ob wir eine Störung unserer göttlichen Mission zulassen, ob wir die Manifestation einer Störung (Krankheit genannt) annehmen und zulassen, daß sie unseren Körper beeinträchtigt und verletzt – oder ob wir, als Kinder Gottes, diese Störungen gebrauchen, um uns desto fester unserer Bestimmung zu besinnen.

Je mehr Schwierigkeiten auf unserem Weg sichtbar werden, desto gewisser können wir sein, daß unsere Mission lohnend ist. Florence Nightingale erreichte ihr Ideal angesichts des Widerstandes einer ganzen Nation. Galilei glaubte, daß die Erde rund ist, obgleich die ganze Welt dies ablehnte, und aus dem häßlichen Entchen wurde ein schöner Schwan, obwohl die ganze Familie es verhöhnte.

Wir haben nicht das geringste Recht, uns in das Leben irgendeines Kindes Gottes einzumischen. Jeder von uns hat seine eigene Aufgabe, die zu erfüllen er ganz allein die Macht und das Wissen besitzt. Nur wenn wir diese Tatsache vergessen und versuchen, unsere Aufgabe anderen aufzuzwingen, oder zulassen, daß sie unsere Arbeit stören, gelangen Reibung und Disharmonie in unser Wesen.

Diese Disharmonie – Krankheit – manifestiert sich im Körper, denn dieser dient lediglich dazu, das Wirken der Seele widerzuspiegeln – wie das Antlitz Glücksgefühle durch ein

Lächeln, Zorn hingegen durch Stirnrunzeln wiedergibt. Im Größeren gilt das gleiche: Der Körper reflektiert die wahren Ursachen von Krankheit (das sind Dinge wie Angst, Unentschlossenheit, Zweifel etc.) in der Störung seiner Organe und Gewebe.

Krankheit also ist Resultat von Einmischung: Einmischung in das Leben eines anderen oder Zulassen, daß andere uns selbst stören.

Kapitel VI

Alles, was wir zu tun haben, ist, unsere Persönlichkeit zu bewahren, unser Leben selbst zu leben, unser Lebensschiff auf seiner Fahrt selbst zu steuern – und alles wird gut sein.

Es gibt gewisse Haupteigenschaften, in denen alle Menschen sich allmählich vervollkommnen, wobei sie sich nach Möglichkeit auf jeweils eine oder zwei konzentrieren. Das sind jene Qualitäten, die durch die Erdenleben aller großen Meister offenbart wurden, die von Zeit zu Zeit in diese Welt kommen, um uns zu lehren und uns den leichten und einfachen Weg sehen zu helfen, all unsere Schwierigkeiten zu überwinden. Es sind dies Eigenschaften wie –

Liebe
Mitgefühl
Frieden
Standhaftigkeit
Sanftmut
Stärke
Verständnis
Toleranz
Weisheit
Vergebung
Mut
Freude

Durch Entfaltung und Vervollkommnung dieser Attribute in uns trägt jeder dazu bei, daß die Welt einen Schritt weiter, ihrem höchsten, unvorstellbar herrlichen Ziel entgegengehoben wird. Dann erkennen wir, daß wir nicht einem egoistischen Ziel oder persönlichem Verdienst nacheifern, sondern daß buchstäblich jedes Menschenwesen, sei es reich oder arm, hohen oder niederen Standes, im göttlichen Plan die gleiche Bedeutung besitzt, und jedem das gleiche, gewaltige Privileg geschenkt wurde, Erretter der Welt zu sein – einfach durch das Wissen, ein vollkommenes Kind des Schöpfers zu sein.

Während es diese Qualitäten, diese Schritte zur Vollkommenheit gibt, sind da auch Hindernisse oder Störungen, die dazu dienen, uns in unserer Entschlossenheit und Standfestigkeit zu stärken. Diese sind die wahren Ursachen von Krankheit, und darunter zählen –

Zwang
Angst
Ruhelosigkeit
Unentschlossenheit
Gleichgültigkeit
Schwäche
Zweifel
Fanatismus
Unwissenheit
Ungeduld
Schrecken
Kummer

Diese Attribute werden sich, wenn wir es zulassen, im Körper widerspiegeln und zu dem führen, was wir Krankheit nennen. Da wir die wahren Ursachen nicht verstehen, haben wir Disharmonien äußeren Einflüssen zugeschrieben – Krankheitskeimen, Kälte, Hitze –, und haben den Resultaten Namen gegeben – Arthritis, Krebs, Asthma etc. – und meinen, daß Krankheit im materiellen Körper beginnt.

Weiterhin gibt es verschiedene Gruppen in der Menschheit, und jede Gruppe erfüllt ihre jeweilige Funktion, das heißt, sie manifestiert in der materiellen Welt die bestimmte Lektion, die sie gelernt hat. Jeder Angehörige dieser Gruppen hat seine ganz bestimmte, eigene Persönlichkeit, eine bestimmte Aufgabe, und einen bestimmten, individuellen Weg zur Erfüllung dieser Aufgabe. Es gibt auch Ursachen für Disharmonie, die – wenn wir nicht an unserer Persönlichkeit und unserer Aufgabe festhalten – sich in Form von Krankheit in unserem Körper auswirken können.

Wirkliche Gesundheit ist Glücksempfinden, und dieses Glück ist so leicht zu spüren, weil es das Glück über die kleinen Dinge ist: jene Dinge zu tun, die wir wirklich liebend gerne tun, und mit den Menschen zu sein, die wir wirklich mögen. Da gibt es kein Bemühen, Anstrengung, Jagen nach etwas Unerreichbarem; Gesundheit ist für uns da, und wir können sie annehmen, wann immer wir möchten. Es gilt also herauszufinden, für welche Arbeit wir tatsächlich geeignet sind, und diese dann zu tun. So viele unterdrücken ihre eigentlichen Wünsche und sind immer am falschen Platze: Auf Wunsch der Eltern wird der Sohn zum Anwalt, ein Soldat, ein Geschäftsmann, während er selbst eigentlich von Herzen gerne Zimmermann geworden wäre. Oder, weil die Mutter den Ehrgeiz hat, ihre Tochter gut verheiratet zu sehen, verliert die Welt eine zweite Florence Nightingale. Dieses Pflichtgefühl ist dann ein falsches Pflichtgefühl und kein Dienst an der Welt; es führt zu einem unglücklichen Leben, dessen größerer Teil vermutlich vergeudet wird, bevor sich der Fehler richtigstellen läßt.

Es war einmal ein Meister, der da sagte: »Wisset ihr nicht, daß ich sein muß in dem, das meines Vaters ist?« Das heißt, daß er seiner Göttlichkeit zu folgen hatte und nicht seinen irdischen Eltern.

Laßt uns das eine im Leben suchen, das uns am meisten anzieht, und es tun. Laßt dieses eine derart Teil von uns sein, daß es uns so natürlich und selbstverständlich wird wie das

Atmen, so natürlich wie das Honigsammeln für die Biene, wie das herbstliche Abwerfen des Laubes für den Baum, um neue Blätter hervorzubringen, wenn der Winter vorüber ist. Wenn wir die Natur studieren, stellen wir fest, daß jedes Geschöpf, jeder Vogel, jeder Baum und jede Blume ihre eigene und bestimmte Aufgabe hat, durch die es der Gesamtheit des Universums hilft und sie bereichert. Schon der Regenwurm, der seiner täglichen Beschäftigung nachgeht, trägt dazu bei, daß die Erde gereinigt und verfeinert wird; die Erde sorgt für die Nährstoffe alles Grünen; die Pflanzenwelt wiederum ernährt alles tierische Leben und wird schließlich wieder zu Erde, die sie bereichert. Ihr Leben ist ein Leben voll Schönheit und Nützlichkeit, und ihr Werk ist ihnen so natürlich wie das Leben selbst.

Und das uns eigentümliche Werk – wenn wir es finden –, gehört so zu uns, paßt so zu uns, daß es mühelos vonstatten geht; es ist leichte Arbeit, es ist eine Freude, wir werden nie müde, es zu tun, es ist wie unser Hobby. Es bringt unsere wahre Persönlichkeit zum Vorschein, all die Talente und Fähigkeiten, die in jedem von uns schlummern und warten, daß sie offenbart werden. In solcher Arbeit fühlen wir uns glücklich und wohl, und nur, wenn wir glücklich sind (das heißt, den Weisungen unserer Seele folgen), können wir unser Bestes geben.

Vielleicht haben wir unsere Aufgabe schon gefunden; was für eine Freude ist das Leben dann! Manche haben bereits von Kindheit an ein Wissen um das, was zu tun sie bestimmt sind, und halten sich ihr ganzes Leben daran. Andere wissen es schon in der Kindheit, werden davon aber abgebracht durch Gegenvorschläge und die Umstände, oder durch die Entmutigung durch andere. Doch wir alle können zu unserem Ideal zurückgelangen, und selbst wenn wir es nicht sofort verwirklichen können, steht uns doch frei, danach zu streben; dann wird uns schon dieses Streben Trost sein, denn unsere Seele ist sehr geduldig mit uns. Das rechte Verlangen, die rechte Motivation: das ist, worauf es ankommt, was zählt; das ist der eigentliche Erfolg – ganz gleich, was dabei herauskommt.

Wenn du also lieber ein Landwirt wärst als ein Rechtsanwalt, ein Barbier statt ein Busfahrer oder ein Koch anstelle eines Lebensmittelhändlers, dann wechsle deine Beschäftigung und sei, was du sein willst. Dann wirst du glücklich sein und dich wohl fühlen, dann wirst du mit Begeisterung arbeiten, und dann wirst du als Landwirt, Barbier oder Koch bessere Arbeit leisten, als du je in einem Beruf erreicht hättest, der nie zu dir gehörte. Und dann wirst du den Weisungen deines geistigen Selbst folgen.

Kapitel VII

Wenn wir erst einmal unsere eigene Göttlichkeit erkannt haben, dann ist der Rest einfach.

Im Anfang gab Gott dem Menschen Gewalt über alle Dinge. Der Mensch, das Kind des Schöpfers, hat eine tiefere Ursache für seine Disharmonie als ein kalter Luftzug vom offenen Fenster. Unser ›Fehler liegt nicht in den Sternen, sondern in uns selbst‹, und wie tief können wir uns von Dankbarkeit und Hoffnung erfüllen lassen, wenn wir erkennen, daß auch die Heilung in uns liegt! Beseitigen wir die Disharmonie, die Angst, den Schrecken oder die Unentschlossenheit, und wir gewinnen die Harmonie zwischen Seele und Gemüt wieder, und der Körper ist wieder vollkommen in all seinen Teilen. Was auch immer die Krankheit sein mag, das Ergebnis dieser Disharmonie, so dürfen wir doch ganz sicher sein, daß die Heilung wohl in unseren Kräften und Möglichkeiten liegt, denn unsere Seele verlangt nie etwas von uns, das wir nicht leicht zu tun vermögen. Jeder von uns ist ein Heiler, weil jeder von uns in seinem Herzen eine Liebe zu etwas besitzt, zu unseren Mitmenschen, zu Tieren, zur Natur, zur Schönheit in irgendeiner Form; und jeder von uns hegt den Wunsch, dies zu schützen und dazu beizutragen, daß es mehr wird. Jeder von uns empfindet auch Mitgefühl gegenüber jenen, die in Not sind, und das ist ganz natürlich, denn wir alle sind selbst irgendwann einmal in unserem Leben in Not gewesen. So vermögen wir uns nicht nur selbst zu heilen, sondern haben auch das große Vorrecht, anderen helfen zu können, sich selbst zu heilen, und die einzigen Voraussetzungen dazu sind Liebe und Mitgefühl.

Wir, die Kinder des Schöpfers, haben alle Vollkommenheit in uns, und wir kommen auf diese Welt nur, um unsere Göttlichkeit zu erkennen. Alle Prüfungen und Erlebnisse werden uns also unberührt lassen, denn durch die göttliche Kraft sind uns alle Dinge möglich.

Kapitel VIII

Die heilenden Pflanzen sind jene, denen die Kraft gegeben ist, uns zu helfen, unsere Persönlichkeit zu bewahren.

Wie Gott uns in seiner Gnade Nahrung zum Essen gegeben hat, so hat Er unter die Blumen des Feldes schöne Pflanzen gesetzt, die uns heilen, wenn wir leidend sind. Diese Blumen sind da, um dem Menschen in seinen dunklen Stunden des Vergessens eine helfende Hand entgegenzustrecken, wenn er das Bewußtsein seiner Göttlichkeit aus dem Sinn verliert und den trüben Wolken der Angst oder des Schmerzes erlaubt, seine Sicht zu verdecken. Solche Pflanzen sind –

Wegwarte (*Chicory*; Cichorium intybus)
Gefleckte Gauklerblume (*Mimulus*; Mimulus guttatus)
Odermennig (*Agrimony*; Agrimonia eupatoria)
Einjähriger Knäuel (*Scleranthus*; Scleranthus annuus)
Gemeine Waldrebe (*Clematis*; Clematis vitalba)
Tausendgüldenkraut (*Centaury*; Centaurium umbellatum)
Bitterer Enzian (*Gentian*; Gentiana amarella)
Eisenkraut (*Vervain*; Verbena officinalis)
Bleiwurz (*Cerato*; Ceratostigma willmottiana)
Drüsentragendes Springkraut (*Impatiens*; Impatiens glandulifera)

Gemeines Sonnenröschen (*Rock Rose*; Helianthemum nummularium)
Sumpfwasserfeder (*Water Violet*; Hottonia palustris)

Jede dieser Pflanzen korrespondiert mit einer der Qualitäten, und ihre Bestimmung ist es, diese Qualität zu stärken, auf daß die Persönlichkeit sich über den Fehler erheben kann, der gerade der Stolperstein ist.

Die folgende Liste zeigt die Qualität (Tugend), den Fehler (Schwäche) und das Heilmittel, das der Persönlichkeit hilft, diesen Fehler aufzulösen.

Fehler	*Blüte*	*Tugend*
Zwang	Chicory	Liebe
Angst	Mimulus	Mitgefühl
Ruhelosigkeit	Agrimony	Friede
Unentschlossenheit	Scleranthus	Standhaftigkeit
Gleichgültigkeit	Clematis	Freundlichkeit
Schwäche	Centaury	Stärke
Zweifel	Gentian	Verständnis
Fanatismus	Vervain	Toleranz
Unwissenheit	Cerato	Weisheit
Ungeduld	Impatiens	Vergebung
Schrecken	Rock Rose	Mut
Kummer	Water Violet	Freude

Die Heilmittel sind mit einer klaren Heilungskraft gesegnet, die nicht vom Glauben abhängig ist und auch nicht davon, wer die Mittel verabreicht – wie ein Schlafmittel den Patienten einschlafen läßt, ob er es von der Schwester oder vom Arzt erhält.

Kapitel IX

Das wahre Wesen der Krankheit

Bei der echten Heilung spielen das Wesen und der Name der körperlichen Krankheit überhaupt keine Rolle. Krankheit des Körpers ist an sich nichts anderes als das Ergebnis einer Disharmonie zwischen Seele und Gemüt. Sie ist nur ein Symptom der Ursache, und da die gleiche Ursache sich bei fast jedem Menschen auf eine andere Weise manifestiert, gilt es, die Ursache zu beseitigen, und die Auswirkungen derselben, wie auch immer sie aussehen mögen, werden dann von selbst verschwinden.

Das können wir deutlicher verstehen, wenn wir den Selbstmord als Beispiel nehmen. Nicht jeder Selbstmörder geht ins Wasser. Manche stürzen sich von einem Turm, andere nehmen Gift – aber hinter jedem steht die Verzweiflung. Helft ihnen, ihre verzweifelte Hoffnungslosigkeit zu überwinden, und findet ihnen etwas oder jemanden, wofür es sich zu leben lohnt, und sie werden auf Dauer geheilt sein. Ihnen einfach das Gift wegzunehmen, wird sie nur für den Augenblick retten; später könnten sie einen weiteren Versuch anstellen. Auch die Angst wirkt sich auf Menschen verschieden aus: Manche werden bleich, andere werden rot, die einen reagieren hysterisch, die anderen sind sprachlos. Erkläre ihnen die Angst, zeige ihnen, daß sie groß genug sind, um sich jedem zu stellen und alles zu überwinden, dann kann sie nichts mehr verängstigen. Das Kind wird keine Angst mehr vor den Schatten an der Wand haben, wenn du ihm eine Kerze gibst und ihm zeigst, wie es die Schatten auf und ab tanzen lassen kann.

So lange haben wir die Ursachen der Krankheit dem Erreger, dem Wetter und unserer Nahrung zugeschoben – aber viele von uns bleiben während einer Grippewelle immun, viele lieben den kalten Wind, und viele können spätabends noch Käse essen und schwarzen Kaffee trinken, ohne daß es ihnen etwas ausmacht. Nichts in der Natur kann uns schaden, wenn wir glücklich und in Harmonie sind – im Gegenteil: die ganze

Natur ist da, daß wir uns ihrer erfreuen und Gebrauch von ihr machen. Nur wenn wir Zweifel und Niedergeschlagenheit, Unentschlossenheit oder Angst Einlaß gewähren, werden wir äußerlichen Einflüssen gegenüber empfindlich.

Deshalb ist es die wahre Ursache hinter der Krankheit, worauf es vor allem und allein ankommt: der Gemütszustand des Patienten nämlich, und nicht der Zustand seines Körpers.

Jede Krankheit, wie ernst sie auch sei und wie lange sie schon währen mag, wird geheilt, wenn es gelingt, dem Patienten sein Glücksgefühl wiederherzustellen und den Wunsch, sein Lebenswerk zu erfüllen. Sehr häufig ist es nur eine geringfügige Veränderung seiner Lebensweise, irgendeine winzige, aber festgefügte Vorstellung, die ihn anderen gegenüber intolerant sein läßt, oder irgendein falsch verstandenes Verantwortungsgefühl, das ihn knechtet, während er soviel Gutes vollbringen könnte.

Es sind sieben schöne Stufen bei der Heilung von Krankheit, und diese sind –

Friede
Hoffnung
Freude
Glauben
Gewißheit
Weisheit
Liebe

Kapitel X

Um Freiheit zu gewinnen – gewähre Freiheit.

Das höchste Ziel aller Menschen ist Vollkommenheit, und um dahin zu gelangen, muß der Mensch lernen, unbeeinträchtigt durch alle Erfahrungen zu gehen. Er muß allen Störungen und Versuchungen begegnen, ohne sich von seinem Kurs ablenken zu lassen. Dann ist er frei von allen Schwierigkeiten des Lebens, von aller Drangsal und allem Leiden. Er hat in seiner Seele vollendete Liebe gesammelt, Weisheit, Mut, Toleranz und Verständnis, die die Frucht dessen ist, der alles kennt und sieht, denn der vollendete Meister ist jener, der jeden Aspekt seines Geschäftes kennengelernt hat.

Diese Reise können wir zu einem kurzen, freudvollen Abenteuer machen, wenn wir erkennen, daß Freiheit von Fesseln nur durch Gewähren von Freiheit zu gewinnen ist. Wir werden frei, wenn wir andere freilassen, denn nur durch das Beispiel können wir lehren. Wenn wir jedem Menschenwesen Freiheit gewährt haben, dem wir begegnen, wenn wir jedem Lebewesen, allem in unserer Umgebung Freiheit gewährt haben, dann sind wir selbst frei. Wenn wir sehen, daß wir nicht einmal in der geringsten Nebensächlichkeit versuchen, das Leben eines anderen zu beherrschen, zu kontrollieren oder zu beeinflussen, dann werden wir feststellen, daß es auch in unserem Leben keine störende Einmischung mehr gibt, weil jene, die wir binden, es sind, die uns binden. Es war einmal ein gewisser Jüngling, der so gebunden war durch seinen Besitz, daß er eine göttliche Gabe nicht annehmen konnte.

Wir können uns so leicht von der Dominierung durch andere befreien: Erstens, indem wir ihnen absolute Freiheit gewähren, und zweitens, indem wir ganz sanft, ganz liebevoll ablehnen, von ihnen beherrscht zu werden. Lord Nelson war sehr klug, als er bei einer Gelegenheit das Fernrohr an sein blindes Auge hielt. Keine Gewalt, keine Bitterkeit, keinen Haß, keine Unfreundlichkeit. Unsere Gegner sind unsere Freunde, ihretwegen lohnt sich das Spiel, und an seinem Ende sollten wir uns alle die Hände schütteln.

Wir dürfen nicht erwarten, daß die anderen tun, was wir wollen; ihre Vorstellungen sind für sie die richtigen Vorstellungen, und auch wenn ihr Weg in eine andere Richtung führen mag als unserer, ist doch das Ziel am Ende der Reise für uns alle dasselbe. Wir stellen fest, daß wir es sind – wenn wir wollen, daß andere unseren Wünschen entsprechen –, die ihnen nicht mehr nachkommen.

Wir sind wie Frachtschiffe mit Bestimmungshäfen in den verschiedenen Ländern der Erde – einige auf dem Weg nach Afrika, andere nach Kanada, wieder andere nach Australien –, die zum gleichen Heimathafen zurückkehren. Warum sollten wir einem anderen Schiff nach Kanada folgen, wenn unser Bestimmungshafen in Australien ist? Das wäre doch eine große Verzögerung.

Aber vielleicht erkennen wir nicht, welche Kleinigkeiten uns binden, daß genau die Dinge, die wir festhalten wollen, es sind, die uns fesseln: das kann ein Haus sein, ein Garten, ein Möbelstück – auch sie haben ihr Recht auf Freiheit. Weltliche Besitztümer sind schließlich vergänglich; sie lassen Sorge und Kummer in uns entstehen, weil wir im Innern wissen, daß sie uns am Ende unausweichlich verlorengehen. Sie sind da, daß wir uns ihrer erfreuen, sie bewundern und nach besten Möglichkeiten nutzen, aber nicht, um so viel Bedeutung zu gewinnen, daß sie Ketten werden, die uns fesseln.

Wenn wir jeden und alle in unserer Umgebung freilassen, dann werden wir feststellen, daß wir selbst reicher an Liebe und Besitz geworden sind, als wir je zuvor waren, denn die Liebe, die Freiheit schenkt, ist die große Liebe, die um so enger verbindet.

Kapitel XI

Heilung

Seit unvordenklichen Zeiten hat die Menschheit erkannt, daß unser Schöpfer in Seiner Liebe Pflanzen für unsere Heilung auf dem Felde wachsen läßt, wie Er auch das Korn und die Früchte zu unserer Ernährung gibt.

Astrologen, die die Sterne studiert haben, und Kräuterkundige, die die Pflanzen studiert haben, suchten schon immer jene Arzneien, die uns helfen, unsere Gesundheit und Freude zu bewahren.

Um das Kraut zu finden, das uns helfen wird, müssen wir

zuerst das Ziel unseres Lebens finden, das, was zu tun wir erstreben, und auch die Schwierigkeiten auf unserem Wege verstehen. Die Schwierigkeiten nennen wir Fehler und Versagen, aber wir wollen uns nicht um sie kümmern, denn sie sind der Beweis dafür, daß wir nach Größerem streben. Unsere Fehler sollten uns ermutigen, denn sie zeigen uns an, daß wir uns ein hohes Ziel gesetzt haben. Laßt uns für uns selbst herausfinden, in welcher Schlacht wir besonders kämpfen, welchen Feind wir vor allem zu besiegen versuchen, und dann dankbar jene Pflanze nehmen, die uns zum Sieg zu Hilfe gesandt ist. Wir sollten diese schönen Blumen des Feldes als ein Sakrament empfangen, als die Gottesgabe unseres Schöpfers, die uns in unserer Bedrängnis hilft.

Bei der wahren Heilung gilt kein einziger Gedanke der Krankheit. Es ist der Zustand des Denkens, die mentale Schwierigkeit allein zu bedenken. Es kommt darauf an, wo im göttlichen Plan wir einen Fehler machen. Die Disharmonie mit unserem geistigen Selbst kann zu hundert verschiedenen Gebrechen des Körpers führen (denn unser Körper reproduziert schließlich nur den Zustand unseres Gemüts) – aber was zählt dies schon? Wenn wir unser Denken korrigieren, wenn wir unser Gemüt richtigstellen, dann wird der Körper bald geheilt sein. Es ist, wie Christus uns sagte: »Welches ist leichter zu sagen: Dir sind deine Sünden vergeben, oder zu sagen: Stehe auf, nimm dein Bett und wandle?«

So wollen wir also abermals deutlich zu verstehen geben, daß unsere körperliche Krankheit ohne jeglichen Belang ist; es ist der Zustand unseres Gemüts, und dieser allein, worauf es ankommt. Deshalb brauchen wir – die Krankheit, an der wir leiden, gänzlich ignorierend – nur zu überlegen, zu welchem der folgenden Typen wir gehören.

Sollte sich irgendeine Schwierigkeit bei der Wahl deines Arzneimittels einstellen, dann wird es hilfreich sein, wenn du dich fragst, welche der Tugenden du bei anderen Menschen am meisten bewunderst oder welchem der Fehler du bei anderen Menschen am meisten Abneigung entgegenbringst;

denn jener Fehler, von dem in uns noch die geringste Spur geblieben ist und den wir besonders bemüht sind auszumerzen, ist der, den wir bei anderen am meisten verabscheuen zu sehen. Auf diese Weise jedoch werden wir aufgerufen, ihn in uns selbst auszulöschen.

Wir alle sind Heiler, und mit Liebe und Mitgefühl in unserem Wesen vermögen wir auch jedermann zu helfen, der sich wirklich nach Gesundheit sehnt. Suche nach dem herausragenden mentalen Konflikt im Patienten, gib ihm die Arznei, die ihm helfen wird, jenen bestimmten Fehler zu überwinden, und dazu allen Zuspruch und soviel Hoffnung, wie du aufbringen kannst, dann wird die Heilungskraft in ihm den Rest von selbst vollbringen.

Kapitel XII

Die Heilmittel

Chicory: Zwang – Liebe
Gehörst du zu jenen, die sich sehnen, die Welt zu retten? Die sich sehnen, die Arme auszubreiten und alle zu segnen, die um sie sind? Die den Wunsch haben, zu helfen und zu trösten und mitzufühlen? Und die aus irgendeinem Grund durch die Umstände oder Menschen davon abgehalten werden? Hast du das Gefühl, anstelle vielen zu helfen, von einigen wenigen festgehalten zu werden, daß damit dein Vermögen eingeschränkt ist, so umfassend zu geben, wie du es möchtest? Gelangst du an einen Punkt, an dem du zu erkennen wünschst, was es bedeutet, »wenn alle Menschen mit dir rechnen, aber keiner zu sehr«?

Dann wird dir die wunderschöne blaue Wegwarte vom Kornfeld zu deiner Freiheit verhelfen, zu der Freiheit, die wir alle so dringend brauchen, bevor wir der Welt dienen können.

Agrimony: Ruhelosigkeit – Frieden
Gehörst du zu jenen, die Qualen erleiden? Deren Seele keine Ruhe kennt? Die keinen Frieden finden können? Zeigst du

der Welt trotzdem ein tapferes Gesicht und verbirgst du deine Pein vor den Mitmenschen? Gehörst du zu jenen, die lachen und lächeln und scherzen? Und hilfst jenen, die um dich sind, ein fröhliches Herz zu bewahren, während du selbst leidest? Versuchst du, deinen Kummer zu lindern, indem du nach Wein und Drogen greifst, um in den Prüfungen des Lebens zu bestehen? Hast du das Gefühl, Stimulanzien zu brauchen um durchzuhalten?

Dann wird dir der herrliche Odermennig – er wächst am Rande unserer Landstraßen und auf den Wiesen; sein Blütenstand ragt empor wie ein Kirchturm, und die Samen hängen daran wie Glöckchen – Frieden bringen, den Frieden, »der höher ist als alle Vernunft«. Die Lektion dieser Pflanze will dir ermöglichen, im inneren Frieden zu bleiben, auch angesichts aller Prüfungen und Schwierigkeiten, bis keiner und nichts mehr dich stören oder verunsichern kann.

Scleranthus: Unentschlossenheit – Standsicherheit
Gehörst du zu jenen, denen es schwerfällt, Entscheidungen zu fällen oder sich eine Meinung zu bilden, wenn widersprüchliche Gedanken in den Sinn kommen, so daß es schwer wird, den richtigen Kurs zu bestimmen? Wenn Unentschlossenheit deinen weiteren Weg versperrt und dein Vorankommen verzögert: scheint dir dann erst das eine richtig und dann das andere?

Dann bist du dabei, rasches Handeln unter erschwerten Umständen zu lernen, richtige Meinungen zu bilden und dich konsequent daran zu halten; der kleine, grüne einjährige Knäuel vom Felde wird dir dabei helfen.

Clematis: Gleichgültigkeit – Freundlichkeit
Gehörst du zu jenen, die das Gefühl haben, am Leben sei nicht viel zu finden? Die fast schon beim Aufwachen wünschen, es stünde ihnen nicht schon wieder ein neuer Tag bevor? Die meinen, das Leben sei so schwierig, so hart und hätte so wenig Freude? Und nichts scheine sich wirklich zu lohnen, und wie

gut wäre es, sich gleich wieder schlafen zu legen? Und es habe kaum Sinn, auch nur zu versuchen, wieder gesund zu werden? Hast du diesen in weite Ferne gerichteten Blick in den Augen, als ob du in deinen Träumen lebtest? Und findest du deine Träume so viel schöner als das eigentliche Leben? Oder sind deine Gedanken vielleicht öfter bei jemandem, der dieses Leben schon hinter sich gelassen hat?

Wenn du so empfindest, dann bist du dabei zu lernen: »Festhalten – auch wenn gar nichts in dir ist außer dem Willen, der zu dir sagt: Festhalten!« Und das erkämpft zu haben, ist ein sehr großer Sieg.

Die schöne Pflanze, die sich auf Kalkböden durch unsere Hecken rankt, ist die Waldrebe. Ihre federhaften Samen sehnen sich immer danach, vom Wind verweht zu werden und irgendwo anders zu beginnen. Diese Pflanze wird dir sehr helfen, zurückzukehren und dich deinem Leben zu stellen, deine Aufgabe zu finden; und sie wird dir Freude bringen.

Centaury: Schwäche – Stärke

Gehörst du zu jenen Menschen, die von jedermann ausgenutzt werden, weil du mit deinem freundlichen Herzen keinem gerne etwas abschlagen willst? Gibst du oft nach oder klein bei um des lieben Friedens willen, anstatt zu tun, was nach deiner eigenen Kenntnis richtig ist, weil du nicht streiten willst? Ist deine Absicht gut, und du wirst trotzdem eher passiv gebraucht, als daß du aktiv deine Arbeit selbst aussuchst? Ihr, die ihr den anderen als Fußabtreter dient, habt schon ein großes Stück des Weges hinter euch, auf dem ihr von großem Nutzen und Dienst sein werdet, wenn ihr erst erkannt habt, daß ihr etwas bestimmter und aktiver im Leben sein müßt.

Das Tausendgüldenkraut – es wächst auf unseren Weiden – wird dir helfen, dein wahres Selbst zu finden, so daß du ein aktiver, bewußter Arbeiter werden kannst, statt ein passives Werkzeug zu bleiben.

Gentian: Zweifel – Verständnis
Gehörst du zu jenen, die hohe Ideale und die Hoffnung haben, Gutes zu tun? Die sich entmutigt fühlen, wenn ihre Pläne nicht bald Wirklichkeit werden? Fühlst du dich beschwingt und erhoben, wenn dir Erfolg begegnet, aber leicht deprimiert, wenn du auf Schwierigkeiten stößt?

Dann wird dir der kleine Enzian von den Bergwiesen helfen, deine Entschlossenheit zu bewahren und glücklicher und hoffnungsfroher zu sein, auch wenn der Himmel einmal bewölkt ist. Er wird dir jederzeit Ermutigung bringen und die Erkenntnis, daß es kein Versagen gibt, wenn du dein Äußerstes gibst, wie auch immer das Resultat aussehen mag.

Vervain: Fanatismus – Toleranz
Gehörst du zu jenen, die vor Begeisterung brennen? Die sich sehnen, Großes zu leisten, und das am liebsten in einem einzigen Augenblick vollbracht wissen wollen? Fällt es dir schwer, dein Vorhaben geduldig auszuarbeiten, weil du das Ergebnis schon in der Hand haben willst, wenn du mit der Arbeit beginnst? Findest du, daß deine Begeisterung dich verleitet, zu anderen streng zu sein? Wünschst du, daß sie die Dinge ebenso sehen wie du? Versuchst du, ihnen deine Meinung aufzuzwingen? Bist du ungeduldig, mißmutig, wenn sie dir nicht folgen?

Dann hast du in dir die Kraft, ein Anführer und Lehrer der Menschen zu werden. Das Eisenkraut, das zierliche Pflänzchen mit violetten Blüten, das in unseren Hecken wächst, wird dir zu den Eigenschaften verhelfen, die du brauchst: Freundlichkeit zu deinen Mitmenschen und Toleranz den Meinungen anderer gegenüber. Es wird dir helfen zu erkennen, daß die großen Dinge im Leben ruhig und sanft vollbracht werden und ohne große Spannung und Belastung.

Cerato: Ignoranz – Weisheit
Gehörst du zu jenen, die spüren, daß sie Weisheit besitzen, daß sie Philosoph sein und ihren Mitmenschen guten Rat geben könnten? Spürst du die Kraft in dir, anderen in ihren

Schwierigkeiten beizustehen, ihren Kummer zu lindern und jederzeit in ihren Nöten zu helfen? Bist du, weil du zuwenig Selbstvertrauen hast, dabei nicht imstande, das zu vollbringen – vielleicht, weil du zu sehr auf die Stimmen anderer hörst und auf die Konventionen der Welt zuviel Rücksicht nimmst? Erkennst du, daß das nur mangelndes Vertrauen in dich selbst ist, diese Unkenntnis über deine Weisheit, dein Wissen, die dich verleiten, zu sehr auf die Meinung anderer zu hören?

Dann wird die Bleiwurz dir helfen, deine Individualität, deine Persönlichkeit zu finden, und sie wird dir ermöglichen, frei von äußeren Einflüssen die große Weisheitsgabe, die dir gegeben ist, zum Wohle der Menschen zu gebrauchen.

Impatiens: Ungeduld – Vergebung
Gehörst du zu jenen, die wissen, daß in der Tiefe ihres Wesens noch eine Spur von Grausamkeit vorhanden ist? Wenn gekämpft und gequält wird – hast du dann nicht selbst dagegen anzukämpfen, daß boshafte Empfindungen in dir angesprochen werden? Hast du noch das Verlangen in dir, andere dazu zu zwingen, deine Denkweise zu übernehmen? Bist du ungeduldig und aus dieser Ungeduld heraus zuweilen reizbar und gemein? Sind noch Spuren des Inquisitors in der Tiefe deines Wesens übrig?

Dann strebst du nun nach höchster Sanftmut, Freundlichkeit und Vergebung, und das Springkraut mit seinen blaßlila Blüten – es wächst an so manchem Bachufer in Wales – wird dir mit seinem Segen auf dem Wege helfen.

Water Violet: Trauer – Freude
Gehörst du zu jenen großen Seelen, die tapfer und ohne zu klagen sich anstrengen, ihren Menschengeschwistern zu dienen, und die ihr Leid ruhig und still ergeben tragen und sich durch den Kummer nicht von ihrer täglichen Arbeit ablenken lassen? Hast du echten Verlust erlitten, traurige Zeiten erlebt, und gehst doch still weiter deinen Weg?

Dann wird dir die hübsche Sumpfwasserfeder, die frei auf

dem Wasser unserer klarsten Bäche treibt, helfen, damit du verstehst, daß deine Trauer, dein Kummer dich läutern, dich näherbringen einem großen Ziel: daß du lernst, deinen Mitmenschen selbst in der Stunde der Heimsuchung zu dienen; daß du lernst, in der Welt ganz auf dich allein gestellt zu leben und die tiefe Freude aus der vollkommenen Freiheit zu gewinnen und so der Menschheit vollkommen dienen zu können. Wenn das erkannt ist, gibt es kein Opfer mehr, sondern die höchste Freude der Hilfsbereitschaft unter allen Umständen. Weiterhin wird die kleine Pflanze dir verstehen helfen, daß soviel im Leben, das du für gemein und traurig hältst, in Wahrheit zum Guten derer dient, die du bedauerst.

Mimulus: Angst – Mitgefühl
Gehörst du zu jenen, die sich fürchten, vor Menschen oder Umständen? Die sich tapfer zeigen, obwohl Ihnen Furcht die Lebensfreude raubt? Furcht vor Dingen, die nie passieren, vor dem Morgen und was er bringen mag, vor dem Kranksein oder Verlust eines Lieben, vor Konventionen und hundert anderen Dingen?

Würdest du dich gerne für deine Freiheit einsetzen, hast aber nicht den Mut, dich aus deinen Bindungen zu lösen? Dann wird die Gauklerblume vom Ufer des klaren Baches dich frei machen, dein Leben zu lieben, und dich zärtliches Mitgefühl für andere lehren.

Rock Rose: Schrecken – Mut
Gehörst du zu jenen, die ganz verzweifelt und erschreckt sind und fühlen, sie könnten nicht mehr ertragen? Bist du entsetzt vor dem, was geschehen wird, vor Tod, Selbstmord, Wahnsinn oder einer schrecklichen Krankheit? Verzweifelt angesichts der Hoffnungslosigkeit materieller Umstände?

Dann lernst du, trotz großer Widrigkeit tapfer zu sein, und kämpfst für deine Freiheit. Das hübsche gelbe Sonnenröschen von bergigen Weiden wird dir den Mut schenken, es durchzustehen.

Vorratsflaschen dieser Heilmittel sind von den führenden homöopathischen Apotheken Londons zu erhalten; sie lassen sich aber nach folgenden Anweisungen auch von jedermann zubereiten, der dies selbst tun will.

Man nehme eine Schale aus dünnem Glas, fülle sie mit reinem Wasser aus einem Bach oder vorzugsweise aus einer Quelle, und gebe genügend Blüten der gewünschten Pflanze auf die Wasseroberfläche, um diese zu bedecken. Die Schale soll im hellen Sonnenschein stehen, bis die Blüten zu welken beginnen. Dann hebe man diese behutsam heraus, gieße das Wasser in Flaschen ab und füge die gleiche Menge Weinbrand als Konservierungsmittel hinzu.

Ein Tropfen davon genügt, um einen Viertelliter Wasser zu Arznei zu machen; daraus nehme man dann je nach Bedarf teelöffelweise ein.

Der Patient soll so häufig eine Gabe der Arznei erhalten, wie er es für notwendig hält: in akuten Fällen stündlich, in chronischen drei- oder viermal täglich, bis eine Besserung eintritt; dann ist eine weitere Einnahme nicht erforderlich.

* * *

Laßt uns Gott allezeit Dank sagen, der in Seiner Liebe die Pflanzen und Kräuter des Feldes wachsen ließ, uns zur Heilung.

XI
Ihr leidet an euch selbst
(1931)

Ansprache in Southport im Februar 1931

Die Aufgabe, heute abend vor Ihnen zu sprechen, ist keine einfache.

Sie sind eine medizinische Gesellschaft, und ich komme zu Ihnen als Mediziner – doch die Medizin, über die gesprochen werden soll, ist so weit von den konventionellen Ansichten der heutigen Zeit entfernt, daß in dieser Abhandlung nur wenig zu finden sein wird, das nach Sprechzimmer, Pflegeheim oder Krankenstation schmecken wird, wie wir sie gegenwärtig kennen.

Wären Sie als die Anhänger Hahnemanns nicht ohnehin schon jenen weit voraus, die die Lehren Galens und der Schulmedizin der letzten zweitausend Jahre predigen, würde man sich fürchten, überhaupt diese Ansprache zu halten.

Aber die Lehre Ihres großen Meisters und seiner Nachfolger hat so viel Licht auf das Wesen der Krankheit geworfen und so viel von dem Wege offengelegt, der zur richtigen Behandlung führt, daß ich weiß, daß Sie bereit sein werden, mit mir einem weiteren Stück dieses Weges zu folgen und mehr von dem Glanz der vollkommenen Gesundheit und dem wahren Wesen von Krankheit und Heilung zu schauen.

Die Inspiration, die Hahnemann erfuhr, brachte der Menschheit ein Licht in das Dunkel des Materialismus, in dem der Mensch so weit gekommen war, Krankheit allein als materielles Problem anzusehen, das nur durch materielle Mittel gelindert und geheilt werde.

Er wußte – wie Paracelsus –, daß Krankheit nicht bestehen

kann, wenn des Menschen spirituelle und mentale Aspekte sich in Harmonie befinden; und er ging daran, Arzneien zu finden, die unser Gemüt behandelten und somit Frieden und Gesundheit brächten.

Hahnemann machte einen großen Fortschritt und brachte uns ein gutes Stück weiter auf dem Wege, aber er hatte nur die Zeit eines Menschenlebens für dieses Werk, und so ist es an uns, seine Forschungen weiterzuführen, wo er aufgehört hat: das Gerüst der vollkommenen Behandlung zu erweitern, nachdem er so verdienstvoll das Fundament dieses Gebäudes gelegt hat.

Der Homöopath hat sich bereits von einem großen Teil der unnötigen und unwichtigen Aspekte der konventionellen Medizin getrennt, aber er muß noch weitergehen. Ich weiß, daß Sie vorauszuschauen wünschen, denn weder das Wissen der Vergangenheit noch das der Gegenwart ist dem Wahrheitssucher genügend.

Paracelsus und Hahnemann lehrten uns, den Krankheitsdetails nicht zuviel Aufmerksamkeit zu widmen, sondern die Persönlichkeit, den inneren Menschen, zu behandeln aus der Erkenntnis, daß Krankheit verschwände, wenn unser spirituelles und mentales Wesen in Harmonie wären. Die breite Grundlage ihres Gebäudes ist die fundamentale Lehre, die wir weiterführen müssen.

Als nächstes erkannte Hahnemann, wie jene Harmonie herbeizuführen sei, und er fand heraus, daß er bei den Arzneien und Heilmitteln der alten Schule und bei den Elementen und Pflanzen, die er selbst auswählte, die Wirkung durch Potenzierung umdrehen konnte, so daß die gleiche Substanz, die Vergiftungen und Krankheitssymptome nach sich zog, in winziger Menge gegeben, eben diese bestimmten Symptome heilen konnte, wenn man sie nach seiner speziellen Methode aufbereitete.

So formulierte er das Gesetz: »Gleiches heilt Gleiches«, ein weiteres, großes, fundamentales Prinzip des Lebens. Und er überließ es uns, mit dem Bau des Tempels fortzufahren, dessen frühere Pläne ihm enthüllt worden waren.

Wenn wir der Richtung dieser Gedanken folgen, dann begegnen wir zuerst der tiefen Erkenntnis, daß es die Krankheit selbst ist, durch die »Gleiches Gleiches heilt« – denn Krankheit ist die Folge von falschem Tun. Sie ist die natürliche Konsequenz aus der Disharmonie zwischen unserem Körper und unserer Seele. Sie ist »Gleiches, das Gleiches heilt«, weil es eben die Krankheit ist, die uns zurückhält und daran hindert, unser falsches Tun zu weit zu treiben, und zugleich ist sie eine Lektion, die uns lehrt, unsere Verhaltensweise zu korrigieren und unser Leben nach Maßgabe unserer Seele zu harmonisieren.

Krankheit ist das Ergebnis von falschem Denken und falschem Tun, und sie hört auf, wenn Tun und Denken in Ordnung gebracht sind. Wenn die Lektion von Schmerz und Leid und Not gelernt ist, dann haben diese keinen weiteren Daseinszweck, und sie verschwinden automatisch.

Das ist es, was Hahnemann etwas unvollständig durch »Gleiches heilt Gleiches« ausdrückte.

Folgen Sie mir etwas weiter. Dann eröffnet sich ein anderer, herrlicher Ausblick, und hier sehen wir, daß echte Heilung zu erreichen ist: nicht durch Abwehren des Falschen, sondern so: Rechtes ersetzt Falsches, Gut ersetzt Böse, Licht ersetzt Finsternis.

Hier beginnen wir zu begreifen, daß wir Krankes nicht länger mehr mit Krankem bekämpfen, Leiden nicht länger mehr mit den Erzeugnissen des Leids abwehren und Gebrechen nicht länger mit solchen Substanzen auszutreiben versuchen, die sie verursachen können, sondern im Gegenteil die entsprechende Tugend herbeiführen, die den Fehler ausgleichen und beseitigen wird.

Das Arzneibuch der nahen Zukunft sollte nur jene Heilmittel enthalten, die die Kraft haben, das Gute herbeizuführen, und von all jenen Arzneien befreit sein, deren einzige Eigenschaft darin besteht, dem Bösen Widerstand entgegenzusetzen.

Es stimmt wohl, daß Haß durch größeren Haß besiegt werden kann, aber heilen kann ihn nur die Liebe. Grausamkeit kann durch eine größere Grausamkeit verhindert werden, aber sie wird nur dann beseitigt, wenn sich die Qualitäten von Mitgefühl und Mitleid entfaltet haben. Eine Angst mag verloren und vergessen scheinen, wenn eine größere Angst vorherrscht, aber die echte Heilung aller Angst ist vollkommener Mut.

So müssen wir aus dieser medizinischen Schule unsere Aufmerksamkeit auf jene schönen Heilmittel richten, die Gottes Hand in die Natur gegeben hat, um uns zu heilen; sie finden sich unter den wohltätigen, feinen Blumen und Pflanzen auf dem Lande.

Es ist anscheinend grundsätzlich falsch zu sagen, daß »Gleiches Gleiches heilt«. Hahnemann hatte wohl die richtige Vorstellung von der Wahrheit, aber er drückte sie unvollständig aus. Gleiches mag Gleiches stärken, Gleiches mag Gleiches abwehren, aber im eigentlichen Sinne des Heilens kann Gleiches nicht Gleiches heilen.

Wenn man die Lehren Krishnas, Buddhas oder Christi hört, stößt man immer wieder auf die Aussage, daß Gutes das Böse überwindet. Christus lehrte uns, dem Bösen keinen Widerstand entgegenzusetzen, unsere Feinde zu lieben und jene zu segnen, die uns verfolgen – da gibt es nirgendwo ein »Gleiches heilt Gleiches«. Und so müssen wir beim wirklichen Heilen und in der spirituellen Entwicklung immer danach streben, daß Gutes das Böse vertreibt, Liebe den Haß besiegt und Licht die Finsternis zerstreut. Also müssen wir alle Gifte, alle schädlichen Dinge meiden und nur das Wohltuende und Schöne verwenden.

Ohne Zweifel hatte Hahnemann sich mit seiner Potenzierungsmethode bemüht, Falsches in Richtiges zu verkehren, Gift in Heilmittel – aber es ist einfacher, die schönen und heilwirkenden Arzneien direkt zu gebrauchen.

Heilung, die höher steht als alle materialistischen Dinge und materialistischen Gesetze, ist ihrem Ursprung nach göttlich und nicht an irgendeine unserer Konventionen oder herkömmlichen Maßstäbe gebunden. Das heißt, daß wir unsere

Ideale, unsere Gedanken und unsere Bestrebungen in jene herrlichen und lichten Ebenen erheben müssen, die uns die großen Meister gelehrt und gewiesen haben.

Denken Sie keinen Augenblick daran, daß man Sie von Hahnemanns Werk abbringt – im Gegenteil: Er zeigte die großen, grundlegenden Gesetze, die Basis. Aber er hatte nur ein Leben. Hätte er sein Werk weiter fortführen und entwickeln können, so wäre er ohne Zweifel in diese Richtung gegangen. Wir bringen sein Werk nur ein Stück voran und tragen es auf die nächste, natürliche Ebene weiter.

Wir wollen uns jetzt überlegen, warum die Medizin sich unausweichlich verändern muß. Die Wissenschaft in den letzten zweitausend Jahren hat Krankheit als einen materiellen Faktor betrachtet, der durch materielle Mittel eliminiert werden kann: Solches ist natürlich völlig falsch.

Krankheit des Körpers, wie wir sie kennen, ist ein Resultat, ein Endprodukt, ein letztes Stadium von etwas, das viel tiefer wurzelt. Krankheit entspringt oberhalb der körperlich-materiellen Ebene, näher der mentalen. Sie ist ganz das Resultat eines Konflikts zwischen unserem geistigen und dem sterblichen Selbst. Solange Harmonie zwischen diesen beiden Aspekten herrscht, sind wir vollkommen gesund; aber wenn es zu Dissonanzen kommt, folgt daraus das, was uns als Krankheit bekannt ist.

Krankheit ist einzig und allein korrektiv: Sie ist weder rachsüchtig noch grausam, vielmehr ist sie ein Mittel, dessen sich unsere Seele bedient, um uns auf unsere Fehler hinzuweisen, um uns davor zu bewahren, größeren Irrtümern zu verfallen, um uns daran zu hindern, größeren Schaden anzurichten, und um uns auf jenen Pfad der Wahrheit und des Lichtes zurückzuführen, den wir nie hätten verlassen sollen.

Krankheit dient in Wirklichkeit unserem Guten und ist wohltätig, doch wir sollten sie meiden, wenn wir nur das rechte Verständnis – verbunden mit dem Verlangen, das Rechte zu tun – besäßen.

Ganz gleich, welchen Fehler wir machen: er wirkt auf uns selbst zurück, verursacht Unglückseligkeit, Unbehagen oder Leiden, seinem Wesen entsprechend. Das Ziel ist hierbei, uns die schädlichen Wirkungen falschen Tuns oder Denkens erkennen zu lassen, und indem wir ähnliche Auswirkungen an uns selbst bemerken, wird uns gezeigt, wie unser Verhalten anderen Leid bringt und damit im Widerspruch steht zu dem großen, göttlichen Gesetz der Liebe und Einheit.

Den wissenden Arzt weist die Krankheit selbst auf das Wesen des Konfliktes hin. Vielleicht belegen dies am besten einige Beispiele, um Ihnen zu demonstrieren, daß – ganz gleich, an welcher Krankheit Sie leiden mögen – die Ursache in einer Disharmonie zwischen Ihnen und dem Göttlichen in Ihrem Innern besteht, und daß Sie irgendeinen Fehler machen, einem Irrtum unterliegen, den Ihr höheres Selbst zu korrigieren versucht.

Schmerz ist die Folge von Grausamkeit, die anderen Schmerz bringt, und er kann mental oder körperlich sein. Seien Sie aber gewiß: Wenn Sie Schmerzen leiden, brauchen Sie nur in sich zu forschen, und Sie werden eine harte Handlungs- oder Denkweise finden, die in Ihrem Wesen besteht. Entfernen Sie sie, und Ihr Schmerz wird aufhören. Wenn Sie unter der Steifheit eines Gelenkes oder Gliedes leiden, dann können Sie gleichermaßen gewiß sein, daß Starrheit auch in Ihrem Denken besteht, daß Sie stur an irgendeiner Idee, einem Grundsatz, vielleicht einer Konvention festhalten, die Sie nicht unterstützen sollten. Falls Sie an Asthma oder Atemschwierigkeiten leiden, dann ersticken Sie selbst auf irgendeine Weise eine andere Persönlichkeit – oder, mangels Mut, das Richtige zu tun, nehmen Sie sich selbst die Luft weg. Wenn Sie dahinsiechen, dann ist dies, weil Sie irgend jemandem erlauben, Ihre eigene Lebenskraft davon abzuhalten, Ihren Körper zu betreten.

Selbst der Teil des Körpers, der betroffen ist, gilt als ein Hinweis auf das Wesen des Fehlers. Die Hand weist auf Versagen oder Fehler im Tun; der Fuß auf das Versagen, anderen beizustehen; das Gehirn auf mangelnde Kontrolle; das

Herz auf Mangel oder Übertreibung oder falsches Tun im Zusammenhang mit dem Liebe-Aspekt; das Auge auf Versagen, recht zu sehen und die Wahrheit zu erfassen, wenn sie vor einen gestellt wird. Und genauso kann die Ursache und das Wesen einer Krankheit festgestellt werden, die für den Patienten notwendige Lektion und die Korrektur, die vorzunehmen ist.

Werfen wir nun einen kurzen Blick auf das Krankenhaus der Zukunft. Es wird ein Heiligtum des Friedens, der Hoffnung und der Freude sein. Da ist keine Eile, kein Lärm, kein einziger dieser erschreckenden Apparate und Maschinen von heute, kein Geruch nach Desinfektionsmitteln und Narkotika, nichts von all dem, was an Krankheit und Leiden erinnert. Da wird nicht immer wieder die Temperatur gemessen und die Ruhe des Patienten gestört, es gibt keine täglichen Untersuchungen mit Abklopfen und Stethoskop, um dem Denken des Patienten das Kranksein einzuprägen. Da wird nicht ständig der Puls gefühlt, um den Eindruck zu erwecken, daß das Herz zu rasch schlägt. Denn all diese Dinge zerstören die Atmosphäre von Frieden und Ruhe, die so notwendig ist, damit der Patient bald genest. Auch Laboratorien werden nicht mehr nötig sein, denn auf die spitzfindige, mikroskopische Untersuchung des Details wird es nicht mehr ankommen, wenn erst einmal erkannt wurde, daß es der Patient ist, der behandelt werden soll, und nicht die Krankheit.

Zweck aller Einrichtungen wird die Schaffung einer Atmosphäre von Frieden, Hoffnung, Freude und gläubigem Vertrauen sein. Alles wird man unternehmen, um dem Patienten zu helfen, seine Krankheit zu vergessen, nach Gesundheit zu streben und zugleich den Fehler in seinem Wesen zu korrigieren und ein Verständnis der Lektion zu gewinnen, die zu lernen ist.

Alles an und in diesem Hospital der Zukunft wird erhebend und schön sein, so daß der Patient hier seine Zuflucht findet, nicht nur, um von seinem Leid befreit zu werden, sondern auch, um das Verlangen zu entwickeln, ein Leben zu führen, das mehr in Harmonie mit den Geboten seiner Seele ist, als es vorher war.

Das Hospital wird dem Kranken wie eine Mutter sein; es wird ihn in seine Arme aufnehmen, beruhigen und trösten, es wird ihm Hoffnung, Glaube und Mut bringen, um seine Schwierigkeiten zu überwinden.

Der Arzt von morgen wird erkennen, daß er selbst keine Kraft zu heilen besitzt, sondern daß das Wissen, den Kranken Weisung zu geben, und die Kraft der Heilung, ihren Schmerz zu lindern, durch ihn geschickt werden kann – wenn er sein Leben in den Dienst an seinen Geschwistern stellt, wenn er das Wesen des Menschen so studiert, daß er seinen Sinn wenigstens zum Teil verstehen mag, wenn er aus tiefstem Herzen das Verlangen hat, Leiden zu lindern und alles für die Hilfe für die Kranken zu geben. Und selbst dann wird seine Kraft und Fähigkeit zu helfen proportional sein zur Intensität seines Verlangens und seiner Bereitschaft zu dienen. Er wird verstehen, daß Gesundheit – wie das Leben – von Gott kommt, und von Gott allein. Er wird begreifen, daß er und die Arzneien, die er gebraucht, bloße Instrumente, Mittler im göttlichen Plan sind, die helfen, den Leidenden auf den Weg des göttlichen Gesetzes zurückzuholen.

Er wird kein Interesse an Pathologie oder pathologischer Anatomie haben, denn sein Studium gilt der Gesundheit. So wird es für ihn nicht von Belang sein, ob beispielsweise eine Kurzatmigkeit durch Tuberkelbazillen, Streptokokken oder irgendwelche anderen Erreger verursacht ist; statt dessen wird er sich bemühen, Kenntnis darüber zu erlangen, warum der Patient Atembeschwerden haben sollte. Es wird ohne Bedeutung sein zu wissen, welche der Herzklappen beschädigt oder fehlerhaft ist, aber um so wichtiger zu erkennen, in welcher Hinsicht der Patient den Liebe-Aspekt seines Wesens falsch entfaltet. Röntgenstrahlen werden dann nicht mehr zu Hilfe genommen, um ein arthritisches Gelenk zu untersuchen, sondern man wird das Denken des Patienten erforschen, um die Art der Starrheit dort zu entdecken.

Die Krankheitsprognose wird nicht mehr abhängig sein von körperlichen Anzeichen und Symptomen, sondern von der Fähigkeit des Patienten, seinen Fehler zu korrigieren und sich in Harmonie mit seinem geistigen Leben zu bringen.

Die Ausbildung des Arztes wird der eingehenden Beschäftigung mit dem Wesen des Menschen gewidmet sein, der tiefen Erkenntnis des Reinen und Vollkommenen und einem Verständnis der Göttlichkeit des Menschen sowie dem Wissen, wie den Leidenden beizustehen ist, auf daß sie ihr Verhalten in Harmonie mit ihrem geistigen Selbst bringen und so Einklang und Gesundheit in die Persönlichkeit.

Der Arzt der Zukunft wird die Fähigkeit besitzen müssen, aus der Lebensgeschichte des Patienten den Konflikt zu erkennen, der die Unausgeglichenheit oder Disharmonie zwischen Leib und Seele verursacht, und so in der Lage sein, den notwendigen Rat und die richtige Behandlung zur Erleichterung des Leidenden zu geben.

Er wird sich auch mit der Natur und ihren Gesetzen befassen müssen sowie sich mit ihren Heilkräften auskennen, damit er diese zum Wohle und Nutzen des Patienten einzusetzen vermag.

Die Behandlung der Zukunft wird dem Patienten im wesentlichen vier Qualitäten vermitteln: erstens: Frieden, zweitens: Hoffnung, drittens: Freude und viertens: Glauben. Alle Aufmerksamkeit und alle Aspekte der Umgebung werden sich nach diesem Ziel zu richten haben. Den Patienten mit einer Atmosphäre von Gesundheit und Licht zu umgeben, wird seine Genesung fördern. Zugleich wird auf die Irrtümer des Patienten hingewiesen, die festzustellen Aufgabe der Diagnose ist, und er soll Hilfe und Zuspruch erhalten, um sie zu überwinden.

Darüber hinaus werden jene schönen Heilmittel, die von göttlichen Heilkräften durchdrungen sind, verabreicht, um jene Gefäße zu öffnen, die mehr von dem Licht der Seele hereinlassen, daß der Patient von heilenden Qualitäten durchströmt wird.

Die Wirkung dieser Arzneien besteht darin, daß sie unsere Schwingungen anheben und unsere Gefäße für die Aufnahme unseres geistigen Selbst öffnen, daß sie unser Wesen mit der bestimmten Tugend erfüllen, derer wir bedürfen, und den Fehler hinauswaschen, der Schaden und Leid verursacht. Wie schöne Musik oder irgend etwas anderes Erhebendes, das uns Inspiration schenkt, sind sie imstande, unser innerstes Wesen zu erheben und uns unserer Seele näherzubringen. Dadurch schenken sie uns Frieden und lindern unser Leiden.

Sie heilen nicht durch einen Angriff auf die Krankheit, sondern indem sie unseren Körper mit den schönen Schwingungen unseres höheren, geistigen Wesens überfluten, in dessen Anwesenheit Krankheit hinwegschmilzt wie Schnee in der Sonne.

Völlig vorbei und der Vergangenheit angehören muß der Gedanke, daß Linderung zu erhalten sei durch Bezahlung mit Gold oder Silber. Gesundheit ist, wie das Leben selbst, göttlichen Ursprungs und kann nur durch göttliche Mittel erlangt werden. Geld, Luxus, Reisen sind vielleicht äußerlich, auf den ersten Blick, in der Lage, uns eine Steigerung des körperlichen Wohlbefindens zu erkaufen; aber wahre Gesundheit können diese Dinge uns nie geben.

Der Patient von morgen muß verstehen, daß er, und nur er allein, sich Entlastung vom Leid verschaffen kann, auch wenn er Rat und Hilfe von älteren Geschwistern erhalten mag, die ihm bei seinem Bemühen zur Seite stehen.

Gesundheit ist da, wenn vollkommene Harmonie zwischen Seele, Gemüt und Körper herrscht. Diese Harmonie, und allein diese Harmonie, müssen wir erreichen, bevor eine Heilung erwirkt werden kann.

In der Zukunft wird man nicht Stolz darüber empfinden können, krank zu sein – im Gegenteil: Die Menschen werden sich des Krankseins schämen wie eines Vergehens.

Und jetzt möchte ich Ihnen zwei Faktoren erläutern, die in diesem Lande vermutlich zu mehr Krankheit führen als jeder andere Grund: die großen Schwächen unserer Zivilisation – Habgier und Götzendienerei.

Krankheit ist uns natürlich als eine Zurechtweisung geschickt. Wir sind es ganz und gar selbst, die sie uns auferlegen; sie ist die Folge unseres falschen Tuns und falschen Denkens. Könnten wir unsere Fehler nur korrigieren und in Harmonie mit dem göttlichen Plan leben, würde uns keine Krankheit je erreichen.

In unserer Zivilisation wirft die Habgier über alles ihren Schatten. Es gibt da die Gier nach Wohlstand, Status, Position, weltlichem Ruhm, nach Komfort und Beliebtheit. Aber von diesen Aspekten der Gier wollen wir nicht reden, denn sie sind – vergleichsweise – harmlos.

Am schlimmsten ist jedoch die Gier, einen anderen zu besitzen. Wahrlich, sie ist so weit verbreitet unter uns, daß man sie fast als billig und anständig betrachtet. Aber das mindert nicht ihr Übel, denn das Verlangen, Besitz an einem anderen Individuum oder Einfluß auf eine andere Person zu haben, bedeutet doch, die Macht unseres Schöpfers an sich zu reißen.

Wieviele Leute unter Ihren Freunden oder Verwandten könnten Sie aufzählen, die wirklich frei sind? Wieviele sind es, die nicht durch irgendein anderes Menschenwesen gebunden, beeinflußt oder kontrolliert werden? Wieviele gibt es, die jederzeit, Tag für Tag, Monat um Monat, jahrein, jahraus, sagen können: »Ich folge den Geboten meiner Seele, unbehindert durch den Einfluß anderer Menschen?«

Und doch ist jeder von uns eine freie Seele und allein Gott Rechenschaft schuldig über sein Tun, ja, sogar über seine Gedanken.

Möglicherweise ist die gewaltigste Lektion des Lebens, Freiheit zu lernen. Freiheit von Umständen, Umgebung, anderen Persönlichkeiten, und vor allem von uns selbst; denn solange wir nicht frei sind, sind wir unfähig, unseren Mitmenschen ganz zu geben und zu dienen.

Denken Sie daran: Ob wir Krankheit oder Not leiden, ob wir umgeben sind von Angehörigen oder Freunden, die uns eine Last sind; ob wir inmitten jener leben müssen, die uns befehlen und beherrschen, die unsere Pläne durchkreuzen und unser Fortkommen behindern – wir haben es selbst geschaffen. Es ist so, weil sich in uns selbst immer noch eine Spur von dem befindet, das die Freiheit eines anderen einschränkt – oder weil uns der Mut fehlt, unsere eigene Individualität zu behaupten, die unser Geburtsrecht ist.

In dem Augenblick, in dem wir selbst allen und allem um uns herum völlige Freiheit gegeben haben – wenn wir nicht mehr das Verlangen haben, zu binden und zu begrenzen; wenn wir von niemandem mehr irgend etwas erwarten; wenn all unser Denken allein ›Geben‹ heißt und nie mehr ›Nehmen‹ –, dann werden wir feststellen, daß wir frei sind von der ganzen Welt. Alle Fesseln werden von uns abfallen, unsere Ketten zerspringen, und zum ersten Male in unserem Leben werden wir die köstliche Freude vollkommener Freiheit erfahren. Befreit von allen menschlichen Beschränkungen sind wir dann der willige und freudige Diener unseres höheren Selbst allein. Die Macht des Besitzens hat sich im Westen so stark entwickelt, daß es großen Leids bedarf, bis die Menschen ihren Irrtum erkennen und umkehren werden. Je nach dem Umfang und der Art der Herrschaft über einander müssen wir leiden, solange wir uns eine Macht anmaßen, die nicht des Menschen ist.

Absolute Freiheit ist unser Geburtsrecht, und wir können es nur erlangen, wenn wir die gleiche Freiheit jeder Seele gewähren, die unser Leben betritt. Denn, wahrlich, wir ernten, wie wir säen, und »mit welcherlei Maß wir messen, so wird auch uns zugemessen werden«.

Genau so, wie wir einem anderen Leben entgegenarbeiten, sei es jung oder alt, so muß es sich auf uns selbst auswirken. Wenn wir die Aktivität anderer begrenzen, können wir unseren eigenen Leib durch Steifheit in seiner Bewegungsfreiheit eingeschränkt finden; und wenn wir anderen noch dazu Schmerzen und Leid zufügen, müssen wir bereit sein, selbiges am eigenen Leibe zu ertragen, bis wir uns gebessert haben. Es gibt keine Krankheit, wie schwer sie auch sei, die nicht benutzt werden könnte, unser Tun zu überprüfen und unsere Richtung zu ändern.

Jene unter Ihnen, die durch andere leiden: Fassen Sie Mut! Denn es bedeutet, daß Sie jene Stufe Ihres Weges erreicht haben, in der Sie gelehrt werden, Ihre Freiheit zu gewinnen. Der Schmerz und das Leid, das Sie jetzt ertragen, lehrt Sie, Ihre Fehler selbst richtigzustellen; und sobald Sie den Fehler erkannt und korrigiert haben, sind Ihre Schwierigkeiten vorüber.

Solches in Angriff zu nehmen, bedeutet, äußerste Sanftmut zu üben und nie durch Gedanken, Wort oder Tat einen anderen zu verletzen. Denken Sie daran, daß alle Menschen ihr Heil selbst erarbeiten und durch das Leben gehen, um jene Lektionen zur Vervollkommung ihrer Seele zu lernen. Sie müssen das selbst tun, sie müssen ihre Erfahrungen selbst machen, sie müssen die Fallgruben dieser Welt kennenlernen und aus eigener Bemühung den Weg finden, der auf den Berggipfel führt. Das Äußerste, was wir tun können, wenn wir ein wenig mehr Wissen und Erfahrung als jüngere Geschwister besitzen, ist, sie behutsam zu leiten. Wenn sie darauf hören, ist es schön und gut; wenn nicht, dann müssen wir geduldig warten, bis sie weitere Erfahrung gewonnen haben, die ihnen ihren Fehler zeigt. Dann können sie sich wieder an uns wenden.

Wir sollten bedacht sein, so sanft, so still und so geduldig Hilfe zu leisten, daß wir uns zwischen unseren Mitmenschen mehr wie ein Lufthauch oder ein Sonnenstrahl bewegen: allzeit bereit zu helfen, wenn sie uns bitten, ihnen aber nie unsere eigene Ansicht aufzuzwingen.

Jetzt möchte ich Ihnen von einem anderen großen Verhinderer der Gesundheit erzählen, der heutzutage sehr, sehr verbreitet ist, und noch dazu eine der größten Barrieren, denen die Ärzte in ihrem Bemühen zu heilen begegnen. Dieses Hindernis ist eine Form des Götzendienstes. Christus sagte: »Ihr könnt nicht Gott dienen und dem Mammon«, und doch ist der Dienst am Mammon einer unserer mächtigsten Stolpersteine.

Es war einmal ein Engel, ein strahlender, herrlicher Engel. Der erschien Johannes, und Johannes fiel auf die Knie und betete ihn an. Aber der Engel sprach zu ihm: »Warte, tue es nicht; ich bin dein und deiner Brüder Mitknecht. Bete Gott an.« Und doch beten heute Zehntausende von uns nicht Gott an, nicht einmal einen hohen Engel, sondern einen Mitmenschen. Ich kann Ihnen versichern, daß eine der größten Schwierigkeiten, die überwunden werden muß, die Anbetung ist, die der Leidende einem anderen Sterblichen entgegenbringt.

Wie oft hört man doch: »Ich muß meinen Vater, meine Schwester, meinen Mann fragen.« Was für eine Tragödie, zu denken, daß eine menschliche Seele, die ihre Göttlichkeit entfaltet, die Erlaubnis eines anderen Mitreisenden auf dem Entwicklungswege einholen müßte! Wem glaubt sie denn, ihren Ursprung, ihr Sein, ihr Leben zu verdanken – einem ihresgleichen oder ihrem Schöpfer?

Wir müssen verstehen, daß wir Gott Rechenschaft schulden für unser Tun und für unser Denken, und keinem außer Gott. Und sich darin beeinflussen zu lassen, fremden Wünschen zu fügen oder dem Verlangen eines anderen Sterblichen zu folgen, ist in der Tat Götzendienst. Die Strafe dafür ist hart, sie bindet uns mit Ketten, sie steckt uns in Gefängnisse und schränkt unser ganzes Leben ein – und das sollte sie auch, so verdienen wir es zu Recht, wenn wir den Geboten eines Menschenwesens folgen, während unser ganzes Selbst nur ein einziges Gebot kennen sollte – das unseres Schöpfers, der uns Leben und Verstehen schenkte.

Wisset also, daß der, der vor allem seiner Frau, seinem Kind, seinem Vater oder seinem Freund folgt, ein Götzendiener ist, der dem Mammon, aber nicht Gott dient.

Erinnern Sie sich der Worte Christi: »Wer ist meine Mutter, und wer sind meine Brüder?« Sie bedeuten, daß selbst wir alle, so gering und unbedeutend wir auch sein mögen, hier sind, um unseren Menschengeschwistern, um aller Menschheit und der Welt insgesamt zu dienen, und nie, auch nicht den winzigsten Augenblick unter dem Wollen und Befehlen eines anderen Menschen stehen sollen, wenn dieses den Motiven entgegensteht, die wir als die Gebote unserer Seele kennen.

Seien wir Kapitäne unserer Seele, Meister unseres Schicksals (das heißt, lassen wir uns führen und anweisen ganz und allein vom Göttlichen in unserm Innern, ohne Zugeständnis an oder Hindernis von seiten irgendeines Menschen oder Umstandes), und leben wir allezeit in Übereinstimmung mit den und in Verantwortung vor den Gesetzen des Gottes, der uns das Leben gab.

Doch es gibt noch einen weiteren Punkt, auf den Sie aufmerksam werden sollen. Halten Sie sich immer das Gebot vor Augen, das Christus seinen Jüngern gab: »Widerstrebt nicht dem Übel.« Krankheit und Falsches sind nicht zu besiegen im direkten Kampf, sondern indem man sie durch Gutes ersetzt. Finsternis verschwindet im Licht und ist nicht durch größeres Dunkel zu vertreiben; Haß wird durch Liebe überwunden, Grausamkeit durch Sympathie und Mitgefühl – und Krankheit durch Gesundheit.

Unser ganzes Ziel ist es, unsere Fehler zu erkennen und uns entsprechend zu bemühen, die entgegengesetzte Tugend zu entfalten, so daß der Fehler von uns abfällt, wie der Schnee unter der Sonne schmilzt. Kämpfen Sie nicht gegen Ihre Sorgen; kämpfen Sie nicht gegen Ihre Krankheit; hadern Sie nicht mit Ihren Schwächen – verlieren Sie sie vielmehr aus den Augen, wenn Sie sich auf die Entfaltung der Tugenden konzentrieren, derer Sie bedürfen.

Und so können wir zusammenfassend nun sehen, welche bedeutende Rolle die Homöopathie bei der Überwindung der Krankheit in der Zukunft spielen wird.

Nun, da wir uns dem Verständnis nähern, daß durch die Krankheit selbst »Gleiches Gleiches heilt«, daß wir selbst sie geschaffen haben, uns als Zurechtweisung und letztlich zu unserem Wohle, daß wir sie vermeiden können, wenn wir nur die notwendigen Lektionen lernen und unsere Fehler richtigstellen, bevor die schwerere Lektion des Leidens notwendig wird. Das ist die ganz natürliche Fortsetzung von Hahnemanns großem Werk, die Weiterführung jener Gedanken, die ihm offenbart worden sind, die uns einen weiteren Schritt hin zum vollkommenen Verstehen von Krankheit und Gesundheit führt und die Kluft überbrückt zwischen der Phase, in der er uns und sein Werk verlassen hat, und dem Morgen jenes Tages, an dem die Menschheit jene Stufe ihrer Entwicklung erreicht haben wird, auf der sie die Herrlichkeit göttlicher Heilung direkt empfangen kann.

Der wissende und verstehende Arzt wird dann seine Arzneien sorgfältig aus den Heilpflanzen in der Natur, die von Gottes Hand befruchtet und gesegnet sind, auswählen und seinem Patienten helfen können, jene Gefäße aufzuschließen, die eine größere Einheit zwischen Seele und Körper erlauben, und damit die Entfaltung der Tugenden, die notwendig sind, um die Fehler auszulöschen. Das schenkt der Menschheit die Hoffnung auf wahre Gesundheit, die verbunden ist mit geistigem und spirituellem Fortschritt.

Für die Patienten wird es notwendig sein, daß sie darauf vorbereitet sind, der Wahrheit ins Auge zu sehen, daß Krankheit einzig und allein auf Fehler in ihnen selbst zurückzuführen ist, so wie der Tod der Sünde Sold ist. Sie werden das innere Verlangen besitzen müssen, diese Fehler zu berichtigen, ein besseres und nützlicheres Leben zu führen und zu erkennen, daß Heilung von ihren eigenen Bemühungen abhängig ist, auch wenn sie zum Arzt gehen, um dort Rat und Hilfe in ihren Schwierigkeiten zu erhalten.

Gesundheit läßt sich ebensowenig durch Geld und Gold erwerben, wie ein Kind seine Ausbildung kaufen kann. Kein Geldbetrag kann dem Schüler das Schreiben beibringen; er muß es selbst lernen unter der Anleitung eines erfahrenen Lehrers. Und das gilt ebenso für die Gesundheit.

Es gibt zwei große Gebote: »Du sollst Gott und deinen Nächsten lieben.« Wir wollen unsere Individualität entfalten, so daß wir die völlige Freiheit erlangen, dem Göttlichen in uns selbst zu dienen, und dem Göttlichen allein – und allen anderen ihre absolute Freiheit zu gewähren und ihnen soweit zu dienen, wie es in unseren Kräften liegt, nach dem Gebot unserer Seele und immer im Gedanken daran, daß im gleichen Maße, in dem unsere eigene Freiheit wächst, auch unsere Freiheit und Fähigkeit zunimmt, unserem Mitmenschen zu dienen.

So müssen wir uns also der Tatsache stellen, daß Krankheit allein unserem Tun zuzuschreiben ist, und daß der einzige Weg zur Heilung in der Richtigstellung unserer Fehler besteht. Alle wahre Behandlung hat das Ziel, dem Patienten zu helfen, seine Seele, sein Denken und seinen Körper in Harmonie zu bringen. Das kann er nur selbst tun, wenngleich Rat und Hilfe eines kundigen Mitmenschen ihn sehr dabei unterstützen können.

Wie Hahnemann bereits darlegte, ist jegliche Behandlung, die nicht von innen kommt, schädlich, und eine scheinbare Heilung des Körpers, die durch materialistische Methoden, allein durch das Tun anderer und ohne Selbsthilfe erreicht wird, mag gewiß körperlich Erleichterung bringen, aber Schaden für unser höheres Wesen; denn die notwendige Lektion bleibt ungelernt, und der Fehler ist nicht richtiggestellt worden.

Es ist schrecklich, an all die künstlichen und oberflächlichen Heilungen heutzutage zu denken, die durch Geld und falsche medizinische Methoden zu erhalten sind – falsche Methoden, weil sie lediglich Symptome unterdrücken, scheinbar Erleichterung verschaffen, ohne aber die Ursache zu beseitigen.

Heilung muß aus unserem Innern kommen, durch Anerkennen und Richtigstellen unserer Fehler und harmonisierendes Einstimmen unseres Wesens auf den göttlichen Plan. Und da der Schöpfer in seiner Barmherzigkeit gewisse mit göttlichem Segen erfüllte Pflanzen wachsen läßt, um uns zu unserem Sieg zu verhelfen, so laßt uns diese suchen und sie nach bestem Vermögen gebrauchen, auf daß sie uns stützen, wenn wir den Berg unserer Entwicklung erklimmen, bis zu jenem Tage, an dem wir den Gipfel der Vollendung erreichen.

Hahnemann hat die Wahrheit »Gleiches heilt Gleiches« erkannt, die eigentlich bedeutet: Krankheit heilt falsches Tun. Wahre Heilung ist eine Stufe höher als Krankheit: Liebe und all ihre Attribute vertreiben das Falsche.

Bei der korrekten Behandlung darf nichts Verwendung finden, das dem Patienten seine Eigenverantwortlichkeit abnimmt, sondern es dürfen nur solche Maßnahmen gebraucht werden, die ihm helfen, seine Fehler zu überwinden. Wir wissen heute, daß gewisse Mittel im homöopathischen Arzneienschatz die Kraft besitzen, unsere Schwingungen zu erheben und so eine größere Einheit zwischen unserem sterblichen und dem spirituellen Selbst zu schaffen und die Heilung durch die so erreichte, größere Einheit zu bewirken.

Und schließlich wissen wir, daß es unsere Aufgabe ist, das Arzneimittelbuch zu säubern und neue Heilmittel hinzuzufügen, bis es nur noch solche enthält, die dem Menschen wohltun und ihn erheben.

XII
Heile dich selbst

Dieses Buch ist all jenen gewidmet,
die leiden oder in Not sind.

Kapitel I

Es ist nicht die Absicht dieses Buches vorzugeben, daß die Heilkunst überflüssig sei – weit davon entfernt –, es besteht jedoch die bescheidene Hoffnung, daß es denen, die leiden, ein Führer sein wird, den wahren Ursprung ihrer Krankheit in sich selbst zu suchen, so daß sie zu ihrer eigenen Heilung beitragen können. Darüber hinaus besteht die Hoffnung, daß jene, die in medizinischen Berufen und in religiösen Orden zum Wohle der Menschen wirken, angeregt werden, ihre Anstrengungen zur Linderung des menschlichen Leidens zu verdoppeln und somit das Herannahen jenes Tages zu beschleunigen, an dem der Sieg über die Krankheit vollkommen sein wird.

Der Hauptgrund für das Scheitern der modernen medizinischen Wissenschaft liegt darin, daß sie sich mit Auswirkungen, aber nicht mit Ursachen befaßt. Viele Jahrhunderte lang wurde das Wesen der Krankheit vom Materialismus verdeckt und ihr hierdurch das Feld überlassen, ihr Werk der stetigen Zerstörung auszuweiten, da sie nicht an ihrer Wurzel bekämpft wurde. So befand sich die Krankheit in einer ähnlichen Situation wie ein Feind, der sich, stark bewaffnet, in den Bergen verschanzt hat, von wo aus er das umliegende Land angreift und verheert, während die betroffenen Menschen sich gar nicht um die feindliche Festung kümmern, sondern sich damit begnügen, die zerstörten Häuser wieder aufzubauen und die Toten zu begraben, die den Überfällen der Plünderer zum Opfer gefallen sind. Allgemein gesprochen stellt sich die Situation der heutigen Medizin folgendermaßen dar: Sie begnügt sich mit dem Zusammenflicken der Verletzten und dem Begraben der Erschlagenen, ohne auch nur einen Augenblick an das Bollwerk zu denken.

Krankheit wird sich mit den derzeitigen materialistischen Methoden nie heilen oder ausrotten lassen, aus dem einfachen Grunde, weil Krankheit nicht materiellen Ursprungs ist. Was wir als Krankheit kennen, ist letztlich im Körper als Endprodukt des Wirkens tiefer und anhaltender Kräfte entstanden. Selbst wenn materielle Behandlung scheinbar zum Erfolg führt, bedeutet dies nicht mehr als eine vorübergehende Linderung, solange die wirkliche Ursache nicht beseitigt ist. Der moderne Trend in der medizinischen Wissenschaft hat – wegen der Fehldeutung des wahren Wesens der Krankheit und der Konzentration auf eine materialistische Erfassung des physischen Körpers – die Macht der Krankheit gewaltig vermehrt: erstens durch Ablenkung der Gedanken der Menschen von ihrer wahren Ursache und damit von der Suche nach der wirksamen Methode ihrer Bekämpfung und zweitens durch ihre Lokalisierung im Körper und damit durch Abkehr von echter Hoffnung auf Genesung und durch Aufbau eines mächtigen Angstkomplexes vor der Krankheit, den es nie hätte geben sollen.

Krankheit ist ihrem Wesen nach das Ergebnis eines Konfliktes zwischen Seele und Gemüt, und sie wird deshalb nie anders als durch geistige und gedankliche Anstrengungen ausgemerzt werden können. Solche Bemühungen können – wenn sie mit dem rechten Verständnis unternommen werden – Krankheit heilen und verhüten, indem sie jene grundlegenden Faktoren beseitigen, die ihre eigentliche Ursache sind. Keine allein auf den Körper gerichtete Anstrengung vermag mehr, als Schaden nur oberflächlich zu reparieren; aber darin liegt keine Heilung, denn die Ursache ist immer noch wirksam und kann sich jeden Augenblick von neuem manifestieren. In vielen Fällen ist eine scheinbare Genesung sogar schädlich, denn sie verbirgt vor dem Patienten die wahre Ursache seiner Beschwerden, und während er sich über die wiederhergestellte Gesundheit freut, kann der verursachende Faktor unbeachtet an Kraft gewinnen.

Vergleiche diese Fälle mit jenen, in denen der Patient die schädlichen geistigen oder gedanklichen Kräfte kennt oder erklärt bekommt, die am Wirken sind und die das, was wir Krankheit nennen, im materiellen Körper zum Vorschein gebracht haben. Wenn dieser Patient die Neutralisierung jener Kräfte gezielt in Angriff nimmt, bessert sich seine Gesundheit bereits nach diesem erfolgreichen Beginn; und wenn er seine Bemühungen konsequent durchführt, wird die Krankheit verschwinden. Wahre Heilung geschieht durch den Angriff auf das feindliche Bollwerk und durch Bekämpfung der Ursache des Leidens an seiner Wurzel.

Eine Ausnahme von den materialistischen Methoden der modernen Wissenschaft stellt das System der Homöopathie dar, das von Samuel Hahnemann begründet wurde. Er suchte mit seiner Erkenntnis der wohltuenden Liebe des Schöpfers und der jedem Menschen innewohnenden Göttlichkeit und durch das Studium der gedanklichen Einstellung seiner Patienten zum Leben, zur Umgebung und ihren jeweiligen Krankheiten, in den Pflanzen des Feldes und dem Reich der Natur das Heilmittel zu finden, das nicht nur ihren Körper heilen, sondern auch ihre gedankliche Einstellung und Verfassung verändern könnte. Möge seine Wissenschaft von jenen echten Ärzten weiterentwickelt und vervollkommnet werden, die die Liebe zur Menschheit in ihrem Herzen tragen!

Fünfhundert Jahre vor Christus entwickelten einige Ärzte im antiken Indien unter dem Einfluß Buddhas die Heilkunst bis zu einem solchen Grad der Perfektion, daß sie die Chirurgie abschaffen konnten, obschon diese damals bereits so weit entwickelt war wie die Operationskunst unserer Tage, wenn nicht noch weiter. Menschen wie Hippokrates mit seinen hohen Heilungsidealen, Paracelsus mit seiner Gewißheit der dem Menschen innewohnenden Göttlichkeit und Hahnemann, der erkannte, daß Krankheit ihren Ursprung auf einer Ebene über der körperlichen hat – sie alle wußten viel vom wahren Wesen und Heilen des Leidens. Welch unvorstellbares Leid hätte im Laufe der vergangenen zwanzig oder fünfundzwanzig Jahrhunderte vermieden werden können, hätte man die Lehren dieser auf ihrem Gebiet wahrlich großen Meister befolgt. Aber hier wie auch in anderen Dingen hat der Materialismus die westliche Welt so stark und über so lange Zeit hinweg beeinflußt, daß seine Stimmführer den Rat jener, die die Wahrheit kannten, überhörten.

Denken wir daran: Krankheit, auch wenn sie grausam erscheint, ist im Grunde wohltätig und zu unserem Besten; und wenn wir sie recht verstehen, kann sie uns zu unseren wesentlichen Fehlern führen. Richtig behandelt, wird sie der Anlaß zur Beseitigung jener Fehler und hilft uns, besser zu werden und zu wachsen. Leiden ist ein Korrektiv, es weist uns auf eine Lektion hin, die wir auf unserem Wege nicht begriffen haben, und es kann deshalb nie zum Verschwinden gebracht werden, solange die Lektion nicht gelernt ist. Bei jenen aber, die verständig genug sind, die Bedeutung der Anfangssymptome zu erkennen, kann der Krankheit vorgebeugt werden, bevor sie zum Ausbruch kommt, oder sie kann in ihren früheren Stadien zum Stillstand gebracht werden, wenn die richtigen geistigen und gedanklichen Anstrengungen unternommen werden. Keiner braucht zu verzweifeln, ganz gleich, wie ernst sein Fall ist, denn der Umstand, daß dem Menschen körperliches Leben gewährt bleibt, zeigt an, daß die Seele, die ihn leitet, nicht ohne Hoffnung ist.

Kapitel II

Um das Wesen der Krankheit zu verstehen, müssen zunächst einige grundlegende Wahrheiten oder Prinzipien anerkannt werden.

Die erste Wahrheit ist, daß der Mensch eine Seele besitzt und daß diese sein wahres Selbst ist: ein mächtiges, göttliches Wesen, ein Kind des Schöpfers aller Dinge. Von dieser Seele stellt der Körper – wenngleich er der irdische Tempel jener Seele ist – nur eine schwache Widerspiegelung dar. Unsere Seele, unsere innewohnende Göttlichkeit, gibt unser Leben für uns vor, wie Er es geordnet wünscht; und sie leitet, schützt und ermutigt uns, soweit wir das zulassen, und ist wachsam und wohlwollend daraufbedacht, uns allezeit zu unserem Besten zu führen. Unser höheres Selbst als Funke des Allmächtigen aber ist unbesiegbar und unsterblich.

Das zweite Prinzip besagt, daß wir, wie wir uns in dieser Welt kennen, Wesen sind, die sich hier unten befinden, um all die Weisheit und Erfahrung zu erlangen, die man sich durch seine Erdenexistenz erwerben kann, um Tugenden zu entwickeln, die uns fehlen, und alles in uns auslöschen, was falsch ist, um so der Vervollkommnung unseres Wesens entgegenzuschreiten. Die Seele weiß, welche Umgebung und Umstände uns am besten dazu verhelfen können, und deshalb stellt sie uns an den Platz im Leben, der für dieses Ziel der geeignetste ist.

Drittens müssen wir bekennen, daß unsere Zeit auf dieser Welt, die wir das Leben nennen, nur einen kurzen Augenblick in unserer Entwicklungsgeschichte darstellt, so wie ein Schultag im Verhältnis zum ganzen Leben steht. Obgleich wir zur Zeit nur diesen einen Tag überblicken können, sagt uns doch unsere Intuition, daß unser eigentlicher Beginn unendlich weit vor unserer Geburt liegt und der Abschluß unserer Entwicklung unendlich weit entfernt ist von unserem Tod. Unsere Seele (unser wahres Wesen) ist unsterblich, und der Körper, den wir bewußt wahrnehmen, ist nur die zeitliche Hülle, wie ein

Pferd, das wir besteigen, um eine Wegstrecke hinter uns zu bringen, oder ein Instrument, das wir gebrauchen, um eine Arbeit zu erledigen.

Darauf folgt das vierte große Prinzip: Solange Harmonie herrscht zwischen unserer Seele und unserer Persönlichkeit, erleben wir Freude und Frieden, Glück und Gesundheit. Wenn aber unsere Persönlichkeit von dem Pfad abgebracht wird, den die Seele dargelegt hat – sei es durch ihre weltlichen Begierden oder durch Beeinflussung von anderen –, entsteht ein Konflikt. Dieser Konflikt ist die Wurzel von Krankheit und Unglück. Ganz gleich, welche Aufgabe wir in der Welt haben – als Schuhputzer oder Herrscher, als Grundbesitzer oder Tagelöhner, reich oder arm –: solange wir diese unsere Aufgabe in Übereinstimmung mit dem Geheiß der Seele erfüllen, ist alles gut. Wir können gewiß sein, daß jeder Platz im Leben, an den wir gestellt sind, sei er hochstehend oder sehr gering, genau die Lektionen und Erfahrungen mit sich bringt, die für unsere weitere Entwicklung zur Zeit notwendig sind, und uns die besten Bedingungen zur Entfaltung unserer selbst bietet.

Das nächste große Prinzip ist die Erkenntnis der Einheit aller Dinge: Der Schöpfer aller Dinge ist die Liebe, und alles, dessen wir uns bewußt sind, ist in seiner unendlichen Formenvielfalt eine Manifestation, eine Offenbarung jener Liebe – sei es ein Planet oder ein Kieselstein, ein Stern oder ein Tautropfen, ein Mensch oder die niedrigste Form von Leben. Vielleicht ist es möglich, einen schwachen Schimmer dieser Einsicht zu erfassen, wenn wir uns unseren Schöpfer als eine riesige, strahlende Sonne vorstellen, die nichts als Mildtätigkeit und Liebe ausstrahlt. Unendlich viele Strahlen gehen in alle Richtungen aus, und wir und alles, dessen wir uns bewußt sind, sind Teilchen am Ende jener Strahlen, ausgesandt, um Erfahrung und Wissen zu erwerben, letztlich aber, um wieder in die große Mitte zurückzukehren. Und wenngleich unseren Augen jeder Strahl als ein einzelner, separater erscheint, ist er in Wirklichkeit doch ein Teil der großen Sonne. Trennung ist unmöglich, denn sobald ein Lichtstrahl von seiner Quelle abgeschnitten wird, hört er auf zu sein. So können wir ein wenig die Unmöglichkeit des Getrenntseins begreifen: Obwohl jeder Strahl seine Individualität besitzen mag, ist er doch auch Teil der großen schöpferischen Kraft der Mitte. Somit betrifft jede Handlung, die gegen uns selbst oder einen anderen gerichtet ist, das Ganze, weil jede Unvollkommenheit, die in einem Teil entsteht, sich im Ganzen widerspiegelt.

Wir sehen also, daß es zwei grundlegende Fehlerquellen gibt: erstens die Trennung von Seele und Persönlichkeit und zweitens Grausamkeit oder falsches Verhalten gegenüber anderen, denn das ist eine Sünde gegen die Einheit. Jeder dieser Fehler bringt Konflikte hervor, die zur Krankheit führen. Die Erkenntnis des Fehlers (die wir so häufig selbst nicht bemerken) und unsere ernste Bemühung, den Fehler richtigzustellen, wird uns nicht nur in ein Leben voll Freude und Frieden führen, sondern auch zur Gesundheit.

Krankheit an sich ist wohltätig, denn es ist ihr Zweck, die Persönlichkeit zum göttlichen Willen der Seele zurückzuführen. Wir sehen aber, daß sie sowohl vermeidbar als auch heilbar ist, denn wenn wir nur in uns selbst die Fehler erkennen, die wir machen, und sie durch geistige und gedankliche Anstrengungen richtigstellen, dann bedarf es keiner ernsten Lektionen in Gestalt von körperlichem Leiden. Die göttliche Kraft gibt uns jede Gelegenheit, uns zu bessern, bevor als letztes Mittel Schmerz und Leiden zum Einsatz gelangen. Vielleicht haben wir es nicht allein mit den Irrtümern dieses Lebens, dieses Schultages zu tun, aber selbst wenn wir uns der tieferen Ursache unseres Leidens nicht bewußt sind, das uns möglicherweise als grausam und grundlos erscheint, so weiß doch unsere Seele (unser wahres Wesen) seinen Sinn und leitet uns hin zu unserem Besten. In jedem Fall würden Verständnis und Richtigstellung unserer Fehler das Leiden abkürzen und uns zur Gesundheit zurückführen. Das Wissen um die Ziele der Seele und das Bejahen dieses Wissens bedeutet die Erleichterung von irdischem Leid und Kummer und schenkt uns die Freiheit, uns weiter in Freude und Glück zu entfalten.

Es gibt also zwei große Fehler: erstens, die Gebote der Seele nicht zu achten und ihnen nicht Folge zu leisten, und zweitens, gegen die Einheit zu handeln. In bezug auf das erste sei gesagt: Halte dich mit jedem Urteil über einen anderen zurück, denn was für den einen richtig ist, mag für den anderen falsch sein. Der Kaufmann, dessen Aufgabe es ist, ein großes Handelsgeschäft aufzubauen, nicht nur zu seinem eigenen Nutzen, sondern auch zum Vorteil all derer, die er beschäftigt, und der dadurch an Tüchtigkeit und Verantwortung gewinnt, deren verschiedene Aspekte er entwickelt, muß notwendigerweise andere Eigenschaften und andere Tugenden einsetzen als eine Krankenschwester, die ihr Leben der Pflege von Leidenden widmet; aber beide lernen in rechter Weise jene Qualitäten zu gebrauchen, die für ihre Weiterentwicklung notwendig sind – wenn sie den Geboten ihrer Seele folgen. Das Befolgen der Weisungen unserer Seele, unseres höheren Selbst, also ist es, worauf es ankommt; wir lernen es durch die Stimme des Gewissens, durch Instinkt und Intuition.

Wir sehen, daß Krankheit aufgrund ihrer Prinzipien und ihres Wesens sowohl vermeidbar als auch heilbar ist, und es ist Aufgabe der geistigen Heiler und der Ärzte, nicht nur materielle Heilmittel auszuteilen, sondern darüber hinaus den Leidenden das Wissen um die Fehler in ihrem Leben zu vermitteln und den Weg, auf dem diese Irrtümer ausgeschaltet werden können, damit sie zurück zu Gesundheit und Freude finden.

Kapitel III

Was wir als Krankheit kennen, ist die letzte Phase einer viel tieferliegenden Störung der Ordnung, und um einen völligen Heilungserfolg sicherzustellen, wird also die Behandlung des Endergebnisses allein nicht ausreichen, solange nicht auch die grundlegende Störung beseitigt ist. Wir sprachen von dem einen grundsätzlichen Fehler, den der Mensch machen kann und der darin besteht, gegen die Einheit zu handeln; dies geschieht aus Eigenliebe.

Ebenso können wir sagen, daß es nur ein ursprüngliches Gebrechen gibt: Krankheit oder körperliches Leid. Und da wir beim Handeln gegen die Einheit verschiedene Arten unterscheiden können, so mag auch die Krankheit – als Resultat dieses Handelns – in unterschiedliche Hauptgruppen eingeteilt werden, je nach ihrer Ursache. Schon das Wesen einer Krankheit wird ein nützlicher Hinweis zur Entdeckung der Art von Verhalten sein, die gegen das göttliche Gesetz von Liebe und Einheit verstoßen hat.

Wenn wir in uns genügend Liebe zu allen Wesen und Dingen besitzen, dann können wir keinem Leid zufügen, denn diese Liebe würde uns von jeder solchen Handlung und unser Denken von jedem Gedanken abhalten, der einen anderen verletzen könnte. Diesen Zustand der Vollkommenheit haben wir noch nicht erreicht; hätten wir es, dann brauchten wir diese Existenz auf Erden nicht mehr. Aber wir alle streben und entwickeln uns diesem Zustand entgegen, und jene, die an Gemüt und Körper leiden, werden eben durch dieses Leid dem Idealzustand entgegengeführt; und wenn wir es nur richtig verstehen, beschleunigen wir nicht nur unsere Schritte zu jenem Ziel, sondern ersparen uns auch Krankheit und Not. Wenn die Lektion verstanden und der Fehler beseitigt ist, brauchen wir das Korrektiv nicht mehr. Wir müssen immer daran denken, daß Leiden an sich wohltätig ist, indem es uns darauf hinweist, wenn wir falsche Wege beschreiten, und indem es so unsere Entwicklung ihrer herrlichen Vollendung entgegen beschleunigt.

Die eigentlichen Grundkrankheiten des Menschen sind Fehler wie Stolz, Grausamkeit, Haß, Eigenliebe, Unwissenheit, Unsicherheit und Habgier; jeder dieser Züge wird sich bei näherer Betrachtung als gegen die Einheit gerichtet erweisen. Fehler wie diese sind die wirklichen Krankheiten, und ein Beibehalten solcher Mängel über jenes Stadium der Entwicklung hinaus, in dem wir sie als falsch erkannt haben, ist es, was im Körper schädliche Folgen verursacht, die wir dann als Krankheiten erleben.

Stolz ist in erster Linie darauf zurückzuführen, daß wir die Kleinheit unserer Persönlichkeit und ihre völlige Abhängigkeit von der Seele nicht erkennen und daß jeder Erfolg, den sie vielleicht erringt, nicht aus ihr selbst stammt, sondern ein Segen ist, den die Göttlichkeit im Innern schenkt; zweitens auf den mangelnden Sinn für Proportionen, der einem den Blick auf die eigene Winzigkeit im Vergleich zum ganzen Schöpfungsplan nimmt. Da der Stolz sich nicht in Bescheidenheit und Ergebenheit dem Willen des großen Schöpfers unterwerfen will, verursacht er Handlungen, die gegen diesen göttlichen Willen gerichtet sind.

Grausamkeit bedeutet Leugnung der Einheit aller und fehlendes Verständnis dafür, daß jegliche Handlung, die gegen einen anderen gerichtet ist, im Gegensatz zum Ganzen steht und daher eine Handlung gegen die Einheit ist. Keiner würde sich grausam gegen jene verhalten, die ihm lieb und nahe sind. Nach dem Gesetz der Einheit müssen wir wachsen, bis wir erkennen, daß jeder als Teil des Ganzen uns lieb und nahe ist, bis selbst jene, die uns verfolgen, nur noch Empfindungen der Liebe und Sympathie in uns hervorrufen können.

Haß ist das Gegenteil von Liebe, die Umkehrung des Gesetzes der Schöpfung. Haß widerspricht dem göttlichen Plan und leugnet den Schöpfer; er verleitet uns zu Handlungen und Gedanken, die der Einheit feindlich sind, und bewirkt das Gegenteil dessen, was die Liebe gebietet.

Eigenliebe wiederum ist ebenfalls eine Verleugnung der Einheit und der Verpflichtung gegenüber unseren Mitmenschen; sie veranlaßt uns, Eigeninteressen über das Wohl der Menschheit und die Sorge und den Schutz für jene zu stellen, die um uns sind.

Unwissenheit ist das Versäumnis zu lernen, die Weigerung, die Wahrheit zu sehen, wenn sich die Gelegenheit dazu bietet, und sie führt zu vielen falschen Handlungen, die nur im Dunkel bestehen können und unmöglich werden, wenn uns das Licht von Wahrheit und Wissen umgibt.

Unsicherheit, Unentschiedenheit und mangelhafte Zielstrebigkeit kommen auf, wenn die Persönlichkeit sich weigert, sich vom höheren Selbst leiten zu lassen, und sie führen dazu, daß wir andere durch unsere Schwäche verraten. Ein solcher Zustand wäre nicht möglich, wenn wir das Wissen um die unbesiegbare, unüberwindliche Göttlichkeit in uns trügen, die wir in Wirklichkeit selbst sind.

Habgier führt zu Machtgier. Sie ist eine Leugnung der Freiheit und Individualität jeder Seele. Statt zu erkennen, daß jeder von uns hier ist, um sich auf seine eigene Weise frei zu entwickeln, allein nach den Geboten seiner Seele, um seine Individualität zu entfalten und frei und ungehindert zu wirken, verlangt die von Habgier beherrschte Persönlichkeit, zu befehlen, zu formen und zu bestimmen, die Macht des Schöpfers an sich zu reißen.

Das sind Beispiele wirklicher Krankheit, die Ursprung und Grundlage aller unserer Leiden und Nöte sind. Jeder dieser Mängel wird, wenn wir ihm gegen die Stimme des höheren Selbst stattgeben, einen Konflikt erzeugen, der sich unausweichlich im Körper widerspiegelt und die ihm eigentümliche Art von Beschwerden zeigt.

Jetzt erkennen wir, daß jede Art von Krankheit, an der wir leiden mögen, uns zur Entdeckung des Fehlers führen kann, der ihr zugrunde liegt. Stolz zum Beispiel, die Frucht von Arroganz und Starrheit im Denken, wird Krankheiten erzeugen, die Starrheit und Steifheit im Körper mit sich bringen. Schmerz ist die Folge von Grausamkeit; durch ihn lernt der Patient im eigenen Leiden, anderen kein Leid zuzufügen, sei es körperliches oder seelisches. Die Strafe für Haß besteht in Einsamkeit, heftigen, unbeherrschten Temperamentsausbrüchen, nervlichen Belastungen und hysterischen Zuständen. Die Krankheiten der Sich-nach-innen-Wendens-Neurose, Neurasthesie und ähnliche –, die dem Leben so viel von seiner Freude nehmen, sind durch zu starke Eigenliebe verursacht. Unwissenheit und mangelnde Klugheit führen unmittelbar zu Schwierigkeiten im Alltagsleben; weigert man sich darüber hinaus beharrlich, die Wahrheit zu sehen, wenn sich die Gelegenheit dazu bietet, sind Kurzsichtigkeit und Beeinträchtigung von Sehkraft und Hörvermögen die natürlichen Konsequenzen. Ein labiles Gemüt führt zwangsläufig zu der gleichen Eigenschaft im Körperlichen, daß heißt zu verschiedenen Störungen, die Bewegung und Koordination beeinträchtigen. Die Folge von Habgier und Herrschsucht sind Krankheiten, die den Leidenden zum Sklaven seines eigenen Körpers machen, seine Absichten und Wünsche werden dann durch die Krankheit gezügelt und behindert.

Weiterhin bleibt aber der von Beschwerden betroffene Teil des Körpers nicht dem Zufall überlassen, sondern er wird ebenfalls nach dem Gesetz von Ursache und Wirkung bestimmt. Somit trägt auch er dazu bei, uns auf unseren Fehler aufmerksam zu machen und uns zu helfen. Das Herz beispielsweise, der Quell des Lebens und damit der Liebe, wird angegriffen, wenn die Liebe zum Mitmenschen in unserem Wesen nicht recht entfaltet oder falsch gebraucht wird; eine kranke Hand ist ein Hinweis auf eine falsche Handlung oder das Unterlassen der richtigen. Das Gehirn, unser Kontrollzentrum, ist betroffen, wenn unsere Persönlichkeit zu sehr außer Kontrolle geraten ist. Solche Folgen stellen sich nach dem Gesetz von Ursache und Wirkung ein. Wir alle kennen die schweren Folgen, die ein gewalttätiger Temperamentsausbruch nach sich ziehen kann, oder den Schock nach einer plötzlichen schlechten Nachricht. Wenn solche geringen Angelegenheiten den Körper so beeinflussen können – wieviel ernster und tiefgreifender muß sich dann ein lange bestehender Konflikt zwischen Seele und Körper auswirken? Ist es da noch ein Wunder, daß wir heutzutage so viele und schwere Krankheiten und Nöte zu beklagen haben?

Doch es gibt noch keinen Grund zur Verzweiflung. Krankheit läßt sich verhüten und heilen, wenn wir den Mangel in uns selbst entdecken und dadurch ausmerzen, daß wir jene Tugend entwickeln, die den Mangel vernichtet. Dies ist nicht zu erreichen, indem wir den Mangel bekämpfen, sondern indem wir die ihm entgegengestellte Tugend in so mächtigem Maße entfalten, daß sie den Mangel aus unserem Wesen hinwegfegt.

Kapitel IV

Wir stellen also fest, daß es nichts Zufälliges in bezug auf Krankheiten gibt, auch nicht bezüglich der Art und der Stelle der Erkrankung. Wie alle anderen Formen von Energie folgt auch die Krankheit dem Gesetz von Ursache und Wirkung. Gewisse Leiden können durch unmittelbare körperliche Einflüsse hervorgerufen werden – zum Beispiel durch Gifte, Unfälle und Verletzungen, auch durch grobe Exzesse –, aber im allgemeinen gilt, daß Krankheit auf einen grundlegenden Mangel in unserem Wesen zurückzuführen ist, wie in den bereits angeführten Beispielen gezeigt wurde.

Deshalb müssen zu einer vollständigen Heilung nicht nur physische Mittel eingesetzt werden – wobei die jeweils besten Methoden zu wählen sind, die im Bereich der Heilkunst bekannt sind –, sondern wir selbst müssen uns auch nach ganzem Vermögen bemühen, den entsprechenden Mangel in unserem Wesen zu beseitigen. Die endgültige und vollkommene Heilung nämlich kommt letztlich von innen, von der Seeele selbst, die mit ihrer Harmonie die ganze Persönlichkeit durchstrahlt, wenn man sie nicht daran hindert.

Wie es eine tiefe Grundursache aller Krankheiten gibt, nämlich Eigenliebe, so gibt es auch eine sichere Methode zur Linderung allen Leidens, nämlich die Umkehr der Eigenliebe in Nächstenliebe, Hingabe an andere. Wenn wir uns nur genügend darin üben, uns der Liebe und Fürsorge für unsere Mitmenschen hinzugeben, wenn wir uns auf das herrliche Abenteuer einlassen, Wissen zu erwerben und anderen zu helfen, dann gelangen unsere persönlichen Kümmernisse und Leiden rasch zu einem Ende. Das ist das große, höchste Ziel: die Eigeninteressen zum Wohle und im Dienste der Menschheit zu verlieren. Es kommt nicht darauf an, an welchen Platz im Leben unsere Göttlichkeit uns gestellt hat. Ob wir Händler oder Handwerker sind, reich oder arm, König oder Bettler: allen ist es möglich, die Aufgabe ihrer jeweiligen Berufung auszuführen und dabei ein Segen zu sein für die Menschen ihrer Umgebung, denen sie die göttliche, geschwisterliche Liebe mitteilen.

Die meisten von uns haben noch eine gewisse Wegstrecke vor sich, bis sie diesen Zustand der Vollendung erreichen. Allerdings ist es erstaunlich, wie rasch der einzelne auf seinem Wege vorangelangt, wenn er sich wirklich anstrengt – vorausgesetzt, er legt sein Vertrauen nicht allein in seine schwache Persönlichkeit, sondern baut fest darauf, daß er durch das Beispiel und die Lehren der großen Meister unserer Welt lernt, sich mit seiner eigenen Seele zu vereinen, der Göttlichkeit im Innern; dann werden alle Dinge möglich. Die meisten von uns haben einen oder mehrere Mängel, die unsere Weiterentwicklung besonders behindern, und so gilt es, gerade diesen Fehler oder Mangel herauszufinden und sich im Bestreben, die Liebe in unserem Wesen zu entfalten und auszuweiten, zugleich zu bemühen, jenen Mangel hinwegzufegen durch die Kraft der gestärkten, ihm entgegengesetzten Tugend. Dies ist zu Beginn vielleicht etwas schwierig, aber nur zu Beginn, denn dann zeigt sich, wie erstaunlich rasch eine aus ganzem Herzen unterstützte Tugend wachsen kann, und mit ihr das Wissen, daß mit der Hilfe der innewohnenden Göttlichkeit – wenn wir nur Ausdauer beweisen – ein Versagen ausgeschlossen ist.

Während die universelle Liebe in uns wächst, erkennen wir immer mehr, daß jedes Menschenwesen, wie bescheiden es uns auch vorkommt, ein Kind des Schöpfers ist und eines Tages, zur gegebenen Zeit, zur Vollkommenheit gelangen wird, wie wir alle es für uns selbst erhoffen. Wie niedrig auch immer ein Mensch oder ein Geschöpf erscheinen mag, müssen wir uns doch daran erinnern, daß ein göttlicher Funke in seinem Wesen ruht, der langsam aber sicher wachsen wird, bis die Herrlichkeit des Schöpfers auch sein Wesen durchstrahlt.

Darüber hinaus ist die Frage von richtig oder falsch, gut oder böse nur relativ. Was in der natürlichen Entwicklung eines Steinzeitmenschen richtig ist, wäre für weiterentwickelte Angehörige unserer Zivilisation falsch, und was bei Menschen unseresgleichen als Tugend gilt, wäre vielleicht bei einem, der die Stufe der spirituellen Jüngerschaft erreicht hat, fehl am Platz. Was wir als falsch oder böse bezeichnen, ist in Wirklichkeit etwas Gutes am falschen Platz, unsere Wertungen sind nur relativ. Wir wollen uns also darüber im klaren sein, daß auch unser Maßstab von Idealismus relativ ist. Den Tieren müssen wir wohl als wahrhaftige Götter erscheinen, während wir, so wie wir sind, weit unterhalb der großen weißen Bruderschaft der Heiligen und Märtyrer stehen, die alles hingegeben haben, um uns ein Beispiel zu sein. Deshalb müssen wir auch den Geringsten Mitgefühl und Sympathie zeigen, denn selbst wenn wir uns weit über deren Ebene emporentwickelt fühlen, sind wir dennoch gering und haben noch eine weite Reise vor uns, bis wir die Stufe unserer älteren Geschwister erreichen, deren Licht die Welt zu allen Zeiten durchstrahlt hat.

Wenn uns Stolz erfaßt, wollen wir versuchen zu erkennen, daß unsere Persönlichkeit aus sich heraus nichts ist. Sie ist unfähig, irgendeine gute Leistung oder einen annehmbaren Dienst zu vollbringen oder den Mächten der Finsternis zu widerstehen, wenn sie nicht von jenem Licht unterstützt wird, das von oben kommt, dem Licht unserer Seele. Wir wollen uns bemühen, einen winzigen Blick auf das Allvermögen und die unvorstellbare Macht unseres Schöpfers zu erhaschen, der in einem Wassertropfen eine vollkommene Welt erschafft und Milchstraßen und ganze Universen hervortreten läßt. Wir wollen versuchen zu erkennen, daß wir ganz und gar von Ihm abhängig sind und Ihm Bescheidenheit schulden. Wir lernen, unseren menschlichen Vorgesetzten Respekt und Achtung entgegenzubringen – wie unendlich viel mehr sollten wir unsere eigene Schwäche in äußerster Demut vor dem großen Architekten und Baumeister des Universums anerkennen!

Wenn Grausamkeit oder Haß uns den weiteren Weg versperren, wollen wir daran denken, daß Liebe das Fundament der Schöpfung ist, daß in jeder lebenden Seele etwas Gutes ist und daß selbst die Besten unter uns etwas Schlechtes bergen. Indem wir darauf bedacht sind, in anderen das Gute zu sehen – selbst in jenen, die uns zunächst abstoßen –, werden wir lernen, zumindest etwas Sympathie und die Hoffnung zu entwickeln, daß sie einen besseren Weg finden mögen; später erwächst dann der Wunsch, ihnen auf diesem Weg zu helfen. Schließlich werden wir alle durch Liebe und Sanftheit gewinnen, und wenn wir diese beiden Eigenschaften genügend entwickelt haben, wird uns nichts mehr angreifen können, weil wir immer Mitgefühl zeigen und keinen Widerstand mehr entgegensetzen werden. Nach dem Gesetz von Ursache und Wirkung nämlich ist es der Widerstand, der den Schaden anrichtet. Unser Ziel im Leben heißt, den Geboten unseres höheren Selbst zu folgen, ohne uns durch die Einflüsse anderer davon abbringen zu lassen. Dieses Ziel können wir nur erreichen, wenn wir sanftmütig unseren eigenen Weg gehen und uns dabei nie in das persönliche Leben eines anderen einmischen oder durch Grausamkeit und Haß ihm auch nur die geringste Verletzung zufügen. Wir müssen lernen, alle anderen zu lieben, selbst wenn wir dabei zunächst mit nur einem Menschen oder einem Tier anfangen. Dann lassen wir unsere Liebe wachsen und sich über einen größeren und weiteren Bereich ausdehnen, bis die ihr entgegenstehenden Mängel von selbst verschwinden. Liebe erzeugt Liebe, wie Haß Haß erzeugt.

Die Heilung von Eigenliebe erreichen wir, indem wir uns nach außen den Mitmenschen zuwenden mit der Fürsorge und Aufmerksamkeit, mit der wir uns selbst bedenken. Dann wird uns ihr Wohlergehen so beschäftigen, daß wir uns selbst darüber vergessen. Es gilt, wie ein großer Orden der Bruderschaft es ausdrückt, »den Trost unseres eigenen Kummers anzustreben, indem wir unseren Mitgeschöpfen Linderung und Tröstung in der Stunde ihrer Not zukommen lassen«. Dies ist die zuverlässigste Methode, die Eigenliebe und die ihr folgenden Störungen zu kurieren.

Unsicherheit läßt sich durch Entwicklung von Selbstbestimmung und Zielstrebigkeit ausmerzen: indem man sich klar wird, Entschlüsse faßt und mit Bestimmtheit durchführt, anstatt zu zögern und zu schwanken. Selbst wenn wir am Anfang zuweilen Fehler machen, ist es doch besser zu handeln, als aus Unentschiedenheit gute Gelegenheiten verstreichen zu lassen. Die Entschlossenheit wird bald wachsen, die Angst, sich kopfüber ins Leben zu stürzen, wird verschwinden, und die so gesammelten Erfahrungen werden uns befähigen, bessere Entscheidungen zu treffen.

Um Unwissenheit auszuschalten, sollten wir uns vor neuen Erfahrungen nicht fürchten, sondern mit wachem Sinn und offenen Augen und Ohren jedes Wissensteilchen in uns aufnehmen, das wir erhaschen können. Zugleich müssen wir in unserem Denken beweglich bleiben, damit nicht vorgefaßte Meinungen und Überzeugungen von früher uns die Möglichkeit rauben, weiteres Wissen zu erwerben. Wir sollten jederzeit bereit sein, unseren Horizont zu erweitern und nicht an einem bestimmten Gedanken festzuhalten – ganz gleich, wie fest er verwurzelt ist –, wenn wir eine umfassendere Wahrheit kennenlernen, die ihn ablösen kann.

Wie der Stolz ist auch die Habgier ein großes Hindernis auf dem Entwicklungsweg, und so müssen beide rücksichtslos ausgemerzt werden. Die Folgen der Habgier sind ernst, denn sie verleiten uns, in die Seelenentwicklung anderer Menschen einzugreifen. Wir müssen erkennen, daß jeder Mensch hier ist, um seinem eigenen Entwicklungsweg nach den Geboten seiner Seele zu folgen, und nur seiner Seele, und keiner von uns darf irgend etwas anderes tun, als seinen Nächsten bei dieser Entwicklung zu unterstützen. Wir müssen ihm helfen zu hoffen und, wenn es in unserer Macht steht, sein Wissen vermehren und Gelegenheiten fördern, die zu seinem Weiterkommen beitragen. So wie wir wünschten, daß andere uns beim steilen und beschwerlichen Aufstieg unseres Lebensweges helfen, wollen wir immer bereit sein, eine helfende Hand zu reichen und unsere größere Erfahrung den jüngeren oder schwächeren Mitmenschen zur Verfügung zu stellen. Dies sollte die Einstellung von Eltern zum Kind, vom Meister zum Gesellen oder von Kamerad zu Kamerad sein: Fürsorge, Liebe und Schutz zu geben, soweit sie notwendig und hilfreich sind, aber keinen Augenblick die naturgemäße Entfaltung der Persönlichkeit zu stören, da diese nach den Geboten der Seele zu erfolgen hat.

Die meisten von uns sind während der Kindheit und Jugend ihrer Seele viel näher als in späteren Jahren. Wir haben dann oft klarere Vorstellungen von unserer Lebensaufgabe, von den Leistungen, die von uns erwartet werden, und von den Charakterzügen, die wir zu entfalten haben. Der Grund dafür ist, daß der Materialismus und die Umstände unserer Zeit sowie die Persönlichkeiten, mit denen wir uns umgeben, dazu beitragen, daß wir von der Stimme unseres höheren Selbst abgelenkt werden und uns fest an das Gewöhnliche mit seinem Mangel an Idealen binden, das in unserer Zivilisation nur allzu deutlich offenbar ist. Mögen die Eltern, der Meister und der Kamerad immer bestrebt sein, das Wachsen des höheren Selbst zu unterstützen, wenn sie das wunderbare Vorrecht und die Gelegenheit haben, einen Einfluß auf andere auszuüben; aber sie mögen anderen immer die Freiheit lassen, die sie selbst für sich erhoffen.

So können wir also alle Mängel in uns aufspüren und sie ausmerzen, indem wir die entgegengesetzte Tugend entwikkeln und damit die Ursache des Konfliktes zwischen Seele und Persönlichkeit aus unserem Wesen beseitigen, die der tiefste Grund für die Krankheit ist. Dies allein wird – wenn der Patient Vertrauen und Kraft besitzt – Erleichterung, Gesundheit und Freude bringen und bei jenen, die nicht so stark sind, die Arbeit des Arztes beträchtlich unterstützen, um das gleiche Ergebnis zu erzielen.

Wir müssen gewissenhaft lernen, nach Maßgabe der Gebote unserer Seele Individualität zu entwickeln, niemanden zu fürchten und darauf zu achten, daß keiner uns in der Entfaltung unseres Wesens stört oder uns abbringt von der Erfüllung unserer Pflicht und der Hilfeleistung für unsere Mitmenschen. Denn je weiter wir vorankommen, desto mehr werden wir zum Segen für jene, die um uns sind. Wir müssen besonders auf der Hut sein, anderen – ganz gleich, wer es ist – nur dann zu helfen, wenn der Wunsch zu helfen dem Gebot unserer Seele, unseres inneren Selbst entspringt und nicht von einem falschen Pflichtgefühl herstammt, das uns von irgend jemandem eingeredet worden ist. Das ist eine der Tragödien, die wir unseren modernen Konventionen zu verdanken haben, und man kann unmöglich ermessen, wieviel Tausende von Leben sie behindert, wie viele Myriaden von Gelegenheiten sie verbaut, wieviel Kummer und Leid sie verursacht und wie viele Menschen sie gezwungen hat, aus Pflichtgefühl heraus viele Jahre lang pflegebedürftige Eltern zu versorgen, deren einzige Krankheit in Wirklichkeit in ihrer Gier nach Aufmerksamkeit und Zuwendung bestand. Man denke an das Heer von Männern und Frauen, die davon abgehalten wurden, vielleicht etwas Großes und Nützliches für die Menschheit zu leisten, weil sie von einem Menschen mit Beschlag belegt wurden, von dem Abstand zu nehmen und Freiheit zu gewinnen sie nie den Mut aufgebracht haben. Man denke an die Kinder, die zu Beginn ihres Lebens ihre Berufung vernehmen und annehmen, und dann aufgrund schwieriger Umstände, falscher Ratschläge oder mangelnder Zielstrebigkeit in einen anderen Lebensbereich abgleiten, wo sie weder glücklich noch in der Lage sind, jenen Entwicklungsweg zu beschreiten, der für sie bestimmt war. Allein die Stimme unseres Gewissens kann uns sagen, wie und wem wir dienen sollten und ob unsere Pflicht einem einzigen oder vielen gilt. Aber wie die Antwort auch lauten mag: Wir sollten diesem Gebot folgen, bis zum äußersten unserer Fähigkeiten.

Schließlich sollten wir uns nicht fürchten, ins Leben einzutauchen. Wir sind hier, um Erfahrungen und Wissen zu sammeln, und wir werden nur wenig lernen, wenn wir uns nicht der Realität stellen und uns bis zum äußersten bemühen. In jedem Bereich des Lebens können wir Erfahrungen erwerben, und die Wahrheiten der Natur und der Menschheit lassen sich ebenso erfolgreich – vielleicht sogar noch besser – auf dem Lande wie mitten im Lärm und Getriebe der Großstadt erlernen.

Kapitel V

Eingriffe in die Persönlichkeit können diese davon abhalten, den Weisungen des höheren Selbst zu folgen, und führen oft zu einem Mangel an Individualität. Da dieser Mangel bei der Entstehung von Krankheit eine so große Rolle spielt und häufig schon früh im Leben seinen Anfang nimmt, wollen wir nun die tatsächliche Beziehung zwischen Erzeuger und Kind, zwischen Lehrer und Schüler betrachten.

Die Aufgabe der Elternschaft, die in der Tat als ein göttliches Privileg betrachtet werden sollte, ist es in erster Linie, einer Seele die Möglichkeit zu geben, im Interesse ihrer Weiterentwicklung in diese Welt einzutreten. Wenn man es richtig sieht und versteht, gibt es vermutlich kein großartigeres Vorrecht für den Menschen, als bei der körperlichen Geburt einer Seele zu helfen und mit der Pflege der jungen Persönlichkeit während der ersten Jahre ihres Erdendaseins betraut zu sein. Die Einstellung der Eltern sollte deshalb ganz darauf ausgerichtet sein, dem kleinen Neuankömmling nach allerbestem Vermögen alles zu geben, was er geistig, gedanklich und körperlich an Geleit braucht. Die Eltern sollten immer im Sinne haben, daß das Menschlein eine individuelle Seele ist, auf die Erde herabgekommen, um ihre eigenen Erfahrungen zu sammeln und auf eigene Weise Wissen zu erwerben nach den Geboten ihres höheren Selbst, und ihr deshalb soviel wie möglich Freiheit lassen für ihre ungehinderte Entfaltung.

Der göttliche Dienst der Elternschaft sollte so hoch – vielleicht noch höher – geachtet werden wie jede andere große Pflicht, zu der wir aufgerufen sind. Da dieser Dienst Opfer verlangt, sollten wir immer daran denken, daß nichts, was auch immer es sein möge, vom Kinde zurückerwartet werden darf; es geht allein darum, zu geben und nur zu geben: sanfte Liebe, Schutz und Geleit, bis die Seele die junge Persönlichkeit selbst lenken kann. Unabhängigkeit, Individualität und Freiheit sollten von Anfang an vermittelt werden, und man sollte das Kind anregen, so früh wie möglich damit zu beginnen, selbst zu denken und zu handeln. Die elterliche Kontrolle sollte Schritt für Schritt abgebaut werden, während sich die kindliche Fähigkeit zur Selbständigkeit entfaltet, und später sollten keine einschränkenden Pflichtgefühle den Eltern gegenüber die Seele des Kindes behindern.

Die Elternschaft ist eine Aufgabe, die von Generation zu Generation weitergegeben wird, und dabei geht es im wesentlichen darum, daß eine Zeitlang Geleit und Schutz gewährt werden. Danach hat diese Funktion zurückzutreten, und die Eltern sollen das Ziel ihrer Aufmerksamkeit, ihr Kind, freigeben, damit es allein weitergehen kann. Es sei daran erinnert, daß das Kind, dessen Schutz uns vorübergehend anvertraut ist, eine viel ältere und reifere Seele sein kann als wir selbst, daß es uns geistig längst über den Kopf gewachsen sein mag, und so sollten sich Kontrolle und Schutz auf die Bedürfnisse der jungen Persönlichkeit beschränken.

Die Elternschaft ist eine heilige Pflicht, die ihrem Wesen nach an die nächste Generation weitergegeben wird. Sie bringt nichts anderes als Dienen mit sich und erwartet keinerlei Gegenleistung, außer daß die Jungen dereinst die gleiche Pflicht gegenüber der nächsten Generation erfüllen werden. Eltern sollten sich besonders vor dem Verlangen hüten, die junge Persönlichkeit nach ihren eigenen Vorstellungen oder Wünschen zu formen, und sich jeder unangebrachten Bevormundung oder Forderung von Gefälligkeiten als Gegenleistung für ihre natürliche Pflicht und ihr göttliches Vorrecht enthalten.

Jedes Machtstreben, jeder Versuch, das junge Leben aus eigenen Motiven heraus zu formen, ist eine schreckliche Art der Habgier, der nie stattgegeben werden darf, denn wenn sich solche Gedanken in den jungen Eltern verfestigen und Wurzeln schlagen, werden sie sie in späteren Jahren zu regelrechten Vampiren entarten lassen. Wenn sich auch nur das geringste Machtstreben zeigt, muß es im Keim erstickt werden. Wir dürfen nicht zulassen, daß uns die Hab- und Machtgier versklavt und in uns den Wunsch weckt, andere zu beherrschen. Wir müssen in uns selbst das Geben fördern und diese Kunst entwickeln, bis die Opferbereitschaft jede Spur von schädlichem Handeln beseitigt hat.

Auch der Lehrer sollte immer daran denken, daß es nur seine Aufgabe ist, Vermittler zu sein, der den jungen Menschen Geleit und Gelegenheit gibt, die Dinge der Welt und des Lebens zu erlernen. Jedes Kind soll auf seine eigene Weise Wissen aufnehmen und instinktiv auswählen können, was für den Erfolg seines Lebens notwendig ist. Deshalb gilt auch hier, daß nicht mehr als die behutsame Anleitung gegeben werden sollte, damit der Schüler imstande ist, das Wissen zu erwerben, das er braucht.

Kinder sollten im Sinne behalten, daß die Aufgabe der Elternschaft ein göttliches Sinnbild der schöpferischen Kraft ist, daß sie aber keine Einschränkungen der Entwicklung und keine Verpflichtungen verlangt, die das Leben und Wirken behindern, das ihnen die eigene Seele gebietet. Man kann unmöglich das immense Leiden in unserer Zeit, die innere Verkrüppelung von Menschenwesen und das Anwachsen herrschsüchtiger Charaktere abschätzen, die auf mangelnde Erkenntnis dieser Umstände zurückzuführen sind. Fast in jeder Familie sind Eltern wie Kinder damit beschäftigt, sich ihre eigenen Gefängnisse zu bauen, weil sie von falschen Beweggründen angetrieben und in unrichtigen Vorstellungen der Eltern-Kind-Beziehung gefangen sind. Solche Gefängnisse nehmen die Freiheit, verkrampfen das Leben, behindern die naturgemäße Entwicklung und bringen allen Betroffenen Unglück.

Die mentalen, nervösen und sogar körperlichen Störungen, die daraus entstehen, bilden einen sehr großen Teil der Krankheit unserer Zeit.

Man kann gar nicht klar genug sagen, daß jede Seele zu dem spezifischen Zweck hier auf Erden verkörpert ist, Erfahrungen und Verständnis zu gewinnen und ihre Persönlichkeit nach dem Maßstab der ihr innewohnenden Ideale zu vervollkommnen. Ganz gleich, welcher Art unsere Beziehung zueinander auch ist, sei es Mann und Frau, Eltern und Kind, Bruder und Schwester, Meister und Geselle: wir versündigen uns gegenüber unserem Schöpfer und gegen unseren Mitmenschen, wenn wir aus persönlicher Motivation heraus die Entwicklung einer anderen Seele behindern. Unsere einzige Pflicht besteht darin, den Geboten unseres Gewissens zu folgen, und dieses wird niemals auch nur einen Augenblick lang die Beherrschung einer anderen Persönlichkeit zulassen. Jedermann soll wissen, daß seine Seele eine bestimmte Aufgabe für ihn vorgesehen hat, und solange er diese Aufgabe nicht erfüllt – auch wenn ihm dies gar nicht bewußt ist –, wird er unausweichlich einen Konflikt zwischen seiner Seele und Persönlichkeit verursachen, der sich dann notwendigerweise in Gestalt körperlicher Störungen niederschlägt.

Nun mag es wohl sein, daß jemand dazu berufen ist, sein ganzes Leben einem anderen zu widmen, aber bevor er dies in Angriff nimmt, soll er zuerst absolut sicher sein, daß dies ein Gebot seiner Seele ist und nicht die Empfehlung einer fremden, dominierenden Persönlichkeit, die ihn dazu überredet, oder ein falsches Pflichtgefühl, das ihn irreleitet. Er soll auch wissen, daß wir in diese Welt kommen, um Schlachten zu schlagen, um Kraft gegen jene zu gewinnen, die uns beherrschen wollen, und um jene Stufe zu erreichen, auf der wir ruhig und bedacht unsere Pflicht erfüllen und unerschrocken und unbeeinflußt von irgendeinem anderen lebenden Wesen durchs Leben gehen, immer geleitet von der Stimme unseres höheren Selbst. Für sehr viele wird der größte Kampf in ihrem eigenen Heim stattfinden: Bevor sie die Freiheit erlangen,

Siege in der Welt davonzutragen, müssen sie sich erst von der nachteiligen Beherrschung und Kontrolle durch einen sehr nahen Verwandten losreißen.

Jeder Mensch, sei er erwachsen oder ein Kind, der sich aus den dominierenden Einflüssen eines anderen zu befreien hat, sollte zweierlei bedenken: Erstens sollte er diesen »Möchtegern«-Unterdrücker in der gleichen Weise sehen wie einen Gegner im Sport: als eine Persönlichkeit, mit der wir gemeinsam am Spiel des Lebens teilnehmen, ohne die geringste Spur von Bitterkeit. Hätten wir nicht solche Mitstreiter, dann hätten wir keine Gelegenheit, unseren eigenen Mut, unsere eigene Individualität zu entfalten. Zweitens: Die wirklichen Siege im Leben erwachsen aus Liebe und Sanftheit, und so sollte in einem solchen Wettstreit keinerlei Gewalt eingesetzt werden. Durch stetiges Hineinwachsen in unser eigenes Wesen, durch Üben von Mitgefühl, Sympathie, Freundlichkeit und, falls möglich, Zuneigung – oder besser noch: Liebe – gegenüber dem anderen können wir uns so entwickeln, daß es uns im rechten Moment möglich ist, ganz sanft und ruhig dem Ruf unseres Gewissens zu folgen, ohne die geringste Einmischung zu erlauben.

Jene aber, die dominieren, brauchen viel Hilfe und Anleitung, um die Wahrheit als große, universale Wahrheit zu erkennen und um die Freude der geschwisterlichen Verbundenheit mit allen zu erfassen. Daran vorbeizugehen heißt, am wahren Glück im Leben vorbeizugehen, und wir müssen jenen Menschen helfen, soweit es in unserer Macht steht. Schwäche auf unserer Seite, die jenen erlaubt, ihren Einfluß auszuweiten, wird ihnen nur schaden; eine sanfte, aber bestimmte Weigerung, sich von ihnen beherrschen zu lassen, und eine Bemühung, ihnen die Erkenntnis der Freude des Gebens zu vermitteln, werden ihnen auf ihrem nach oben führenden Wege helfen.

Das Erlangen unserer Freiheit, das Gewinnen unserer Individualität und Unabhängigkeit, wird in den meisten Fällen viel Mut und Vertrauen verlangen. Aber in den dunkelsten

Stunden, wenn der Erfolg geradezu unmöglich scheint, wollen wir immer daran denken, daß Gottes Kinder sich niemals fürchten sollten und daß unsere Seelen uns nur solche Aufgaben anvertrauen, die wir erfüllen können. Mit dem Mut und Vertrauen auf die innewohnende Göttlichkeit muß der Sieg all jenen zuteil werden, die nicht ablassen, danach zu streben.

Kapitel VI

Wenn wir, liebe Brüder und Schwestern, nun erkennen, daß Liebe und Einheit die großen Fundamente unserer Schöpfung sind, daß wir selbst Kinder der göttlichen Liebe sind und daß der ewige Sieg über alles Falsche und alles Leiden durch Sanftheit und Liebe zu erreichen ist – wenn wir all dieses erkennen, wo finden wir in diesem Bild der Schönheit dann noch einen Platz für Vivisektion und Tierversuche? Sind wir denn immer noch so primitiv, so heidnisch zu glauben, daß wir uns durch Tieropfer vor den Folgen unserer eigenen Fehler und Schwächen retten könnten? Vor zweieinhalb Jahrtausenden zeigte Buddha der Welt, daß es falsch ist, andere Geschöpfe zu opfern. Die Menschheit steht schon tief in der Schuld des Tierreiches, dessen Angehörige sie gequält und vernichtet hat. Daraus können nur Schaden und Schmerzen für Menschen wie Tiere erwachsen, niemals Nutzen oder Vorteile. Wie weit haben wir im Westen uns von jenen schönen Idealen unserer Mutter, dem alten Indien, entfernt, als die Liebe zu den Geschöpfen der Erde so groß war, daß Menschen ausgebildet und begabt dazu waren, sich nicht nur um die Krankheiten und Verletzungen der Säugetiere, sondern auch der Vögel zu kümmern. Darüber hinaus gab es große heilige Zufluchtsstätten für Lebewesen aller Art, und die Menschen waren so sehr gegen das Verletzen einer niederen Kultur, daß jedem, der auf Jagd ging, die ärztliche Hilfe verweigert wurde, wenn er selbst krank war, bis er gelobte, solchen Praktiken zu entsagen.

Wir wollen die Menschen nicht verurteilen, die die Vivisektion durchführen, denn viele von ihnen arbeiten mit wahrhaft humanitären Absichten in dem Hoffen und Bestreben, einen Weg zur Linderung des menschlichen Leidens zu finden. Ihre Motivation mag gut sein, aber ihre Weisheit läßt zu wünschen übrig, und sie haben nur wenig Einsicht in den Grund des Lebens. Die Motivation jedoch, wie richtig sie auch sei, ist nicht genug; sie muß mit Weisheit und Wissen verbunden sein.

Von den Schrecknissen der Tierversuche, die mit Schwarzer Magie verwandt sind, wollen wir nicht erst schreiben, sondern jedes Menschenwesen anflehen, sie als zehntausendmal schlimmer als jede Plage zu meiden, denn sie sind eine Sünde gegen Gott, Mensch und Tier.

Abgesehen von diesen ein oder zwei Ausnahmen gibt es keinen Grund, sich mit dem Versagen der modernen medizinischen Wissenschaft länger aufzuhalten. Zerstörung ist unnütz, solange wir nicht ein besseres Gebäude neu errichten, und da in der Medizin die Fundamente für das neuere Gebäude bereits gelegt sind, soll unsere Aufmerksamkeit darauf gerichtet sein, diesem Tempel ein oder zwei Steine hinzuzufügen. Auch die ablehnende Kritik an der heutigen Berufsausbildung hat keinen Wert: Es ist vor allem das System, das falsch ist, und nicht die Menschen. Das System mit seinen wirtschaftlichen Zwängen läßt dem Arzt nicht die nötige Zeit für eine ruhige, friedliche Behandlung und nicht die Gelegenheit zur notwendigen Meditation, Besinnung und Dankbarkeit, die jeder braucht, der sein Leben dem Dienst an Kranken widmet. Wie schon Paracelsus sagte, kümmert sich der weise Arzt um fünf, nicht um fünfzehn Patienten am Tag – ein Ideal, das in unserer Zeit für den durchschnittlichen praktischen Arzt nicht erreichbar ist.

Das Heraufdämmern einer neuen und besseren Heilkunst steht uns bevor. Vor über hundert Jahren war die Homöopathie Hahnemanns der erste morgendliche Lichtstrahl nach einer langen Nacht der Finsternis, und sie kann in der Medizin der Zukunft eine große Rolle spielen. Weiterhin ist die Aufmerksamkeit, die man zur Zeit der Verbesserung der Lebensbedingungen und der Bereitstellung reinerer und saubrerer Nahrung widmet, ein Fortschritt in Richtung auf die Verhütung von Krankheit. Und jene Bewegungen, die die Menschen auf die Zusammenhänge zwischen spirituellen Mängeln und Krankheiten sowie auf die Heilung, die durch Vervollkommnung des Geistes erreichbar ist, hinweisen, deuten uns den Weg zum Kommen jenes strahlenden Sonnenlichtes an, in dessen Glanz das Dunkel der Krankheit verschwinden wird.

Wir wollen daran denken, daß die Krankheit ein gemeinsamer Feind ist und daß jeder von uns, der auch nur einen Bruchteil von ihr besiegt, damit nicht nur sich selbst, sondern der ganzen Menschheit hilft. Eine bestimmte Energiemenge muß aufgewendet werden, bevor die Niederlage des Feindes besiegelt ist; jeder einzelne von uns möge danach streben, dieses Ziel zu erreichen, und jene, die größer und stärker sind als die anderen, mögen nicht nur ihren Teil dazu beitragen, sondern auch ihren schwächeren Geschwistern materiell beistehen.

Es liegt auf der Hand, daß wir die Ausbreitung von Krankheit zuallererst dadurch verhindern können, daß wir aufhören, das zu tun, was ihre Macht ausweitet. Weiterhin gilt es, jene Mängel aus unserem eigenen Wesen zu entfernen, die ein weiteres Eindringen des Feindes ermöglichen. Das zu erreichen bedeutet wirklich den Sieg; wenn wir dann uns selbst befreit haben, besitzen wir die Freiheit, anderen zu helfen. Und dies ist nicht so schwierig, wie es auf den ersten Blick vielleicht erscheint. Es wird von uns nur erwartet, daß wir unser Bestes tun, und wir wissen, daß dies für uns alle möglich ist, wenn wir nur den Geboten unserer Seele folgen. Das Leben verlangt keine unvorstellbaren Opferleistungen von uns; wir sollen mit Freude im Herzen unseren Weg gehen und ein Segen sein für jene, die um uns sind, damit die Welt, wenn wir sie einmal verlassen, ein klein wenig besser durch uns geworden ist; dann haben wir unsere Aufgabe erfüllt.

Die Lehre der Religionen lautet, wenn wir sie recht verstehen: »Entsage allem und folge mir nach.« Das bedeutet, daß wir uns selbst ganz und gar aufgeben sollen zugunsten der Gebote unseres höheren Selbst, nicht jedoch, wie manche sich vielleicht vorstellen könnten, daß wir Haus und Behaglichkeit, Liebe und Luxus aufgeben – dies hätte mit der Wahrheit nur sehr wenig zu tun. Der Fürst eines Reiches mit all der Herrlichkeit seines Palastes könnte ein Gottgesandter sein und ein Segen für sein Volk, für sein Land – ja, sogar für die Welt; und wieviel wäre verloren, hätte dieser Fürst sich eingebildet, seine Pflicht geböte es, sich in ein Kloster zurückzuziehen. In jedem Bereich des Lebens, vom niedrigsten bis zum höchsten, müssen Stellen besetzt werden, und der göttliche Führer unseres Schicksals weiß, an welchen Platz er uns zu unserem Besten stellen wird. Alles, was von uns erwartet wird, ist, daß wir unsere Aufgabe freudig und gut erfüllen. Es gibt Heilige in der Fabrik und im Maschinenraum eines Schiffes ebenso wie unter den Würdenträgern religiöser Orden. Keiner von uns hier auf Erden ist gefordert, mehr zu tun, als in seinen Kräften steht, und wenn wir trachten, das Beste in uns zu erlangen, und uns immer von unserem höheren Selbst leiten lassen, sind Gesundheit und Glück für jeden von uns erreichbar.

Die westliche Zivilisation ist während des größeren Teils der vergangenen zweitausend Jahre durch ein Zeitalter des tiefen Materialismus gegangen, und die Erkenntnis der spirituellen Seite unseres Wesens und Seins ging in jener Geisteshaltung weithin verloren, da sie weltlichen Besitz, Ehrgeiz, Lust und Vergnügen über die wahren Werte des Lebens stellte. Der eigentliche Grund der Existenz des Menschen auf Erden wurde verdeckt durch das Verlangen, aus seiner Inkarnation nichts als weltlichen Gewinn herauszuholen. Es war eine Zeit, in der das Leben sehr schwierig war, weil echter Trost, Ermutigung und Aufbau gefehlt haben, die durch das Erkennen größerer Dinge als weltlicher erwachsen. Während der letzten Jahrhunderte erschienen die Religionen vielen Menschen viel eher als Legenden, die keinen Bezug zum täglichen Leben hatten, statt der Mittelpunkt ihres Daseins zu sein. Anstatt jede unserer Handlungen zu lenken und anzuregen, hat uns das wahre Wesen unseres höheren Selbst, zu dem das Wissen um das frühere und das weitere Leben – unabhängig vom gegenwärtigen – gehört, nur sehr wenig bedeutet. Vielmehr haben wir die großen Dinge gemieden und versucht, uns das Leben so bequem wie möglich zu machen, indem wir das Metaphysische aus unserem Denken ausgeschlossen und uns ganz auf irdische Freuden gestützt haben, die uns als Ausgleich für alle Nöte und Schicksalsschläge dienen sollten. So sind Stellung, Rang, Wohlstand und weltlicher Besitz über die Jahrhunderte zum Ziel menschlichen Strebens geworden, und da all diese Dinge vergänglich sind und sich nur erwerben und festhalten lassen durch viel ängstliche Sorge und Konzentration auf materielle Dinge, sind der tatsächliche innere Frieden und das Glück der vergangenen Generationen unendlich weit unter das gesunken, was der Menschheit zusteht.

Der wahre Frieden von Seele und Gemüt ist mit uns, wenn wir geistig voranschreiten, und er läßt sich nicht allein erwerben durch Anhäufen weltlichen Wohlstandes, ganz gleich, wie groß dieser auch sei. Aber die Zeiten ändern sich, und es gibt zahlreiche Anzeichen dafür, daß unsere Zivilisation dabei ist, das Zeitalter des reinen Materialismus hinter sich zu lassen und sich den Realitäten und Wahrheiten des Universums zu öffnen. Das sich heute abzeichnende allgemeine und rasch anwachsende Interesse am Wissen um transzendente Wahrheiten, die zunehmende Zahl jener, die Informationen über das Leben vor und nach dem derzeitigen wünschen, die Etablierung von Methoden zur Krankheitsbekämpfung durch Glauben und geistige Mittel, die Suche nach antiken Lehren und der Weisheit des Ostens – all dies sind Anzeichen dafür, daß die Menschen unserer Zeit einen Schimmer der Realität der Dinge geschaut haben. Wenn wir dann zu Fragen der Heilkunde kommen, können wir verstehen, daß auch diese mit dem Wandel der Zeit Schritt halten muß. Statt der Methoden des großen Materialismus braucht sie die Methoden einer Wissenschaft, die auf der Realität der Wahrheit basiert und von den gleichen göttlichen Gesetzen gelenkt wird wie unser eigenes Wesen. Die Heilkunst wird aus der Domäne rein physischer Behandlungsmethoden des Körpers weiterschreiten zu spirituellem und mentalem Heilen. Durch Wiederherstellung der Harmonie zwischen Seele und Gemüt wird sie die Grundursache der Krankheit entfernen und dann auch jene physischen Mittel zulassen, die vielleicht noch notwendig sind, um die Heilung des Körpers zu vervollständigen.

Wenn der medizinische Berufsstand diese Fakten nicht erkennt und nicht mitgeht mit der wachsenden Geistigkeit der Menschen, ist es durchaus möglich, daß die Kunst des Heilens in die Hände religiöser Orden oder jener geborenen Heiler übergeht, die es in jeder Generation gibt, die aber bisher mehr oder weniger unauffällig gelebt haben und von der Einstellung der orthodoxen Mediziner daran gehindert wurden, ihrer natürlichen Berufung nachzugehen.

Somit wird der Arzt der Zukunft zwei große Ziele haben. Das erste wird sein, dem Patienten zur Kenntnis über sich selbst zu verhelfen und ihn auf die fundamentalen Fehler hinzuweisen, die er begehen kann, die Mängel seines Charakters, die er kurieren sollte, und die Unzulänglichkeiten in seinem Wesen, die ausgemerzt und durch die entgegengesetzten Tugenden ersetzt werden müssen. Solch ein Arzt muß sich eingehend mit dem Studium der Gesetze, die den Menschen beherrschen, sowie mit dem Wesen der Menschen selbst beschäftigen, damit er bei denen, die an ihn herantreten, jene Faktoren erkennen kann, die einen Konflikt zwischen der Seele und der Persönlichkeit hervorgerufen haben. Er muß imstande sein, dem Leidenden zu raten, wie er am besten die erforderliche Harmonie herstellen kann, welche Arten des Handelns gegen die Einheit er aufgeben und welche notwendigen Tugenden er entwickeln muß, um seine Fehler auszugleichen. Jeder einzelne Fall wird eine sorgfältige Betrachtung erfordern, und nur jene, die einen großen Teil ihres Lebens dem Studium des Menschen gewidmet haben und deren Herz von dem Verlangen zu helfen erfüllt ist, werden diesen herrlichen und göttlichen Dienst für die Menschheit erfüllen können; die Augen des Leidenden öffnen und ihn über den Grund seines Seins aufklären, ihm Hoffnung vermitteln, Trost spenden und Vertrauen wecken und ihm so helfen, seine Krankheit zu besiegen.

Die zweite Pflicht des Arztes wird darin bestehen, solche Heilmittel zu verabfolgen, die dem materiellen Körper helfen, Kraft zu gewinnen, und dem Geist helfen, ruhig zu werden, seinen Horizont zu weiten und nach Vollkommenheit zu streben; die also Frieden und Harmonie in die ganze Persönlichkeit einkehren lassen. Solche Heilmittel gibt es in der Natur, wo sie die Gnade des göttlichen Schöpfers zu Heilung und Trost der Menschheit entstehen ließ. Einige dieser Heilmittel sind bekannt, und weitere werden zur Zeit von Ärzten in verschiedenen Teilen der Welt gesucht, besonders in unserer Mutter Indien. Es besteht kein Zweifel daran, daß wir im Zuge dieser Forschungen viel von dem Wissen, das schon vor über zweitausend Jahren bekannt war, zurückgewinnen werden. Der Heiler der Zukunft wird wieder die wunderbaren, natürlichen Heilmittel zu seiner Verfügung haben, die dem Menschen von Gottes Hand geschenkt wurden, um seine Krankheit zu heilen.

Somit wird das Verschwinden der Krankheit davon abhängen, daß der Mensch die Wahrheit der unveränderlichen Gesetze unseres Universums erkennt und sich selbst in Demut und Gehorsam nach diesen Gesetzen richtet. So wird er Frieden schaffen mit seiner Seele, woraus ihm wahre Freude und echtes Glück im Leben erwachsen werden. Der Arzt wird dann die Aufgabe haben, jedem Leidenden zur Erkenntnis der Wahrheit zu verhelfen und ihm die Wege zu weisen, auf denen er zur Harmonie gelangen kann. Er wird ihm das gläubige Vertrauen auf seine innewohnende Göttlichkeit geben, die alles überwinden kann, und ihm solche Mittel verabreichen, die zur Harmonisierung der Persönlichkeit und zur Heilung des Körpers beitragen.

Kapitel VII

Damit kommen wir zu der alles entscheidenden Frage: Wie können wir uns selbst helfen? Wie können wir unseren Geist und Körper in jenem Zustand der Harmonie erhalten, der es der Krankheit schwer oder unmöglich macht, uns anzugreifen – denn es ist gewiß, daß eine Persönlichkeit ohne Konflikte gegen Krankheiten immun ist.

Betrachten wir zunächst den Geist. Wir haben schon ausführlich darüber gesprochen, daß es notwendig ist, in sich nach den Fehlern zu forschen, durch die wir gegen die Einheit handeln und die Harmonie mit den Geboten der Seele verlieren, und diese Fehler auszumerzen, indem wir die entgegengesetzten Tugenden entwickeln. Das ist möglich nach den Richtlinien, die bereits aufgezeigt wurden, und eine ehrliche Selbstprüfung wird uns die Art und Beschaffenheit unserer Fehler enthüllen. Unsere geistigen Ratgeber, unsere wahren Ärzte und nahen Freunde sollten uns verhelfen können, ein wahrheitsgemäßes Bild von uns selbst zu gewinnen, aber die optimale Methode, Klarheit zu finden, ist ruhiges Nachsinnen und Meditation. Wir begeben uns dabei in eine Atmosphäre des Friedens, so daß unsere Seele durch die Stimme des Gewissens und der Intuition zu uns sprechen kann und uns nach ihren Wünschen anzuleiten vermag.

Wir sollten uns nur ein wenig Zeit jeden Tag dafür nehmen, in der wir ganz allein und in möglichst stiller Umgebung sind, ungestört bleiben und einfach still dasitzen oder liegen und entweder unseren Geist leerwerden lassen oder ruhig an unsere Aufgabe im Leben denken. Dann werden wir nach einiger Zeit feststellen, daß wir in solchen Augenblicken große Hilfe erhalten und blitzartige Erkenntnisse und innere Weisungen aufnehmen. Wir können beobachten, daß die Fragen nach den schwierigen Problemen im Leben unfehlbar beantwortet werden, und wir können voll Vertrauen die Wahl des rechten Weges treffen.

Während solcher Zeiten der Stille sollten wir den aufrichtigen Wunsch im Herzen tragen, der Menschheit zu dienen und nach den Geboten unserer Seele zu handeln.

Es sei daran erinnert: Wenn der Fehler gefunden ist, besteht das Heilmittel nicht darin, daß man ihn bekämpft oder Willenskraft aufwendet und Energie, um das Falsche zu unterdrücken, sondern in einer steten Entwicklung der entgegengesetzten Tugend, die automatisch alle Spuren des Feindes aus unserem Wesen beseitigt. Das ist die wahre und natürliche Methode des Fortschritts und des Sieges über das Falsche; sie ist bei weitem einfacher und wirksamer als der Kampf gegen einen bestimmten Fehler. Gegen einen Mangel zu kämpfen heißt, seine Macht zu stärken; das hält unsere Aufmerksamkeit auf seine Anwesenheit gerichtet und verwickelt uns tatsächlich in den Kampf. Das meiste, was wir an Erfolg dann erwarten können, ist ein Sieg durch Unterdrückung, der doch alles andere als befriedigt, da der Feind noch immer bei uns ist und sich, wenn wir einen Augenblick Schwäche zeigen, von neuem erheben kann. Den Mangel zu vergessen und bewußt danach zu streben, die Tugend auszubilden, die ihn unmöglich machen wird, ist der echte Weg zum Sieg.

Findet sich zum Beispiel Grausamkeit in unserem Wesen, könnten wir unaufhörlich sagen: »Ich will nicht grausam sein!« und uns so davon abhalten, in dieser Beziehung einen Fehler zu machen. Der Erfolg dieser Methode hängt aber davon ab, wie stark wir mit unserem Denken sind, und sollte unser Vorsatz einmal nachlassen, so könnten wir ihn einen Augenblick aus dem Sinn verlieren. Wenn wir aber echte Sympathie zu unseren Mitmenschen entwickeln, dann wird diese Tugend ein für allemal jegliche Grausamkeit unmöglich machen, da wir entsetzt vor ihr zurückweichen aufgrund unseres Empfindens für die Mitmenschen. Dabei handelt es sich nicht um Unterdrückung oder Verdrängung, und kein verborgener Feind kann aus seinem Versteck hervorkommen, wenn wir einmal nicht auf der Hut sind, weil unsere Sympathie die Möglichkeit jeder Haltung, die einen anderen verletzen könnte, ganz und gar aus unserem Wesen ausgemerzt hat.

Wie wir schon zuvor gesehen haben, wird die Art unserer körperlichen Krankheit dazu beitragen, uns auf die mentale Disharmonie hinzuweisen, die die Grundursache für ihre Entstehung ist. Ein weiterer wichtiger Faktor des Erfolgs ist, daß wir Lust am Leben haben und unser Hiersein nicht nur als eine Pflicht ansehen, die wir mit soviel Geduld wie möglich zu ertragen haben, sondern eine wirkliche Freude am Abenteuer unserer Reise durch diese Welt entwickeln.

Vielleicht eine der größten Tragödien des Materialismus ist die Entwicklung von Langeweile und der Verlust wahren inneren Glücks. Der Materialismus lehrt die Menschen, Zufriedenheit und Ausgleich für ihre Schwierigkeiten in irdischen Vergnügungen und Freuden zu suchen. Diese jedoch vermögen nie mehr als nur zeitweiliges Vergessen unserer Probleme zu verschaffen. Wenn wir einmal anfangen, den Ausgleich für unsere Nöte aus der Hand des bezahlten Hofnarren zu suchen, setzen wir einen Teufelskreis in Bewegung. Amüsement, Unterhaltung und Leichtfertigkeit sind für uns alle gut, aber nicht, wenn wir uns ständig darauf verlassen, daß sie uns von allen Schwierigkeiten befreien. Weltliche Vergnügungen jeder Art müssen in ihrer Intensität dauernd gesteigert werden, um weiterhin zu fesseln, und was gestern noch Spannung erzeugte, ist morgen schon langweilig. So gehen wir auf die Suche nach anderen, stärkeren Erregungen, bis wir übersättigt sind und auch aus diesen keine weitere Hilfe mehr erlangen. Auf die eine oder andere Weise macht das Vertrauen auf weltliche Zerstreuung aus jedem von uns einen Faust. Auch wenn wir es vielleicht bewußt nicht ganz erkennen, wird das Leben für uns nur wenig mehr als eine zu erduldende Pflicht – und all seine wahre Lust und Freude, wie sie das Erbe eines jeden Kindes sein und bis in unsere letzten Stunden aufrechterhalten bleiben sollten, verlassen uns. Ein extremes Stadium haben wir heute mit den wissenschaftlichen Bemühungen um eine Verjüngung erreicht, um die Verlängerung des natürlichen Lebens und eine Steigerung sinnlicher Vergnügungen durch teuflische Praktiken.

Der Zustand der Langeweile ist verantwortlich dafür, daß wir viel mehr Krankheit in uns hereinlassen, als man allgemein erkennt, und da dies heutzutage schon recht früh im Leben beginnt, werden diese hereingelassenen Krankheiten schon in frühem Lebensalter sichtbar. Ein solcher Zustand kann nicht eintreten, wenn wir die Wahrheit unserer Göttlichkeit anerkennen – unserer Sendung in der Welt – und damit die Freude besitzen, Erfahrungen zu sammeln und anderen zu helfen. Das Gegenmittel zur Langeweile ist ein aktives und lebhaftes Interesse an allen, die um uns sind, eine Beschäftigung mit dem Leben, mit unseren Mitmenschen und mit den Begebenheiten. Es gilt, die Wahrheit zu erkennen, die hinter allem steht, uns selbst zu verlieren, um Wissen und Erfahrung zu gewinnen, und nach Gelegenheiten Ausschau zu halten, bei denen wir das Gelernte zum Wohle eines Mitreisenden einsetzen können. So wird jeder Augenblick unserer Arbeit und unseres Spiels den Eifer zu lernen mit sich bringen, das Verlangen, wahre Dinge zu erleben, echte Abenteuer und Handlungen, die den Einsatz wert sind. Während wir diese Fähigkeiten entwickeln, werden wir feststellen, daß wir die Kraft wiedererlangen, Freude aus den kleinsten Begebenheiten zu erfahren, aus Geschehnissen, die wir früher als selbstverständlich, als alltäglich und belanglos betrachtet haben und die uns nun zu einem Anlaß werden, weiter zu forschen und zu erleben. In den einfachsten Dingen des Lebens nämlich – den einfachen, weil sie der großen Wahrheit näher sind – ist die wahre Freude zu finden.

Resignation macht einen zum bloßen unaufmerksamen Passagier auf der Reise des Lebens und öffnet die Tür für unzählige widrige Einflüsse, die nie Zutritt erlangen könnten, solange unser tägliches Leben den Geist und die Freude des Abenteuers widerspiegelt. Ganz gleich, an welchen Platz wir gestellt sind, ob als Arbeiter in eine Stadt mit ihren wimmelnden Menschenmassen oder als einsamer Schafhirte auf die Berge: Wir wollen uns bemühen, Gleichgültigkeit in Interesse zu verwandeln, stumpfsinnige Pflicht in eine fröhliche Erfahrung und das tägliche Leben in ein intensives Studium der Menschen und der großen, fundamentalen Gesetze des Universums. An jedem Platz gibt es reichlich Gelegenheit, die Gesetze der Schöpfung zu beobachten, sei es nun in den Bergen und Tälern oder mitten unter den Menschen. Laßt uns zuerst das Leben in ein ungemein fesselndes Abenteuer verwandeln, in dem es keine Langeweile mehr geben kann, und aus dem so gewonnenen Wissen heraus danach streben, unseren Geist in Harmonie mit unserer Seele zu bringen und mit der großen Einheit der Schöpfung Gottes.

Eine weitere fundamentale Hilfe für uns ist, alle Angst abzulegen. Angst hat in Wirklichkeit keinen Platz im natürlichen Menschenreich, da die uns innewohnende Göttlichkeit, die unser Selbst ist, unbesiegbar und unsterblich ist. Wenn wir das erkennen, gibt es nichts mehr, vor dem wir uns als Kinder Gottes zu fürchten brauchen! In materialistischen Zeiten wächst die Angst natürlich mit den irdischen Besitztümern, seien es solche des Körpers selbst oder äußerer Reichtum. Wenn unsere Welt aus solchen Dingen besteht, die so vergänglich sind, so schwierig zu erlangen und so unmöglich, auch nur kurze Zeit festzuhalten, dann veranlaßt uns das zur höchsten Besorgnis: Wir könnten eine Gelegenheit versäumen, sie festzuhalten. So müssen wir notwendigerweise in einem ständigen Zustand der Angst leben, sei er uns bewußt oder nicht. Denn wir wissen in unserem inneren Selbst, daß solche Besitztümer jeden Augenblick wieder von uns genommen werden könnten; wir können sie ohnehin höchstens ein kurzes Menschenleben lang festhalten.

In unserer Zeit hat sich die Furcht vor Krankheit entwickelt, bis sie zu einer mächtigen, schädlichen Kraft geworden ist, die jenen Dingen, die wir fürchten, Tür und Tor öffnet und ihnen das Eindringen erleichtert. Solche Angst beruht in Wirklichkeit nur auf Selbstsucht, denn wenn wir ernsthaft um das Wohl anderer bemüht sind, gibt es keine Zeit, sich noch um persönliche Leiden Kummer zu machen. Die Angst spielt heutzutage eine sehr wichtige Rolle bei der Verbreitung von

Krankheit, und die moderne Wissenschaft hat die Herrschaft des Schreckens noch ausgebreitet, indem sie Entdeckungen in der breiten Öffentlichkeit bekanntmacht, die im derzeitigen Stadium bloße Halbwahrheiten sind. Die Kenntnisse über Bakterien und andere Krankheitserreger haben im Denken ungezählter Menschen ein Chaos angerichtet, und die Angst, die dadurch entstanden ist, hat sie viel anfälliger für Krankheiten werden lassen. Während niedere Formen des Lebens, zum Beispiel Bakterien, tatsächlich bei der Entstehung von Krankheiten eine Rolle spielen können, sind sie doch keinesfalls die ganze Wahrheit dieses Problems, wie man wissenschaftlich oder durch alltägliche Ereignisse beweisen kann.

Es gibt nämlich einen Faktor, den die Wissenschaft auf materiell-körperlicher Grundlage nicht erklären kann, und zwar warum manche Menschen von Krankheiten betroffen, andere aber unbehelligt bleiben, obwohl beide das gleiche Ansteckungsrisiko eingegangen sind. Die materialistische Denkweise übersieht, daß es einen Faktor jenseits der körperlichen Ebene gibt, der einen Menschen vor Krankheiten aller Art schützt oder ihn dafür anfällig macht. Die Angst, die unser Denken lähmt und damit Disharmonie in unserem materiellen und magnetischen Körper erzeugt, ebnet der Invasion den Weg. Wenn Bakterien und dergleichen materielle Dinge die sichere und einzige Ursache von Krankheit wären, dann hätten wir in der Tat allen Grund, uns zu fürchten. Wenn wir uns aber vor Augen halten, daß selbst bei den schlimmsten Seuchen nur ein Teil jener Menschen, die der Ansteckung ausgesetzt waren, tatsächlich erkrankt und daß – wie wir gesehen haben – die wahre Ursache der Krankheit in unserer eigenen Persönlichkeit und damit in unserer Kontrolle liegt, dann dürfen wir ohne Angst und Furcht einhergehen in dem Wissen, daß wir das Heilmittel in uns haben. Wir können alle Angst vor den rein materiellen Krankheitsursachen aus unserem Denken verbannen, indem wir uns klarmachen, daß solche Angst uns nur anfällig macht. Wenn wir uns bemühen, Harmonie in unserer Persönlichkeit zu schaffen, brauchen wir uns nicht mehr Sorge um Krankheiten zu machen, als wir uns fürchten, vom Blitz erschlagen oder von einem Stück eines niedergehenden Meteoriten getroffen zu werden.

Wenden wir uns nun der Betrachtung des physischen Körpers zu. Wir dürfen nie vergessen, daß dieser nur die irdische Wohnstatt der Seele ist, in der wir uns kurze Zeit aufhalten, um Erfahrung und Wissen in der Welt zu erwerben. Ohne uns allzusehr mit unserem Körper zu identifizieren, sollten wir ihn mit Achtung und Sorgfalt behandeln, damit er gesund bleibt und lange genug aushält, um unsere Arbeit zu tun. Keinen Augenblick jedoch wollen wir ihn zu sehr beachten oder uns gar in ihm verlieren, sondern lernen, seiner Existenz sowenig bewußt zu sein wie möglich. Wir wollen den Körper als Gefährt unserer Seele gebrauchen und als Diener, der unseren Willen ausführt.

Äußere und innere Reinlichkeit sind von großer Bedeutung. Für die erstere benutzen wir im Westen im allgemeinen zu heißes Wasser; es öffnet die Poren der Haut und läßt Schmutz herein. Darüber hinaus läßt der übertriebene Gebrauch von Seife die Hautoberfläche empfindlich werden und greift sie an. Kühles oder lauwarmes Wasser, sei es als Dusche oder als frisches Badewasser, ist natürlicher und hält den Körper gesünder. Es sollte nur so viel Seife benutzt werden, wie notwendig ist, um offensichtlichen Schmutz abzulösen, und die Seife sollte man danach mit frischem Wasser abwaschen.

Innere Reinlichkeit hängt von der Ernährung ab, und wir sollten all das auswählen, was sauber und naturbelassen ist und so frisch wie möglich, vor allem Obst, Gemüse und Nüsse. Tierisches Fleisch sollte man auf jeden Fall vermeiden, weil es viele Stoffwechselgifte im Leib entstehen läßt, zweitens, weil es einen unnormalen und übermäßigen Appetit anregt, und drittens, weil es Grausamkeit gegen das Tierreich verlangt. Reichlich Flüssigkeit sollten wir zu uns nehmen, um den Körper zu reinigen, das heißt Wasser und natürliche Weine und andere Erzeugnisse direkt aus der Natur unter Vermeidung aller künstlich hergestellten Getränke.

Der Schlaf sollte nicht übertrieben lang sein, da viele von uns mehr Kontrolle über sich haben, während sie wach sind, als wenn sie schlafen. Die alte Redensart »Statt dich noch mal umzudrehn, ist es besser aufzustehn!« ist eine hervorragende Richtlinie.

Die Kleidung sollte an Gewicht leicht sein, wie es die Temperatur zuläßt, sie sollte frische Luft an den Körper lassen, und Sonnenschein und frische Luft sollten überhaupt sooft wie möglich die Haut direkt erreichen. Wasser- und Sonnenbäder spenden sehr viel Gesundheit und Vitalität.

Heiterkeit in allen Dingen sollte unterstützt werden, und wir sollten uns nie von Zweifeln und Niedergeschlagenheit bedrücken lassen. Statt dessen wollen wir uns daran erinnern, daß diese nicht aus uns selbst stammen, denn unsere Seele kennt allein Freude und Glück.

Kapitel VIII

Wir sehen somit, daß unser Sieg über die Krankheit hauptsächlich von folgendem abhängt: erstens der Erkenntnis der unserem Wesen innewohnenden Göttlichkeit und daher unserer Macht, alles Falsche zu überwinden; zweitens dem Wissen, daß die Grundursache aller Krankheit zurückzuführen ist auf Disharmonie zwischen Persönlichkeit und Seele; drittens unserer Bereitschaft und Fähigkeit, den Fehler zu entdecken, der einen solchen Konflikt verursacht, und viertens der Beseitigung jedes solchen Fehlers durch Entwicklung der ihm entgegengesetzten Tugend.

Die Aufgabe der Heilkunst wird es sein, uns das notwendige Wissen und die Mittel zu geben, durch die wir unsere Krankheiten überwinden können, und darüber hinaus jene Heilmittel zu verabfolgen, die unseren mentalen und physischen Leib stärken und uns damit größere Möglichkeiten zum Sieg verschaffen. Dann werden wir in der Tat in der Lage sein, die Krankheit an ihrer Wurzel zu packen und dabei echte

Hoffnung auf Erfolg zu haben. Die Medizin der Zukunft wird sich nicht mehr vornehmlich mit den äußerlichen Resultaten und Symptomen von Krankheit beschäftigen oder den akuten körperlichen Schäden soviel Aufmerksamkeit schenken wie bisher. Sie wird auch nicht Drogen und Chemikalien allein zum Zwecke der Betäubung unserer Symptome verschreiben. In dem Wissen um die wahre Ursache der Krankheit und in der Erkenntnis, daß die sichtbaren körperlichen Anzeichen nur sekundär sind, wird sie ihre Bemühungen darauf konzentrieren, daß jene Harmonie zwischen Körper, Geist und Seele geschaffen wird, die Linderung und Heilung der Krankheit nach sich zieht. Und in allen Fällen, die rechtzeitig genug behandelt werden, wird die Korrektur im Bereich des Geistes verhindern, daß eine drohende Erkrankung überhaupt zum Ausbruch kommt.

Unter den verschiedenen Arten von Heilmitteln, die dann verwendet werden, werden sich solche befinden, die aus den schönsten Pflanzen und Kräutern gewonnen sind, die in der Apotheke der Natur wachsen und die aus göttlicher Hand mit Heilkräften angereichert sind für Geist und Körper des Menschen.

Wir müssen unsererseits Frieden, Harmonie, Individualität und Zielstrebigkeit üben und in zunehmendem Maße das Wissen in uns entwickeln, daß wir unserem Wesenskern nach göttlichen Ursprungs sind, Kinder des Schöpfers. Wir haben die Kraft in uns, die Vollkommenheit zu erreichen, wenn wir sie nur entfalten – was wir im Laufe der Zeit ohnehin tun müssen. Diese Erkenntnis muß in uns wachsen und zur Wirklichkeit werden, bis sie das herausragendste Merkmal unseres Daseins ist. Wir müssen beständig Frieden üben und uns vorstellen, daß unser Denken einem See gleicht, dessen Oberfläche immer still und unbewegt und ungestört bleibt. Allmählich entwickeln wir diesen Zustand des Friedens, bis kein Ereignis im Leben, kein Umstand, keine andere Persönlichkeit unter irgendeiner Bedingung mehr in der Lage ist, die Oberfläche dieses Sees zu bewegen oder Gefühle wie Gereiztheit,

Niedergeschlagenheit oder Zweifel in uns aufsteigen zu lassen. Es wird uns wesentlich helfen, wenn wir jeden Tag eine kurze Zeit reservieren, in der wir über die Schönheit des Friedens und die Vorzüge der Ruhe nachdenken und erkennen, daß wir weder durch Sorgen noch durch Hetzen etwas erreichen, sondern durch ruhiges, stilles Denken und Handeln mit allem Beginnen mehr Erfolg haben. Unser Verhalten in diesem Leben in Übereinstimmung zu bringen mit den Wünschen unserer Seele und in einem Zustand des Friedens so zu leben, daß die Unruhen und Störungen der Welt uns unbewegt lassen, ist wirklich eine große Errungenschaft und bringt uns jenen Frieden, der höher ist als alle Vernunft. Auch wenn dies zuerst über unsere kühnsten Träume hinauszugehen scheint, ist es – wenn wir Geduld und Ausdauer aufbringen – doch im Bereich dessen, was jeder von uns erlangen kann.

Nicht von allen wird verlangt, Heilige oder Märtyrer zu sein oder berühmt zu werden; den meisten von uns sind weniger auffällige Positionen zugewiesen. Aber von jedem wird erwartet, daß er die Freude und das Abenteuer des Lebens versteht und mit Heiterkeit die Aufgabe erfüllt, die ihm von der Göttlichkeit im Innern zugeordnet wurde.

Für jene, die krank sind, bedeuten innerer Frieden und Harmonie mit der Seele die größte Hilfe zur Genesung. Die Medizin und Krankenpflege der Zukunft werden der Förderung dieser Aspekte beim Patienten viel mehr Aufmerksamkeit schenken, als wir es heute tun in einer Zeit, in der wir den Verlauf einer Krankengeschichte nicht anders als mit materialistischen Begriffen beurteilen können. Wir denken mehr an häufige Messungen der Körpertemperatur und andere Maßnahmen, die den Patienten eher stören, als der stillen Ruhe und Entspannung von Körper und Geist förderlich sind und so wesentlich zur Genesung beitragen. Es steht außer Zweifel, daß wir – wenn es uns gelingt, bei den ersten Anzeichen einer leichen Erkrankung auch nur einige wenige Stunden völliger Entspannung zu erreichen und in Harmonie mit unserem höheren Selbst zu gelangen – die Krankheit am Ausbruch hindern könnten. Wir brauchen dazu ja nur einen Bruchteil der Ruhe, die Christus seinen Jüngern in das Boot mitbrachte, als er der stürmischen See befahl: »Schweig und verstumme.«

Unsere Einstellung zum Leben hängt von der Nähe unserer Persönlichkeit zur Seele ab. Je enger die Einheit ist, desto größer sind Harmonie und Frieden; desto klarer wird das Licht der Wahrheit scheinen und das strahlende Glück, das aus der Höhe stammt. Diese werden uns Beständigkeit geben und Festigkeit gegen die Schwierigkeiten und Schrecken der Welt, da sie ihre Wurzeln in der ewigen Wahrheit des Guten haben. Die Kenntnis der Wahrheit gibt uns die Gewißheit, daß die Ereignisse in der Welt, wie tragisch sie auch erscheinen mögen, doch nur ein vorübergehendes Stadium kennzeichnen in der Evolution des Menschen. Selbst die Krankheit ist an sich wohltätig und wirkt im Rahmen gewisser Gesetze, die letztlich Gutes hervorbringen sollen und einen ständigen Druck und Anreiz in Richtung Vollendung ausüben. Wer dieses Wissen besitzt, kann von Geschehnissen, die für andere eine Belastung sind, nicht berührt, niedergedrückt oder erschüttert werden, und alle Unsicherheit, Angst und Verzweiflung verschwinden für immer. Wenn wir nur einen ständigen Kontakt, eine dauernde Einheit mit unserer eigenen Seele aufrechterhalten können, mit unserem himmlischen Vater, dann ist die Welt tatsächlich ein Ort der Freude, und kein schädlicher Einfluß kann uns erreichen.

Es ist uns nicht gestattet, die Größe unserer eigenen Göttlichkeit zu sehen oder die Großartigkeit unserer Bestimmung und der herrlichen Zukunft zu schauen, die vor uns liegt. Wenn wir das könnten, wäre das Leben keine Prüfung mehr, würde keine Anstrengung mehr verlangen und uns nicht mehr fordern. Unsere Tugend liegt darin, daß wir dem größten Teil jener gewaltigen Dinge gegenüber blind sind und doch das Vertrauen, den Glauben und den Mut haben, ein gutes Leben zu führen und die Schwierigkeiten dieser Erde zu meistern. Durch die Kommunion mit unserem höheren Selbst können wir jedoch jene Harmonie aufrechterhalten, durch die wir alle weltlichen Widerstände fortsetzen und unser Schicksal erfüllen, ohne uns von den Einflüssen erschrecken zu lassen, die uns in die Irre leiten wollen.

Als nächstes müssen wir Individualität entwickeln und uns von allen weltlichen Einflüssen frei machen, damit wir nur den Geboten unserer eigenen Seele folgen. Wir dürfen uns von Umständen oder anderen Menschen nicht berühren lassen, damit wir unsere eigenen Herren werden und unser Barke über die rauhe See des Lebens steuern, ohne je das Ruder der Redlichkeit zu verlassen oder das Steuer unseres Schiffes fremden Händen zu überlassen. Wir müssen absolute und vollständige Freiheit gewinnen, so daß alles, was wir tun, jede Handlung – ja selbst jeder unserer Gedanken – seinen Ursprung in uns selbst hat. Dann können wir frei aus eigenem Antrieb leben und geben, aus eigenem Antrieb allein.

Unsere größte Schwierigkeit in dieser Hinsicht besteht in der Verbindung mit jenen, die uns in dieser Zeit am nächsten stehen, da die Ehrfurcht vor Konventionen, falschen Maßstäben und Pflichtgefühlen so erschreckend weit reicht. Aber wir müssen unseren Mut steigern, der doch bei den meisten von uns groß genug ist, um scheinbar großen Dingen im Leben entgegenzutreten, dann jedoch versagt, wenn es um die Prüfungen im kleinen eigenen Bereich geht. Wir müssen fähig werden, unparteiisch zu bestimmen, was richtig oder falsch für uns ist, um in der Gegenwart eines Verwandten oder Freundes furchtlos zu handeln. Wieviele von uns sind große Helden in der äußeren Welt, aber Feiglinge zu Hause! Die Mittel, mit denen wir an der Erfüllung unseres Schicksals gehindert werden sollen, mögen sehr subtil sein – zum Beispiel die Vorspiegelung von Liebe und Zuneigung, ein falsches Pflichtgefühl, Methoden, die uns versklaven und fesseln an die Wünsche anderer; sie alle müssen erbarmungslos beseitigt werden. Die Stimme unserer eigenen Seele, und allein sie, muß beachtet werden, wenn es um unsere Aufgabe geht und wir uns nicht von den Menschen unserer Umgebung behindern lassen wollen. Die Individualität muß bis zum äußersten entwickelt werden; wir müssen lernen, uns im Leben auf nichts anderes als auf Geleit, Weisung und Hilfe von unserer Seele zu verlassen, unsere Freiheit mit beiden Händen zu ergreifen und in die Welt einzutauchen, um jedes Teilchen Wissen und Erfahrung zu gewinnen, das wir erreichen können.

Zugleich müssen wir aber auf der Hut sein, daß wir jedem anderen ebenfalls seine Freiheit lassen, nichts von anderen erwarten, sondern – im Gegenteil – immer bereit sind, ihnen eine Hand zu reichen, die ihnen aufhilft, wenn sie in Not und Schwierigkeiten sind. So wird jeder Mensch, dem wir im Laufe des Lebens begegnen – sei es Mutter, Mann, Kind, Fremder oder Freund –, zum Mitreisenden, und jeder von ihnen kann in seiner eigenen geistigen Entwicklung weiter oder weniger weit sein als wir selbst. Alle sind wir aber Mitglieder einer gemeinsamen Bruderschaft und Teil einer großen Gemeinschaft, die die gleiche Reise mit dem gleichen herrlichen Ziel vor Augen angetreten hat.

Wir müssen standhaft in unserer Siegesgewißheit sein und unerschütterlich in dem Willen, den Berggipfel zu erreichen; keinen Augenblick wollen wir mit Bedauern über die Fehltritte auf unserem Wege vergeuden. Kein großer Aufstieg gelang je ohne Fehler und Rückschritte; wir müssen sie als Erfahrungen ansehen, die uns helfen, in Zukunft weniger häufig zu stolpern. Keine Gedanken an Irrtümer der Vergangenheit sollen uns je niederdrücken; sie sind vorbei und vergangen, aber das aus ihnen gewonnene Wissen wird uns helfen, ihre Wiederholung zu vermeiden. Wir müssen stetig voran- und aufwärtsschreiten, niemals etwas bedauern und niemals zurückblicken, denn selbst was erst eine Stunde hinter uns liegt, ist unwiederbringliche Vergangenheit, und die herrliche Zukunft liegt in strahlendem Licht vor uns. Alle Angst werfen wir von uns; sie sollte im menschlichen Gemüt nie einen Platz finden und ist nur möglich, wenn wir den Blick für unsere Göttlichkeit aus den Augen verlieren. Sie ist uns wesensfremd, weil wir, Kinder des Schöpfers und Funken des göttlichen Lebens, unbesiegbar sind, unzerstörbar und unbezwingbar.

Krankheit erscheint uns grausam, weil sie falsches Denken und falsches Tun bestraft, das zu Grausamkeit gegenüber anderen führt. Deshalb ist es notwendig, die Liebe und Geschwisterlichkeit in unserem Wesen zu entwickeln, denn diese werden Grausamkeit in Zukunft unmöglich machen.

Die Entwicklung der Liebe schenkt uns die Erkenntnis der Einheit, jener Wahrheit, daß jeder einzelne von uns ein Teil der einen großen Schöpfung ist.

Die Ursache all unserer Schwierigkeiten – das Ich und die Absonderung – verschwindet, sobald die Liebe und das Wissen um die große Einheit Teil unseres Wesens werden. Das Universum ist das sichtbare Antlitz Gottes; bei seiner Geburt ist es der wiedergeborene Gott, bei seinem Ende der höherentwickelte Gott. Das gleiche gilt für den Menschen: Sein Körper ist sein veräußerlichtes Selbst, eine im Äußeren sichtbare Offenbarung seines inneren Wesens; er ist Ausdruck seiner selbst, Materialisation der Eigenschaften seines Bewußtseins.

In unserer westlichen Zivilisation haben wir ein strahlendes Beispiel der Vollkommenheit in Christus und seinen Lehren, die uns leiten. Er dient uns allen als Mittler zwischen unserer Persönlichkeit und der Seele. Seine Sendung auf Erden war, uns zu lehren, wie wir Harmonie und Kommunion mit unserem höheren Selbst erreichen können, mit unserem Vater im Himmel, und wie wir dadurch zur Vollkommenheit gelangen können in Übereinstimmung mit dem Willen des großen Schöpfers aller Dinge.

So lehrten es auch Buddha und andere große Meister, die von Zeit zu Zeit auf die Erde kamen, um dem Menschen den Weg zur Vollendung zu zeigen. Es gibt keinen Kompromiß für die Menschheit. Die Wahrheit muß anerkannt werden, und der Mensch muß sich mit dem unendlichen Gesetz der Liebe seines Schöpfers vereinen.

Und so, meine Brüder und Schwestern, kommt heraus in das herrliche Sonnenlicht der Erkenntnis eurer Göttlichkeit, und macht euch ernsthaft und unbeirrt daran, euch in den großen Plan des Glückes und seiner Verbreitung einzufügen, gemeinsam mit jener großen Schar der weißen Bruderschaft, deren ganzes Dasein Gehorsam ist gegenüber dem Wunsche Gottes und der es eine große Freude bedeutet, ihren jüngeren Geschwistern, den Menschen, zu dienen.

XIII
Einige fundamentale Überlegungen zu Krankheit und Heilung

(*Homoeopathic World,* 1930)

Um Krankheit – ihren Zweck, ihr Wesen und ihre Heilung – zu verstehen, müssen wir auch etwas vom Grund unseres Daseins begreifen und von den Gesetzen unseres Schöpfers in bezug auf uns selbst.

Es kommt darauf an zu erkennen, daß der Mensch zwei Aspekte besitzt, einen geistigen und einen körperlichen. Von diesen beiden ist der körperliche von unendlich geringerer Bedeutung.

Unter der Führung unseres geistigen Selbst, unseres unsterblichen Lebens, wird der Mensch geboren, um Wissen und Erfahrung zu erwerben und um sich als körperliches Wesen zu vervollkommnen.

Der materielle Körper allein ist ohne die Verbindung mit dem Geistigen eine leere Hülle, gleich einem Stück Kork auf den Wellen. Wo aber Einheit ist, da ist das Leben eine Freude, ein spannendes, interessantes Abenteuer, eine Reise, die Glück, Gesundheit und Wissen bringt.

Unsere Entwicklung begannen wir als Neugeborenes, ohne Wissen, das ganze Interesse auf sich selbst gerichtet. Wünsche beschränken sich auf Geborgenheit, Nahrung und Wärme. Dann, wenn wir weiterkommen, wächst das Verlangen nach Macht, und so bleiben wir eine Zeitlang auf uns selbst gerichtet, allein erfüllt von dem Wunsch nach eigenem Gewinn, nach weltlichem Ehrgeiz.

Dann gelangen wir an den Wendepunkt: Geboren wird der Wunsch, anderen zu dienen. Nun beginnt der Kampf, denn im Laufe unserer Entwicklung gilt es, ›selbst‹ in ›selbstlos‹ umzukehren, Getrenntsein in Einheit. Wir haben alles Wissen, alle Erfahrung zu sammeln, die die Welt uns vermitteln kann, und alle menschlichen Schwächen sind umzuwandeln in die entgegengesetzten Tugenden.

Doch wir lernen langsam, eine Lektion nach der anderen. Wenn wir aber gesund und glücklich sein wollen, müssen wir diejenige Lektion lernen, die unser geistiges Selbst vor uns gestellt hat.

Wir lernen nicht alle zur gleichen Zeit die gleiche Lektion. Der eine hat den Stolz zu überwinden, ein anderer die Angst, ein weiterer den Haß und so fort. Wesentlich für unser Wohl ist jedoch, daß wir die Lektion lernen, die uns aufgegeben ist.

Unsere Stufe der Entwicklung spielt keine Rolle; ob wir Wilde sind oder Jünger des Geistes, hat keine Auswirkung auf unsere Gesundheit. Was aber zählt, ist – ganz gleich, wo wir uns auf unserem Weg befinden –, daß wir in Harmonie mit den Geboten unserer Seele leben. Sei es, daß wir Rang und Wohlstand erwerben, sei es, daß wir das aufopfernde Leben eines Märtyrers führen: Die Gesundheit liegt im Befolgen der Gebote und im Übereinstimmen mit unserem geistigen Selbst.

Unsere Seele stellt uns auf diesen Platz im Leben und gibt uns die Berufung – sei es als Schuhputzer oder als Monarch –, die für unsere Entwicklung am besten geeignet ist. Da können wir am leichtesten die notwendige Lektion lernen, und in welcher Stellung wir uns auch befinden, ist es nur nötig, die uns vorgegebene Arbeit zu verrichten, und alles wird gut sein.

Krankheit ist die Folge eines Konfliktes: wenn die Persönlichkeit sich weigert, den Geboten der Seele zu folgen, wenn Disharmonie herrscht, Störung des Gleichgewichts zwischen dem höheren, geistigen Selbst und der niederen Persönlichkeit, als die wir uns kennen.

Keinem von uns wird mehr zugeteilt, als er bewältigen kann, und man verlangt von uns auch nicht, mehr zu tun, als in unserer Macht steht.

Dann geht das Leben auf in dem Bestreben, die niederen

Eigenschaften des Selbst in die höheren Tugenden der selbstlosen Einheit zu verwandeln. Das ist nicht zu erreichen durch drastische oder wildentschlossene Anstrengungen, sondern durch eine langsame, allmähliche und eigentlich glückliche Entwicklung.

Während unseres hiesigen Aufenthaltes auf dem Wege zur Vollendung gibt es verschiedene Stufen. Selbstisch in selbstlos zu verwandeln, Wünschen in Wunschlosigkeit, Getrenntsein in Einheit, das ist nicht in einem Augenblick zu erlangen, sondern durch allmähliche, schrittweise Entwicklung, und Stufe für Stufe müssen wir im Laufe der Zeit hinter uns bringen. Manche Phasen mögen vergleichsweise einfach sein, andere äußerst schwierig, und dann passiert es, daß Krankheit dazukommt, weil wir in jenen schwierigen Abschnitten nachlassen, unserem geistigen Selbst zu folgen. So entsteht der Konflikt, der Krankheit schafft.

Je nach der Stufe, auf der wir fehlen, entwickelt sich im Körperlichen ein bestimmter Gemütszustand mit den dazugehörigen Konsequenzen für den Patienten und jene, die um ihn sind. Dieser Gemütszustand nun verrät dem Arzt den eigentlichen, wirklichen Grund der Beschwerden seines Patienten; er gibt ihm den Schlüssel zur erfolgreichen Behandlung.

Daraus läßt sich ableiten, welche Anstrengungen vom Patienten erwartet werden, an welcher Stelle er versagte – und damit auch, wie ihm richtig für sein Wohlbefinden geholfen werden kann.

Hahnemann lehrte: »Gleiches heilt Gleiches.« Das ist bis zu einem gewissen Punkt zutreffend, aber das Wort »heilt« ist irreführend. »Gleiches stößt Gleiches ab« hieße es, genauer ausgedrückt.

Die Krankheit selbst ist ein Fall von »Gleiches heilt Gleiches«, oder besser: »Gleiches stößt Gleiches ab.«

Der Zweck der Krankheit ist, uns davon abzuhalten, weiterhin falsch zu handeln, also die wirksamste Methode, unsere Persönlichkeit mit der Seele zu harmonisieren. Wie sollten wir ohne den Schmerz denn wirklich wissen, daß Grausamkeit wehtut? Hätten wir nie einen Verlust zu beklagen, wie könnten wir erkennen, daß Räuberei Leid erzeugt? Freilich sollten wir unsere Lektionen auf der mentalen Ebene lernen und uns so körperliches Leid ersparen, aber viele von uns bringen das nicht fertig. So wird uns Krankheit geschickt, um unsere Entwicklung zu beschleunigen. Das ist die Methode unserer eigenen väterlich-liebevollen Seele, um uns auf den Weg des Verstehens zu führen.

Darüber hinaus sei daran erinnert, daß Leiden (das wir gewiß klug meiden sollten) auch einen gewissen Vorzug hat: es zeigt an, daß die Persönlichkeit eine Stufe der Entwicklung erreicht hat, auf der eine Korrektur möglich ist; ganz kleine Babys werden nicht gezüchtigt.

Daraus ist unmittelbar zu erkennen, wie man Krankheit vermeiden kann: Lauschten wir nur der Stimme unseres geistigen Selbst, blieben wir nur in Harmonie mit unserer Seele, dann bräuchten wir keine schweren Lektionen und könnten frei von Krankheiten leben.

Es ist also die Aufgabe des Arztes, seinem Patienten dahingehend zu helfen durch geistige, gedankliche und körperliche Unterstützung.

Hahnemanns Genie erkannte Wesen und Zweck der Krankheit und gebrauchte ›gleiche‹ Arzneien, die, indem sie die Krankheit vorübergehend intensivierten, ihr Ende beschleunigten. Er verwendete Gifte, um Gifte aus dem Körper auszustoßen.

Nachdem wir betrachtet haben, an welchem Punkt dieses Genie uns verließ, wollen wir nun einen Schritt weitergehen, und wir werden sehen, daß es einen neuen, besseren Weg gibt.

Wenn der Patient einen Fehler im Denken hat, wird daraus ein Konflikt zwischen Geistigem und Körperlichem folgen und schließlich Krankheit entstehen. Der Fehler mag beseitigt, das Gift aus dem Körper vertrieben werden, aber ein Vakuum bleibt übrig. Die schädliche Kraft ist weg, aber wo sie einst saß, ist nun ein leerer Raum.

Die vollkommene Methode besteht nicht so sehr darin, den

schädlichen Einfluß zu vertreiben, als die ihm entgegengesetzte Tugend hereinzuziehen und durch die Kraft dieser Tugend den Fehler auszuschwemmen. Das ist das Gesetz der Gegensätze, das Gesetz von Positiv und Negativ.

Zum Beispiel: Ein Patient leidet Schmerzen, weil Grausamkeit in seinem Wesen ist. Er mag wohl diese Schwäche verdrängen und ständig behaupten: »Ich werde nicht grausam sein«. Aber das bedeutet einen langen, anstrengenden Kampf, und sollte es ihm tatsächlich gelingen, auf diese Weise die Grausamkeit auszuschalten, dann bleibt ein Vakuum, ein Loch übrig. Konzentrierte sich der Patient aber auf das Positive, um Mitgefühl zu entwickeln und sein Wesen mit dieser Tugend zu erfüllen, dann wird die Grausamkeit ohne weitere Mühsal ersetzt und ihm für alle Zeiten unmöglich.

Die vollkommene Heilkunde lehrt und unterstützt also den Patienten, jene Tugend zu entfalten, die ihm ein für allemal Immunität in bezug auf die ihr entgegengesetzte Schwäche verschafft, die auszulöschen seine jeweilige Aufgabe ist. Das ist nicht ein Heilen nach dem Motto »Du sollst nicht ...«, sondern mit dem Leitsatz: »Selig sind, die ...«

Nun wollen wir ein weiteres großes Prinzip Hahnemanns betrachten: das Gebot, von innen nach außen zu heilen.

Zuerst muß das Gemüt geheilt werden, dann wird der Körper folgen. Den Körper zu heilen und nicht das Gemüt, kann ernste Konsequenzen für den Patienten haben, da der Körper auf Kosten der Seele gewinnt, und die zu lernende Lektion wird günstigstenfalls aufgeschoben. Es wäre besser, einen Körper zu verlieren als eine Lektion zu versäumen.

Deshalb ist die Aufgabe des Arztes zweifach: seinem Patienten zu helfen, sein geistiges Verfehlen zu korrigieren und ihm solche Arznei zu geben, die auf der körperlichen Ebene dazu beiträgt, daß er dies erreicht. So wird ein gesünderes Gemüt die Heilung des Körpers bewirken.

Dafür ist es wesentlich, daß die gewählten Arzneien lebenspendend und erhebend sind; ihre Schwingungen sollten veredelnd sein.

In der Wahl der rechten Arznei müssen wir deren Entwicklungsstand in bezug auf den Menschen in Betrachtung ziehen.

Metalle sind untermenschlich. Der Gebrauch tierischer Heilmittel würde Grausamkeit gegen Tiere voraussetzen, und in der göttlichen Heilkunst darf keine Spur von Grausamkeit sein. Damit bleibt uns noch das Pflanzenreich. Von den Pflanzen gibt es drei Typen. Die erste Gruppe ist in ihrer Entwicklung verhältnismäßig unterhalb der menschlichen; dazu gehören die primitiven Arten, die Algen, die Kakteen, der Teufelszwirn und ähnliche. Weiterhin solche, die für falsche Zwecke gebraucht wurden, und einige davon sind giftig: Bilsenkraut, Tollkirsche und verschiedene Orchideen.

Die Pflanzen der zweiten Gruppe sind dem menschlichen Entwicklungsstand ungefähr gewachsen. Sie sind unschädlich und als Nahrung zu verwenden.

Aber es gibt noch eine dritte Gruppe, die in ihrem Entwicklungsstand entsprechend hoch oder höher ist als der durchschnittliche Mensch. Aus dieser Gruppe müssen wir unsere Arzneien wählen, denn diesen ist die Kraft gegeben, zu heilen und zum Segen zu gereichen.

Außerdem ist hiermit keine Grausamkeit verbunden: Da diese Pflanzen das Verlangen haben, zum Wohle des Menschen genutzt zu werden, wohnt ihnen ein Segen inne für ihren Dienst am Menschen.

Die erste Gruppe senkt die Schwingungen des Körpers und macht ihn damit ungeeignet, um von einem geistigen Selbst bewohnt zu werden, sie können also den Tod herbeiführen. Die letzte Gruppe aber besitzt die Kraft, unsere Schwingungen anzuheben und damit geistige Kraft herabzuziehen, die Gemüt und Körper reinigt und heilt.

Damit bedeutet unsere Arbeit als Ärzte: Das Wesen des Menschen zu studieren, auf daß wir unseren Patienten zu einem Wissen über sich selbst verhelfen können und ihnen zu raten vermögen, wie ihre Persönlichkeit mit der Seele zu harmonisieren sei. Weiterhin gilt es, solche wohltätigen Arzneien zu verabreichen, die die Schwingungen der Persönlichkeit anheben werden und sie damit zu einer gefälligeren Heimstatt für die Seele machen, dadurch also die Tugend zu entfalten, die notwendig ist, um die Harmonie zwischen dem höheren und dem niederen Selbst herbeizuführen, die vollkommene Gesundheit bedeutet.

Nun laßt uns die praktischen Aspekte von Diagnose und Behandlung betrachten.

Es gibt zunächst sieben Hauptgruppen, nach denen wir unsere Patienten unterscheiden können.

Ein Mensch kann – je nach Lektion, die es zu lernen gilt – bezüglich jedes der folgenden Grundprinzipien irregehen:

1. Macht
2. Intellektuelles Wissen
3. Liebe
4. Ausgeglichenheit
5. Dienen
6. Weisheit
7. Geistige Vollkommenheit

Bevor wir weitergehen, sei noch einmal betont, daß das Vorhandensein von Krankheit anzeigt, daß sich die Persönlichkeit in einem Konflikt mit der Seele befindet.

Schwächen und Tugenden sind relativ, und was beim einen eine Tugend ist, mag der Fehler des anderen sein. Allein Macht anzustreben, mag recht sein für eine junge Seele und keinen Konflikt zwischen der Persönlichkeit und dem geistigen Selbst verursachen. Aber was hier recht ist, wäre in dem höheren Entwicklungsstadium des geistig Strebenden fehl am Platze und damit falsch; hier hat die Seele bestimmt, daß die Persönlichkeit gibt, statt zu nehmen.

Deshalb ist eine Eigenschaft an sich nicht als recht oder falsch zu beurteilen, solange man nicht den Entwicklungsstand des einzelnen in Betracht zieht.

Was wir als böse kennen, ist Gutes am falschen Platz.

Aber das Vorhandensein der Krankheit zeigt an, daß es Schwächen in der Persönlichkeit gibt, die die Seele sich zu beseitigen bemüht, weil sie nicht dem Entwicklungsstand dieses Menschen entsprechen.

Außerdem muß der Patient sich beharrlich weigern, der Stimme des Gewissens zu lauschen und seine Erfahrung auf der mentalen Ebene zu gewinnen, deshalb besteht die Notwendigkeit einer drastischeren Unterweisung, die dann die Krankheit bedeutet.

Aus der Mentalität unserer Patienten können wir den Irrtum erkennen, den sie begehen, den Punkt, an dem es der Persönlichkeit nicht gelingt, mit dem von der Seele erwünschten Wachstumsprozeß schrittzuhalten.

Fehler im Bereich der sieben Prinzipien ergeben folgende Typen:

1. Macht	Tyrann	Autokrat	Effekthascher
2. Intellekt	Magier	Zerstörer	Satyr
3. Liebe	Inquisitor	Haß	Rausch
4. Balance	Ekstatiker	Wetterfahne	Hysteriker
5. Dienen	selbstgerecht	Egoist	Schäker
6. Weisheit	agnostisch	Narr	Clown
7. Geistige Vollkommenheit	Schwärmer	Puritaner	Mönch

Die Art der körperlichen Krankheit unseres Patienten ist ohne Belang; wir müssen verstehen, zu welchem der oben genannten Typen er gehört.

Doch wir dürfen nicht erwarten, daß die Charakteristika immer so überdeutlich sind, denn in vielen Fällen ist vielleicht nur eine Spur der Schwäche übrig; dennoch ist es wesentlich, genau den zugrundeliegenden Fehler zu verstehen – wie leicht er auch sein mag –, um eine erfolgreiche Behandlung zu sichern.

Bei zahlreichen Patienten, die zu uns kommen, ist die Persönlichkeit von einem dominierenden Verwandten oder Freund fast zur Unkenntlichkeit verdrängt. Hier kann es leichter sein, die Diagnose beim Beherrschenden zu stellen, der dem gleichen Typ angehört wie der Patient selbst. Auch hier handelt es sich um einen Fall, in dem Gleiches Gleiches verdrängt, weil wir mit jenen zusammengeführt werden, die die gleichen Fehler haben, jedoch deutlicher ausgeprägt, damit wir erkennen lernen, wieviel Leid solch schädliches Tun hervorruft.

Bevor wir detaillierter auf die verschiedenen Typen eingehen und – soweit die Forschung gediehen ist – die damit angezeigten Arzneien angeben, wollen wir die Art der Dosierung besprechen.

Auch hier gilt das Hahnemannsche Gesetz, daß die Dosis nicht zu repetieren sei, solange die Besserung anhält.

Die vorzustellenden Arzneien sind in ihrer Wirkungsweise wohltätig. Sie verursachen weder eine Verschlechterung noch eine unwillkommene Reaktion, denn ihr Zweck ist es, aufzurichten und anzuheben.

Sie werden in der dritten, vierten und siebten Potenz zubereitet.

Zu Behandlungsbeginn gebe man einem Patienten eine Dosis der dritten Potenz zwei- oder dreimal täglich, bis eine deutliche Besserung einsetzt; dann wird nichts weiter eingenommen. Solange die Besserung anhält, wird die Behandlung ausgesetzt. Wenn es zu einem Rückfall kommt, gebe man drei oder vier Dosen und so weiter, wobei jedes weitere Mal weniger Arznei benötigt wird. Zur vierten oder siebten Potenz gehe man nur dann über, wenn die niedere Potenz nicht wirksam genug ist.

Wenn man einen Freund hat, der einen großen Verlust erlitt und nun in Verzweiflung geriet, dann besucht man ihn zunächst häufig, um ihn aufzumuntern und zu trösten; wenn er aber ausgeglichener wird, kann man die Zahl der Besuche guten Gewissens reduzieren.

So gilt es auch für die Potenzen: Sie sind Freunde und Segensbringer für Menschen in Not. Aber, wie schon Hahnemann erkannte: Selbst der Kranke muß seine Schlacht schlagen und darf nicht von Arzneien abhängig werden, seien sie auch wohltätig. Während der Besserung sollte er also allein kämpfen, soweit es möglich ist, und erst dann um Hilfe rufen, wenn sie wirklich notwendig ist.

Je mehr freilich der Patient sich anstrengt, den Fehler zu korrigieren, der seiner Krankheit zugrundeliegt, desto länger wird die Arzneipotenz wirken.

Doch nun gelangen wir zur Schilderung einiger der mit Krankheit verbundenen Gemütstypen und zu den Arzneien, die sie heilen.

An dieser Stelle muß ich Dr. F. J. Wheeler aus Southport meinen Dank aussprechen für die umfangreiche Hilfe bei der Erarbeitung der klinischen Ergebnisse, die er mit diesen Arzneien erzielte, für seine herzliche und begeisterte Mitarbeit über eine lange Zeit hinweg und für seine finanzielle Großzügigkeit in einem Maße, das allein die Entdeckung vieler dieser Mittel möglich gemacht hat.

Die Arzneien und ihre Typen

Der volle botanische Name jedes Mittels ist:

1. Agrimonia	Agrimonia eupatoria
2. Cerato	Ceratostigma willmottiana
3. Cichorium	Cichorium intybus
4. Clematis flora	Clematis erecta flora
5. Cotyledon	Cotyledon umbilicus
6. Centaurium	Erythraea centaurium
7. Impatiens	Impatiens roylei
8. Mimulus	Mimulus luteus
9. Scleranthus	Scleranthus annuus
10. Arvensis	Sonchus arvensis
11. Verbena	Verbena officinalis

Agrimonia – Der Inquisitor
Dieser Typ ist nicht immer leicht zu diagnostizieren, weil er seine Schwierigkeiten verbirgt.

Sie sind häufig auf den ersten Blick genial und voller Interesse am Leben: eindeutig Menschen, die man mag. Oft trinken sie reichlich, auch wenn nicht offensichtlich über das Maß. Können drogenabhängig sein. Wünschen sich ein erregendes und abwechslungsreiches, geschäftiges Leben. So verstecken sie ihr inneres Leid.

Man hat bei ihnen das Gefühl, daß sie eine Tragödie bergen, obwohl sie das selbst ihren besten Freunden nur äußerst selten zugeben. Aber innerlich erleiden sie Qualen: große Angst vor der Gegenwart und besonders auch der Zukunft, eine Angst, die sie zum Selbstmord treiben kann. Sie achten nicht auf Gefahren und sind in jeder Weise leichtsinnig. Sie haben keinen Frieden, sind aktiv, ruhelos, immer beschäftigt, brauchen wenig Schlaf, gehen spät ins Bett.

In der Regel sind sie sehr an Okkultem und Magischem interessiert. Tatsächlich sind sie gepeinigte Seelen, die ihres Leidens müde sind und den Tod als bessere Alternative willkommen heißen würden. Nach außen hin jedoch zeigen sie sich tapfer und mit aufgesetzter Heiterkeit.

Häufig stellt man fest, daß sie durch einen Peiniger beunruhigt werden, auch wenn dieser sich auf einer anderen Ebene befindet.

Die Arznei bringt Frieden, beseitigt ihre Qual, vermindert das Verlangen nach Stimulanzien und schenkt ihnen Ruhe.

Cerato – Der Narr
Für jene, die voranschreiten möchten, aber verwirrt sind und recht und falsch nicht voneinander unterscheiden können. Mangelndes Wissen führt dazu, daß sie ihre Freunde unklug auswählen, auch ihre Arbeit, ihr Vergnügen und die Einflüsse, die sie in ihrem Leben zulassen. Für jene, deren Absichten gut sind, deren Unterscheidungsvermögen aber zu wünschen übrig läßt.

Sie konzentrieren sich zuviel auf die Details im Leben, und so entgehen ihnen die wichtigen Prinzipien: Konvention und Kleinigkeiten zählen mehr als die wesentlichen Themen. Häufig verpassen sie ihre Gelegenheiten, weil sie sich von geringeren Dingen ablenken lassen; sie verwerfen ihr Lebenswerk, weil ein Verwandter oder Nahestehender sie zu etwas anderem überredet. In den Pflichten, die sie anderen Sterblichen gegenüber haben, übertreiben sie es stark; sie binden sich an irgendeine dominierende Persönlichkeit, anstatt vielen Menschen zu dienen.

Sie sind schwach und entschuldigen sich für ihren Peiniger wie eine Frau, die ihren betrunkenen Mann verteidigt, der sie schlägt. Im Innern sind sie unglücklich, weil sie unterbewußt erkennen, daß sie ihre Zeit vergeuden; sie sind in aller Stille unzufrieden mit ihren Anstrengungen. Könnte man sie nur überreden, ihre Torheit zu begreifen, dann vermöchten sie sich zu bessern. Diese Menschengruppe stellt die Opfer für Egoisten und Zerstörer.

Die Arznei bringt Weisheit, die Wahrheit zu erfassen, Urteilsvermögen, um recht und falsch zu scheiden, und sie stärkt die Kraft und Fähigkeit, auf dem rechten Pfad zu bleiben, wenn man ihn einmal erkannt hat.

Cichorium – Der Egoist

Diese Menschen haben das Verlangen, andere für ihre eigenen Zwecke zu gebrauchen; sie sind besitzergreifend, das Gegenteil der liebenden, aufopferungsvollen Mutter. Sie sind schwatzhaft, reden schnell und ohne Unterbrechung und gehen anderen damit auf die Nerven. Sie sind schlechte Zuhörer und ständig bemüht, das Gesprächsthema auf ihre eigenen Interessen zu lenken. Sie bemühen und bekümmern andere wegen Kleinigkeiten; sie scheinen den Wunsch zu haben, anderen keinen Frieden, keine Ruhe zu lassen. Sie sind egozentrisch, gefühllos und erfüllt von ihren eigenen Angelegenheiten. Dieselbe Lebhaftigkeit, die zunächst vielleicht unterhaltsam und attraktiv wirkt, ermüdet sehr bald die Menschen in ihrer Umgebung.

Sie verlangen nach Gesellschaft und hassen es, allein zu sein; sie fürchten sich vor dem Alleinsein, da sie von den anderen abhängig sind, von ihnen ihren Vitalitätsnachschub holen. Sympathie und Aufmerksamkeit erlangen sie, wenn sie selbstmitleidige Geschichten erzählen oder selbst leidend sind. So machen sie das Schlimmste aus ihren Problemen, und wenn sie merken, daß sie damit das Mitgefühl anderer auf sich lenken können, dann täuschen sie auch einmal eine Krankheit vor.

Wenn sie in wichtigen Dingen nicht ihren Willen haben können, werden sie gehässig, rachsüchtig, nachtragend und gemein. Sie sind sehr ausdauernd und ränkevoll, um ihre Ziele zu erreichen.

Als Verwandte oder Freunde sind sie fordernd und anspruchsvoll, und selbst wenn man das nicht immer merkt, nehmen sie einem die Vitalität.

Häufig sind sie dünn und blaß, haben glänzende Haut und verspüren Kälte. Chronische Kopfschmerzen, Verdauungsstörungen, Verstopfung, Katarrhe, Erkältungen, Reizbarkeit – das sind bei ihnen übliche Leiden. Kummer regt sie sehr auf und verursacht oft Bauchschmerzen oder Verdauungsstörungen. Ihr Appetit ist groß.

Die Arznei lindert nicht nur die Symptome dieser Art von Patienten, sondern sie regt auch das Mitgefühl gegenüber anderen Menschen an, das sie zu lernen haben. Sie lenkt also die Aufmerksamkeit mehr nach außen, auf andere, damit die Patienten aus Mitleid mit ihren Opfern von ihrer Aggression ablassen und am Ende jenen zu Diensten sind, denen sie erst die Vitalität geraubt hatten.

Die Lektion heißt: Selbstlos werden durch Hinwendung an andere.

Clematis flora – Der Ekstatiker

Für jene, die sich Träume zum Herrn gemacht haben, dem sie dienen. Sie leben in ihren Idealen, tun aber wenig praktisch. Oft sind sie Bücherfreunde und verlieren sich im Lesen, besonders in jüngeren Jahren.

Sie lassen sich von religiösen oder patriotischen Bewegungen mitreißen, vorübergehend einnehmen und begeistern und vernachlässigen ihre gewöhnlichen Pflichten. Rasch wenden sie ihre Aufmerksamkeit von einem Abenteuer zum anderen.

Sie neigen dazu, sich sehr stark an andere Persönlichkeiten zu hängen und sich in deren Hände und Macht zu begeben. Das geschieht freiwillig und angstlos und ist vielleicht verbunden mit tiefer Zuneigung und dem Verlangen, niemals getrennt zu sein. Die stärkere Persönlichkeit kann zeit des gemeinsamen Lebens ihren Einfluß schädlich zur Geltung bringen und selbst nach dem Tode noch den Partner rufen, ihr zu folgen. Deshalb findet man hier nicht die Neigung, die Krankheit zu bekämpfen.

Sie klammern sich ohnehin nicht ans Leben, da es ihnen nicht viel bedeutet. Sie zeigen wenig Abwehrkräfte und scheinen weder Angst vor dem Tode zu haben noch den Wunsch, wieder gesund zu werden. Sie sind still, ruhig, ergeben sich der Krankheit, aber nicht aus Geduld und Tapferkeit, sondern aus ihrer Gleichgültigkeit heraus.

Sie zeigen sich also in zwei Phasen: ekstatischer Begeisterung für ihre Ideale – oder in stiller Ergebenheit in ihre Krankheit.

Die Arznei bringt Stabilität und stellt die Patienten auf eine mehr praktische Ebene, mit beiden Füßen auf den Boden der Tatsachen. So ermöglicht sie es ihnen, ihre Aufgabe in dieser Welt zu erfüllen.

Cotyledon – Der Hysteriker

Diese Patienten sind labil in ihren Gefühlen. Sie sind erregbar, nervös, in Notsituationen nicht zu gebrauchen; Belanglosigkeiten bringen sie durcheinander. Sie sind unzuverlässig wegen ihrer Ungewißheit und mangelnden Selbstkontrolle. Sie wollen es gerne gut machen, scheitern aber dann, weil sie kein Verantwortungsgefühl besitzen. Ihre Schwäche beunruhigt sie sehr, besonders ihre Unfähigkeit, die eigenen Fehler zu überwinden.

Viele Fälle von Hysterie, hysterischer Epilepsie und hysterischen Lähmungen gehören zu dieser Gruppe.

Die Arznei fördert ihre Festigkeit, ruhigen Mut und die stille Siegeszuversicht.

Sie bringt die Qualitäten des römischen Centurios, der ›treu bis zum Tode‹ war; wie *Scleranthus* die Qualitäten des Befehlshabers entfaltet.

Centaurium – Der Autokrat
Diese Menschen haben in ihrem Machtstreben den Sinn für die Proportionen verloren, die Erkenntnis ihrer relativen Position und Wichtigkeit in der Welt.

Im Reden und Gebaren sind sie laut, verlangen Aufmerksamkeit. Sie sind ungeduldig, besonders in bezug auf die Einzelheiten ihrer eigenen Wünsche und Bequemlichkeit. Sie sind arrogant und erfüllt von ihren eigenen Leistungen.

Gewöhnlich sind sie von großem Körperbau, kräftiger Gesichtsfarbe und neigen zu hohem Blutdruck und dessen Begleiterscheinungen.

Die Arznei flößt solchen Menschen Sanftmut und Freundlichkeit ein, sie mildert den Überdruck im Denken und Körper.

Impatiens – Der Schwärmer
Dieses Mittel ist für den akuten Schmerz, was auch immer seine Ursache sein mag; allein die Schmerzhaftigkeit ist seine Indikation. In manchen Fällen half es selbst da, wo Morphium versagt hatte.

Es ist auch für akuten mentalen Schmerz; hier ist ebenfalls die Leidensintensität ausschlaggebend.

Es ist nützlich bei den Menschen, die (ganz gleich, in welchem Zustand sie sich offenbar befinden) sich große Mühe geben, eine schlechte Eigenschaft zu überwinden. Daraus erklärt sich die Intensität ihres Leidens, wenn sie zu scheitern fürchten.

Darüber hinaus bringt die Arznei Frieden und eine deutliche Erleichterung des Gemüts, die die Patienten in der Regel selbst bewußt empfinden.

Mimulus – Haß
Diese Menschen leiden an Erschöpfung, Ermattung und werden leicht müde. Sie haben vage Befürchtungen: Ängste vor unbekannten Dingen, die sie nervös machen. Ihr Schlaf ist unruhig und erquickt sie nicht.

Sie sind auch sehr abgeneigt gegen und fühlen sich gestört durch Geräusche, Sprechen und besonders Gefragtwerden. Sie wünschen allein und still zu sein.

Häufig sind sie am Spiritualismus interessiert und selbst medial veranlagt.

Das Ausmaß ihrer Erschöpfung und Entkräftung steht in keinem Verhältnis zu seiner Ursache.

Diesen Zustand findet man oft nach einer Grippe-Erkrankung.

Die Arznei bringt innere Ruhe und mindert die Angst. Sie entfaltet Mitleid im Wesen des Patienten, das dessen Lektion ist.

Scleranthus – Die Wetterfahne
Der Schlüsselbegriff für diesen Typ ist sein Mangel an Stabilität und Vertrauen. Er besitzt kein Selbstvertrauen und sucht deshalb immer den Rat anderer, was dazu führt, daß er zwischen den verschiedenen Empfehlungen und Meinungen seiner Freunde hin und herschwankt. Er ist nicht imstande, Entscheidungen zu treffen, und hat darunter sehr zu leiden.

Diese Menschen sind nervös, ruhelos, drücken sich vor Verantwortung und gehen anderen aus dem Wege, wenn sie nicht gerade ihre Hilfe brauchen. Ihr Fehler besteht darin, daß sie sich allein auf den Intellekt verlassen und nicht im geringsten auf die Intuition. Sie haben Schwierigkeiten, ihr Denken zu konzentrieren, deshalb schwanken sie von einer Sache zur anderen.

Sie verkörpern manches Extrem: mal depressiv, dann wieder voller Freude; einen Augenblick optimistisch, im nächsten pessimistisch. Sie sind unzuverlässig und unsicher, weil sie ihre Einstellung dauernd wechseln. Am einen Tag sind sie gutwillig und umgänglich, am andern launenhaft und schwierig; mal großzügig und extravagant, dann wieder geizig und kleinlich.

Alle ihre Symptome, Körpertemperaturen usw. sind im Kommen und Gehen begriffen, sie schwanken, steigen und fallen rasch – ganz entsprechend dem Gemütszustand.

Die Arznei bringt Klarheit des mentalen Sehvermögens, Fähigkeit zur raschen Entscheidung und Bestimmtheit und Ruhe in schwierigen Situationen. Sie entfaltet die Eigenschaften des tüchtigen Kommandeurs – wie *Cotyledon* die Qualitäten des guten Soldaten fördert.

Arvensis – Der Zerstörer
Diese Menschen stecken in tiefster Schwermut: ohne Licht, ohne Freude, ohne Glück. Sie sind äußerst unglücklich, was man ihnen auch ansieht; mit ihrer Schwermut stecken sie andere an.

Ihre Gesichtsfarbe ist gräulich, oft mit einem Stich ins Gelbliche oder Orangebraune.

Sie sehen immer nur die Schattenseite der Dinge und verzagen leicht. Sie lehnen es ab, sich der Gelegenheiten zum Vergnügen zu erfreuen, die sie erfahren; immer haften sie an der dunklen Seite des Lebens. Sie schwelgen in allem Morbiden und infizieren und deprimieren auch andere mit ihrer Trübsal.

Die Arznei bringt ihnen Sonne ins Leben und hilft ihnen, andere aufzuheitern.

Verbena – Der Puritaner
Für jene, die hohe Ideale besitzen und danach streben, ein ideales Leben zu führen, aber in manchen Punkten versagen.

Der Patient mag zu streng sein, zu prinzipienstarr, zu engstirnig daran gehen, die Welt zu sehr nach seinen eigenen Vorstellungen umzumodeln. Er hält die edelsten Prinzipien hoch, toleriert aber nicht die Fehler anderer. Er ist zu streng mit sich selbst, und seine übermäßige Selbstverleugnung vertreibt die Freude aus seinem Leben. In bezug auf Großzügigkeit, Nächstenliebe oder Ritterlichkeit versagt er.

Wenn die Zeiten schwierig werden, können seine Maßstäbe ins Wanken geraten.

Diese Arznei besänftigt sein Wesen, erweitert den Horizont, stärkt die Großzügigkeit und Geduld und entfaltet Standhaftigkeit in Zeiten der Prüfung.

Die Lektion für diese Menschen ist: Toleranz, Geduld, Weitherzigkeit.

Das waren nun einige Menschentypen. Es muß noch weitere Arzneien geben, um die Reihe zu vervollständigen, und man hofft, sie zu finden und zu gegebener Zeit zu veröffentlichen.

In der Medizin müssen wir uns mit den großen Prinzipien des Lebens beschäftigen, wenn wir unseren Mitmenschen von Hilfe sein wollen.

Wir sind in dieser Welt alle auf dem gleichen Weg, Reisende auf der gleichen Straße zur Vollkommenheit. Am Ende haben wir alles Wissen und alle Erfahrung zu lernen, die diese Erde zu bieten hat: Es gilt, ›selbstisch‹ völlig in ›selbstlos‹ zu verwandeln und alle Tugenden zur höchsten Reinheit zu entfalten.

Die jeweilige Lektion ist der Schlüssel zu unserem Typ. Wir werden nicht in den Luxus eines Palastes gesetzt, um tapfer die materielle Not zu bewältigen; auch kommen wir nicht als Arme daher, um den klugen Umgang mit Reichtum zu lernen. Die Umstände, die Umgebung und die Menschen, in deren Mitte man gestellt ist, sollten alles Hinweise für den klugen Arzt sein, welchen Kampf der Patient zu meistern hat. Unsere Fehler und unser Scheitern sind das Gegenteil der Tugend, die wir anstreben. Um die Sucht zu besiegen, werden wir vielleicht in eine Familie geboren, in der Trunkenheit an der Tagesordnung ist. Um Haß zu überwinden, wurden wir vielleicht unter solche geboren, die grausam sind. Tatsächlich sind oft die schlechten Eigenschaften, die wir geerbt haben, jene, die wir zu eliminieren gekommen sind. Wenn wir unsere Lektion nicht auf der mentalen Ebene lernen, müssen wir die Folgen unseres Versagens von anderen erleiden, bis der Fehler in uns selbst völlig ausgemerzt ist.

Also sind unsere Fehler, unsere schlechte Umgebung und die widrigen Umstände das Gegenteil der Tugenden, die zu erreichen wir angetreten sind.

Bei der Behandlung ist es wesentlich, die Typ-Zugehörigkeit des einzelnen zu ermitteln sowie die Tugend, die zu vervollkommnen er sich bemüht. Solange wir nicht geistige Heilung vermitteln können, müssen wir die Arznei verschreiben, die die Kraft hat, dem Patienten in seinem Kampf zu helfen.

Damit beurteilen wir nur die Fehler und Irrtümer und widrigen Umstände des Patienten als Anzeichen für das Gute, das er sich zu entfalten bemüht. Im Gegensatz hierzu müssen wir gewissenhaft das Positive suchen: Jede Tugend, besonders eine vorherrschende Eigenschaft, herausfinden, die unser Patient zeigt, wenn es ihm gutgeht, und ihm die Arznei geben, die jene Tugend so verstärkt, daß sie seine Fehler aus seinem Wesen schwemmt.

Unsere Aufgabe als Ärzte ist es, nach dem Besten zu trachten, sei es direkt oder durch das Studium der Fehler, die zu überwinden sind, weiterhin dieses Beste nach Kräften hervorzubringen und zu entfalten. Es sollte unser Bemühen sein, mit Hilfe der Möglichkeiten, die uns zur Verfügung stehen, unsere Patienten zu ihrem eigenen Besten hinzuführen und sie in die Lage zu versetzen, ihren Weg voran zu beschreiten.

Und nun, meine ärztlichen Geschwister, gibt es eine einfache und vollkommenere Methode der Potenzierung von Arzneimitteln als jene, die wir bisher verwendet haben.

Die Einfachheit dieser Methode soll Sie aber nicht abhalten, von ihr Gebrauch zu machen. Sie werden feststellen: Je weiter Ihre Forschungen gedeihen, desto tiefer werden Sie die grundsätzliche Einfachheit aller Schöpfung erkennen.

Die in diesem Artikel beschriebenen Arzneien* wurden fol-

* außer *Impatiens, Mimulus* und *Cotyledon,* die schon früher durch Verreibung hergestellt wurden

gendermaßen gewonnen: Ein möglichst dünnwandiges Glasgefäß wurde mit reinem Wasser, vorzugsweise aus einer Quelle, fast gefüllt. Dann wurden ausreichend Blüten der jeweiligen Pflanze darauf gegeben, um die Wasseroberfläche völlig zu bedecken. Man wählte hierzu einen wolkenlosen Tag; die Blüten wurden gepflückt, nachdem sie ungefähr zwei Stunden dem Sonnenschein ausgesetzt waren. Das gläserne Gefäß wurde dann in die Sonne gestellt und von Zeit zu Zeit etwas gedreht, damit die Sonne direkt in die Öffnung scheinen, aber auch das Ganze bestrahlen konnte.

Ungefähr je ein Viertel der Flüssigkeit wurde nach drei, vier und sieben Stunden abgenommen und jeweils zwanzig Prozent reinen Alkohols hinzugefügt. So erhielt man direkt, was man als dritte, vierte und siebte Potenz verwenden kann.

Hier sei angemerkt, daß bei diesem Prozeß alle vier Elemente beteiligt sind: die Erde, um die Pflanze zu ernähren, die Luft als ihr Atem, die Sonne, das Feuer, das seine Kraft mitteilen durfte, und das Wasser, um die wohltätige, magnetische Heilungskraft zu sammeln.

Es gibt zwei Arten von Fehlern: Fehler, die man begeht, und Fehler aus Unterlassung.

Wenn wir eine Tugend in unserem Wesen haben, die wir zu entfalten versagen, dann ist dies ein Unterlassen – wie bei dem Mann, der sein Pfund verbarg; und dieser Fehler ist verbunden mit latenter Krankheit: eine Krankheit, die gleich einer Wolke über uns hängt, aber nie herabzusinken braucht, wenn wir unseren Fehler nur rechtzeitig erkennen und dann die geforderte Tugend entfalten.

Aktives Fehlen ist verbunden mit aktiver Krankheit: wenn wir gegen die Stimme unseres Gewissens etwas tun, das, wie uns bekannt ist, den Gesetzen der Einheit und Geschwisterschaft aller Menschen widerspricht.

Also obliegt es dem wahren Arzt, imstande zu sein, seinen Patienten zu helfen, indem er ihnen entweder die latente Tugend zeigt, die sie nicht recht enthalten, oder die entgegengesetzte Schwäche, die sie gegen das Geheiß ihres besseren Selbst offenbaren. Es ist auch unsere Aufgabe, solche Arzneien zu verabreichen, die ihrem Wesen nach wohltätig sind, und die die Kraft besitzen, den Menschen ein Leben führen zu lassen, das harmonisch ist. Damit wird es wohlgefällig jenem göttlichen Wesen, in dem alles Gute seinen Ursprung hat.

Schließlich wollen wir bei allem Bemühen daran denken, daß der Mensch die Krankheit besiegen muß. Wenn wir uns nur anstrengen, dann ist es der Menschheit möglich, unter göttlicher Führung alles zu überwinden, was böse ist. Denn die Liebe und Wahrheit unseres Schöpfers sind allmächtig, und das Gute muß letzten Endes den vollkommenen Sieg erringen.

Könnten wir diese Wahrheit in vollem Umfange nur erfassen, dann wäre der Sieg über die Krankheit schon jetzt unser.

XIV
Einige neue Arzneimittel und Anwendungsbereiche

(*Homoeopathic World*, Februar 1930)

Impatiens roylei – Mimulus luteus – Clematis vitalba – Cupressus – Cotyledon umbilicus

Jene unter uns, die die Lehre der Homöopathie studiert haben, hegen keinen Zweifel mehr an ihrer wunderbaren Kraft zu heilen oder den glänzenden Erfolgen, die man aus der Hand eines geschickten Verordners mit Recht erwarten kann. Weiterhin müssen wir die Reinheit der Lehre an sich bewundern mit ihrem ständigen Ziel, nur jene Heilmittel zu verwenden, die im Arzneienschatz der Natur zu finden sind.

Der Besitz eines so kostbaren Schatzes scheint uns zu weiteren Anstrengungen anzuregen, denn gewiß läßt sich mit Geduld und Ausdauer für jede Krankheit ein Heilmittel finden für jene Patienten, die den Wunsch haben, geheilt zu werden. Es mag sogar möglich sein, etwas zu finden, das jenes Verlangen, krank zu sein, überwindet, das wir bei unserem gegenwärtigen Wissensstand so schwer bekämpfen können.

Wir haben noch viel zu entdecken, aber wir fürchten uns nicht vor dieser Aufgabe. Vielleicht bedarf es viel Zeit, doch wir müssen alle versuchen, unseren Beitrag zu leisten zum Bau des herrlichen Tempels der Heilung, der schließlich die Krankheit vom Antlitz der Erde vertreiben wird.

Es gibt viel zu lernen über das Sammeln und Verarbeiten von Kräutern, und viele Punkte müssen bedacht werden, will man die besten statt mittelmäßigen Resultaten erzielen: die natürlichen Fundorte, Alter, Zustand und günstige Teile der Pflanze; die planetaren Einflüsse; die Tageszeit und – bei weitem nicht am unwichtigsten: – die gedankliche Einstellung des Arztes: Sie sollte Hingabe sein, Hingabe aus vollem Herzen an die vorliegende Arbeit im Interesse der Menschen. Zur Zeit ist unser Wissen in bezug auf manchen dieser Punkte noch bedauerlich gering, aber wir müssen das Beste leisten, was in unseren Kräften steht, und dann wird die größere Erfahrung die Aufgabe erleichtern.

Die folgenden Bemerkungen zu Arzneimitteln seien Ihnen in aller Bescheidenheit vorgelegt, da ich meine, sie beträfen einige jener Punkte, die auf gewöhnliche Weise schwieriger zu behandeln sind. Man hofft, daß sie dem Berufsstand im allgemeinen ebenso wertvoll erscheinen wie jenen wenigen, die ihren Wert bereits in der Praxis bewiesen haben. Diese Arzneien sind unter Beachtung aller Vorsichtsmaßnahmen hergestellt worden. Instrumente und Glasbehälter wurden vier Stunden lang auf 160°C erhitzt, Korken zwanzig Minuten auf 160°C, und bei jeder einzelnen Verreibung wurde eine saubere Kittelschürze getragen. Die erste Potenzierung wurde unmittelbar am Fundort der Pflanze zubereitet. Jede Potenz wurde mit *sacch. lac.** von Hand einundzwanzig Minuten lang mit einem Glasstößel in einem gläsernen Mörser verrieben. Dies wurde so bis zur siebten Centesimalpotenz praktiziert, darüber hinaus wurde verschüttelt.

Impatiens roylei

In Kashmir heimisch, ist diese Pflanze wildwachsend nur selten auf den britischen Inseln zu finden. Nur die malvenfarbig blühende Art wird verwendet.

Drei verschiedene Serien wurden hergestellt: zwei zu verschiedenen Terminen im September 1928, eine im September 1929. Obwohl alle wirkten, ist die letzte Serie am aktivsten; diese ist nun bei der Firma Nelson & Co. vorrätig.

Das Mittel ist angezeigt bei akuten Nervenschmerzen, und es bringt nicht nur häufig rasche Linderung, sondern bewirkt

* Milchzucker (Anm. d. Ü.)

in vielen Fällen eine Heilung des Nervenleidens. Es wirkt auch wohltuend, und häufig berichten Patienten, daß sie außer der Linderung der Symptome auch einen viel besseren Gemütszustand gefunden haben, daß Depressionen und Ängste verschwunden seien und sie eine viel optimistischere Einstellung zum Leben erhielten.

Zu den erfolgreich behandelten Fällen gehören Kopfschmerzen, Ischiasbeschwerden, akute Neuralgien, Trigeminusneuralgien und akute Nervenschmerzen bei bösartigen Krankheiten. Die Indikation für diese Arznei sind schwere, sehr akute Schmerzen, ganz gleich welcher Ursache. In manchen Fällen hat sie selbst dann gewirkt, wenn Morphium schon versagte.

Mimulus luteus

In Nordamerika heimisch, aber auch auf den britischen Inseln zu finden. Nur die Blüte wird verwendet.

Bei diesem Mittel sind die Gemütsaspekte am wichtigsten, die körperlichen Beschwerden sind in der Regel die Folge der inneren Belastung. Dazu gehören Depression, vage, unbekannte Ängste, deutliches Verlangen nach Stille, Abneigung gegen Sprechen und Gefragtwerden, Verlust der Fähigkeit, für die persönliche Individualität zu kämpfen (d. h. der Patient wird alles tun, um nicht anzuecken). Bei schweren Fällen kommt häufig große Schwäche dazu, Müdigkeit, Herzjagen, Appetitlosigkeit sowie allgemeine Verschlimmerung der Symptome um ungefähr 17 Uhr.

Zu den hervorragendsten Erfolgen, die mit dieser Arznei erreicht wurden, gehören Fälle von Erschöpfungszuständen nach einer Grippe, auch Patienten, die unter der Belastung unglückseliger häuslicher Verhältnisse zusammengebrochen waren, weil Verwandte oder auch Freunde sie zu sehr niederdrückten.

Dieses Mittel hilft geradezu erstaunlich Patienten, die durch andere, zu überwältigende, starke Persönlichkeiten geschwächt werden, denen gleichsam die Kraft entzogen wird, und es gibt ihnen Vertrauen und die Fähigkeit zurück, aufzustehen und sich den Schwierigkeiten des täglichen Lebens zu stellen; zugleich wird eine deutliche Verbesserung des gesundheitlichen Allgemeinzustandes erreicht.

Clematis vitalba

Auf den britischen Inseln heimisch.

Drei Arzneien wurden daraus zubereitet – Prima, Secunda und Tertia –, die je nach der Schwere des Falles verwendet werden, Prima für die leichtesten Beschwerden.

Dies ist wieder ein Mittel, bei dem die Gemütsaspekte die tragende Rolle spielen. Die Patienten haben nur wenig Lebenswillen, angefangen von dem Zustand, in dem sie keine Freude am Leben mehr finden, bis hin zur Todessehnsucht. Im Gegensatz zu den *Mimulus*-Typen haben diese Menschen keine Ängste, sondern sind ruhig und eher tagträumerisch. Sie sind zufrieden, allein zu sein, und haben nicht den Wunsch, mehr zu tun, als unbedingt notwendig ist. Häufig brauchen sie viele Stunden Schlaf in der Nacht, und wachen nur mit Schwierigkeiten auf. Von ihrer ganzen Konstitution her neigen sie zur Trägheit; die Gesichtsfarbe ist oft blaß und gräulich. Leicht ziehen sie Krankheiten an, sind aber nicht im geringsten aus ihrem Gleichmut zu bringen. Sie sind nicht annähernd so geräuschempfindlich wie die Patienten, die *Mimulus* brauchen.

Die Mentalität ist ungefähr wie die eines Menschen, der alles verloren hat, was ihm lieb und wert ist, und nun kaum noch Interesse besitzt weiterzuleben. Das Dasein wird zur Pflicht, die man geduldig trägt, um ihrer entledigt zu werden. Deshalb begegnet man der Krankheit auch nicht mit Abneigung oder Furcht. Viele sehnen das Kranksein sogar herbei, in der Hoffnung zu sterben, und deshalb kämpfen sie nicht für ihre Genesung.

Der Arzt mit guter Beobachtungsgabe wird diesen Zustand in allen Schattierungen in seiner Praxis erkennen, vom sanften Tagträumer bis hin zum Opfer hoffnungslosester, aber zugleich geduldiger, friedvoller Depression. Am schwersten zeigt er sich in der Schlafkrankheit; hier hat sich dieses Mittel als erfolgreich erwiesen. Es besteht Grund zu der Hoffnung, daß es sich auch in manchem Koma-Falle als nützlich bewährt.

Cupressus
Nur die roten Gefäßchen von den Blattspitzen werden verwendet.

Diese Arznei erweist sich als ein höchst wertvolles Heilmittel bei chronischen Katarrhen und ihren Folgeerscheinungen, besonders, wenn es sich um eine Staphylokokken- oder Streptokokken-Infektion handelte. Es ist entspechend angezeigt bei: Katarrhen der Nasengänge und Nebenhöhlen, der Eustachischen Röhre und des Mittelohres sowie der Stirnhöhlen. Kopfschmerzen in Verbindung mit einem Katarrh. Chronische Erkältungen: in diesem Zusammenhang zeigt sich, daß das Mittel auch vorbeugend wirkt. In manchen Fällen – wenn es früh genug eingenommen wird, kann es gut eine Erkrankung abwenden.

Unter den auffälligeren Erfolgen mit dieser Arznei befanden sich Heilungen von chronischer Taubheit von mehr als zwanzig Jahren nach einer Mittelohrerkrankung und Befreiung von Stirnkopfschmerzen, die in einem Falle seit über drei Jahren anhielten.

Erwachsene *Cupressus*-Typen haben häufig ein blühendes, gut durchblutetes Aussehen.

Cotyledon umbilicus *(Prima)*
Auf den britischen Inseln heimisch, vor allem im Süden und Südwesten zu finden.

Diese Arznei hat sich bei der Epilepsie vom Typ Petit mal erfolgreich bewährt, wenn andere Behandlungsweisen versagt haben. Sie scheint auch zur Beseitigung der Nachwirkungen beizutragen, die die langfristige Einnahme von Bromiden verursacht; Gemüt und Denken des Patienten werden klarer und er selbst aus seiner Betäubung aufgeweckt.

Diese Arzneien sind alle von der dritten bis zur achtundzwanzigsten Centesimalpotenz erhältlich. Die Zahl der mit ihnen behandelten Fälle ist beträchtlich, doch bisher war es noch nicht nötig, höhere als die siebte Centesimalpotenz zu gebrauchen. *Cupressus* darf zu Beginn gewiß nicht höher als in der dritten Potenz gegeben werden, sonst neigt es zur deutlichen Verschlimmerung. Sollte dies geschehen, reagiert der Zustand rasch auf starke Dosen Pfefferminze.

Falls Ärzte bei der Verwendung eines dieser Mittel wichtige, hier nicht genannte Symptome entdecken, die gelindert werden, würde es sehr zur Vervollständigung der Arzneimittelbilder beitragen, wenn sie die Freundlichkeit zeigten, darüber zu berichten.

XV
Eine effektive Methode zur Herstellung oral zu verabreichender Vakzine

(*Medical World*, Januar 1930)

Im Laufe der vergangenen zehn Jahre wurde eine neue Methode zur Herstellung von Vakzinen zur oralen Verabreichung gründlich erforscht und in großem Stile eingesetzt. Dabei stellte sich ohne jeden Zweifel ihr guter therapeutischer Nutzen in Fällen chronischer Krankheit heraus. Zahlreiche Praktiker auf den britischen Inseln, in Amerika, Deutschland, Frankreich und anderen Ländern können den Wert dieser Methode bezeugen: Wir können ohne zu zögern feststellen, daß dem Arzneimittelschatz unserer Wissenschaft ein wichtiges Heilmittel hinzugewonnen wurde.

Die Fortschritte der oralen Verabreichung von Vakzinen sind so deutlich, daß jede weitere Errungenschaft in dieser Richtung von Praktikern und Öffentlichkeit gleichermaßen zu begrüßen ist.

Eines der großen Hindernisse subkutaner Injektionen ist die Notwendigkeit von Antiseptika, Substanzen, die keiner von uns gerne ins Gewebe spritzt. Zweitens haben sehr viele Patienten eine unüberwindliche Abneigung gegen Vakzine in der herkömmlichen Form und sind deshalb von den Vorzügen dieser Therapie ausgeschlossen. Wenn das Mittel – wie häufig auch immer – oral verabfolgt wird, haben sie keine Einwände dagegen. Drittens vermeidet man die lokale Reaktion und Schwellung völlig, und meistens ist die Allgemeinreaktion deutlich geringer – was in Fällen geringerer Vitalität und höheren Alters entscheidend wichtig ist. Viertens entfällt die Gefahr einer Sepsis oder versehentlichen Infektion – die freilich extrem gering ist – nun ganz und gar. Fünftens sind diese Mittel wesentlich kostengünstiger, und so kommt ihr Einsatz auch für jene in Frage, die sich den Aufwand einer subkutanen Autovakzine nicht leisten können.

Obwohl man sich in gewissem Umfang und mit vielversprechendem Erfolg auch der akuten Krankheit widmete, lag der Schwerpunkt unserer Arbeit auf allen Formen chronischer Erkrankung, bei der die intestinale Vergiftung ganz oder teilweise die Ursache war; mehrere hundert Fälle wurden dabei erforscht. Der Zusammenhang zwischen chronischer Krankheit und den nicht Milchzucker abbauenden Organismen im Darme ist nun so klar festgestellt und von Bakteriologen allerorten gleichermaßen akzeptiert worden, daß wir in dieser Arbeit darauf nicht weiter einzugehen brauchen. Zwei Punkte sind nun anerkannt: erstens, daß diese Organismen eine wesentliche Rolle bei der Disponierung eines Patienten zu chronischer Krankheit jeder Art spielen, und zweitens, daß Vakzine dieser Bazillen wertvolle therapeutische Mittel sind, deren Einsatz schon großen Nutzen brachte. Es erübrigt sich zu sagen, daß ein gewaltiges Spektrum von Krankheiten, die bisher als hoffnungslos galten, nun in den Bereich des Heilbaren gerückt wurden.

Die Artenzahl dieser nicht-laktosespaltenden Bakterien ist groß. Vermutlich geht sie in die Tausende, wenn man die Organismen detailliert nach ihren Zucker-Reaktionen usw. differenziert. Aus der vakzinetherapeutischen Sicht jedoch genügt es zur Zeit, sie in sieben Hauptgruppen einzuteilen, die nach ihrer Reaktion auf vier Zuckerarten unterschieden werden wie folgt: [siehe rechte Seite oben]

Zum Zwecke der Behandlung sind zwei Dinge erforderlich: 1. eine bakteriologische Untersuchung, die feststellt, ob der Patient mit einem der genannten Organismen-Typen infiziert ist; und 2. eine Autovakzine – oder eine polyvalente Vakzine der Gruppe, zu der der infizierende Organismus gehört.

Um zu bestimmen, ob eine intestinale Infektion vorliegt, wird vom Stuhl des Patienten nach dem üblichen Verfahren

	Glucose	*Lactose*	*Saccharose*	*Dulzit*
Faecalis alkaligenes	basisch	—	—	—
Typ Ruhr	sauer	—	—	—
Typ Morgan	sauer & Gas	—	—	—
Typ Gaertner	sauer & Gas	—	—	sauer & Gas
Typ Proteus	sauer & Gas	—	sauer & Gas	—
Coli mutabile	sauer & Gas	spät sauer & Gas	—	—
Typ Nr. 7	sauer & Gas	—	sauer & Gas	sauer & Gas

auf McConkeys Nährboden (neutralrot, Gallensalz-Pepton-Laktose) aufgetragen. Wenn weiße Kolonien auftauchen, werden sie abgehoben und Kulturen davon angelegt, die mit den vier Zuckern getestet werden, die über der oben wiedergegebenen Tabelle stehen, um festzustellen, zu welcher der sieben Gruppen sie gehören. Man muß dabei beachten, daß diese abnormen Organismen nicht ständig vorhanden sind; ihr Auftreten ist durch positive und negative Phasen charakterisiert, wie man es von den Typhus-Überträgern kennt. Häufig ist es also notwendig, täglich Tests vorzunehmen, bis man ein positives Resultat erhält. In der Regel reichen drei bis vier Untersuchungen aus, aber gelegentlich ist es nötig, einige Wochen lang weiterzutesten. Ein längerer Zeitraum als drei Wochen ist ungewöhnlich.

Folgendes Verfahren wenden wir an: Ein 18 Stunden lang inkubiertes Präparat wird in 2 ml destilliertem Wasser aufgeschwemmt, dann wird die Emulsion auf übliche Weise bei 60°C im Wasserbad abgetötet, nur daß hier 30 Minuten ausreichen anstatt der sonst vollen Stunde. 1 ml der Emulsion wird zusammen mit 99 Gramm Milchzucker in den Mörser gegeben und mit dem Stößel 20 Minuten lang gründlich zerrieben. Das so entstandene Pulver ist die erste Potenz der Vakzine. Ein Gramm hiervon wird dann mit 99 Gramm Milchzucker in gleicher Weise zwanzig Minuten lang zerrieben; so entsteht die zweite Potenz. Ein Gramm hiervon wird dann mit 99 Gramm Milchzucker zur dritten Potenz zerrieben. Davon wird ein Gramm in 99 ml destillierten Wassers gegeben, die Flasche verschlossen und gründlich geschüttelt; so entsteht die vierte Potenz. Dieses Verfahren wird dann entsprechend wiederholt: 1 ml der Lösung auf 99 ml destilliertes Wasser, gründlich schütteln. Verdünnen und schütteln, so oft es erforderlich ist*. Am häufigsten werden die zwölfte und die dreißigste Potenz verwendet.

Zur Herstellung einer polyvalenten Vakzine braucht man eine große Zahl von Kulturen der gleichen Bakteriengruppe, die man ansammelt, bis mindestens hundert Proben vorliegen. Diese werden dann gründlich gemischt, von dem Gemisch 1 ml abgenommen und wie oben geschildert weiterbehandelt. Auf diese Weise ist es möglich, eine sehr wirksame Vakzine jeder der sieben Organismengruppen herzustellen.

Dosierung

Es hat sich gezeigt, daß es bei alten oder schwächeren Menschen oder bei Patienten, denen man keine drastische Reaktion wünscht, besser ist, mit einer Gabe der zwölften Potenz zu beginnen; bei kräftigeren Personen beginne man jedoch ohne Bedenken mit der dreißigsten Potenz. Eine Dosis besteht aus 3 oder 4 Tropfen aus der Vorratsflasche, die auf 30 ml Wasser gegeben werden. Davon ist im Abstand von vier Stunden je eine Hälfte einzunehmen, nach Möglichkeit vor dem Essen. Dann ist es wichtig, das Resultat abzuwarten; erst nach Ablauf von mindestens drei Wochen kann man entscheiden, ob keine Besserung eingetreten ist. Wenn sich irgendeine Besserung zeigt, ganz gleich, wie leicht sie sein mag, soll unter gar keinen

* Man kann auch eine Hälfte oder ein Viertel dieser Mengen nehmen, wenn es praktischer ist; die Proportionen sollen allerdings auf jeden Fall beibehalten werden.

Umständen eine weitere Dosis gegeben werden, solange diese Besserung anhält, selbst wenn dies wochen- oder monatelanges Warten bedeutet. Die nächste Dosis darf erst dann gegeben werden, wenn sich der Zustand deutlich nicht mehr verändert oder die Neigung zu einer Verschlimmerung zeigt.

Fallbeispiele

Fall 1: Frl. N. G., 35 Jahre. Anfälle begannen mit 6 Jahren, durchschnittlich einmal wöchentlich. Mutter Epileptikerin, Vater Alkoholiker. Bakteriologische Prüfung des Stuhles ergab 20% abnorme Bazillen Typ Morgan.

28. Oktober 1927: Erste Dosis, 12. Potenz. Besserung folgte. Kein Anzeichen von Beschwerden während fast 6 Wochen, dann ein sehr leichter Anfall.

7. Dezember 1927: Dosis wiederholt.

6. Februar 1928: Sehr leichter Anfall. Dritte Dosis.

Der Fall wird weiter beobachtet. Insgesamt waren in knapp zwei Jahren zwölf Dosen notwendig, die letzte wurde im Mai 1929 gegeben. Fünf Anfälle kamen in diesem Zeitraum vor, der letzte am 21. November 1928. Die schwersten Symptome im Jahre 1929 waren leichte Schwindelgefühle und Niedergeschlagenheit bei vier Gelegenheiten.

Fall 2: Herr J. L., 44 Jahre. Fünf Jahre bestehende chronische Colitis; häufig lockerer Stuhl mit viel Schleim, alle drei bis vier Wochen Durchfall-Attacken. Allgemeine Erschöpfung mit deutlicher Depression und häufigen Kopfschmerzen. Bakteriologische Stuhluntersuchung ergab 90% abnorme Bazillen vom Typ Proteus.

22. Juni 1928. Erste Dosis der dreißigsten Potenz. Rasche und deutliche Besserung, alle Symptome bis Ende Juli verschwunden. Alles bleibt gut bis März 1929, dann leichte Rückkehr der Symptomatik. Wiederholung der Dosis, abermals rasche Besserung, die anhielt.

Fall 3: Herr C. J., 50 Jahre. Nervenzusammenbruch wegen Überarbeitung und geschäftlicher Belastung. Deutliche Depression und Konzentrationsunfähigkeit, die ein Jahr lang immer schlimmer werden; nervöse Verdauungsstörungen, Schmerzen und Blähungen nach dem Essen. Bakteriologische Stuhluntersuchung ergab 5% abnorme Bazillen vom Typ Morgan.

8. August 1927: Erste Dosis der 30. Potenz. Kontinuierliche Besserung; Mitte August kann der Patient wieder leichte Arbeiten übernehmen. Fortschritt hält an, und Mitte September bezeichnet sich der Patient als ungewöhnlich gesund.

1. Oktober 1927: Keine weitere Besserung, also zweite Dosis gegeben. Besserung geht weiter, Zustand nun besser als seit Jahren.

Wegen leichter Rückschläge wurden im Laufe der nächsten acht Monate vier weitere Dosen gegeben, die letzte am 22. Juni 1928. Ab diesem Zeitpunkt keine weitere Behandlung mehr nötig.

Fall 4: Frau B., 62 Jahre. Schwere Kopfschmerzen, Erschöpfung und andere Symptome chronischer Nierenkrankheit. Blutdruck 232. Urinuntersuchung zeigte Eiweiß und Sediment. Bakteriologische Stuhluntersuchung ergab 10% abnorme Bazillen vom Typ Faecalis alkaligenes.

3. Januar 1928: Erste Dosis, 12. Potenz. Allgemeine Besserung. Kopfschmerzen seltener und leichter. Blutdruck sinkt auf 209. Weniger Eiweiß im Urin.

4. Februar 1928: Zweite Dosis, da Besserung stillsteht.

Weitere drei Dosen wurden 1928, weitere zwei 1929 gegeben. Die Kopfschmerzen sind seit April fast gänzlich verschwunden, und die allgemeine Gesundheit war gut. Der Blutdruck hält sich auf ungefähr 200, und im Urin sind nur noch geringe Spuren von Eiweiß.

Fall 5: Frau C., 44 Jahre: Sehr schlimme Kopfschmerzen seit acht Jahren, einmal im Monat, muß mindestens je einen Tag im Bett liegenbleiben. Bakteriologische Stuhluntersuchung ergab 2% abnormer Bazillen vom Typ Morgan.

14. Januar 1928: Erste Dosis, 30. Potenz.

Februar-Migräne fiel aus.

8. März 1928: Ein leichter Anfall machte zweite Dosis notwendig.

Seit damals wurden sechs weitere Dosen gegeben, die letzte am 19. April 1929. Während der letzten zwölf Monate waren die Attacken sehr leicht und haben nun praktisch aufgehört.

Es ist leicht zu erkennen, daß die großen Vorzüge dieser Anwendungsform nicht nur dem Patienten, sondern auch dem Arzt zugute kommen: Hat man sich einmal einen guten Vorrat polyvalenter Vakzine angelegt, sind diese praktisch unerschöpflich. Die Kosten sind weitaus geringer, und die Verabreichung wird jeder Praktiker mit Leichtigkeit durchführen können. Die einzige notwendige Voraussetzung ist eine bakteriologische Untersuchung zur Bestimmung des infizierenden Bakterien-Typs.

Die Zahl der Mediziner, die inzwischen die Effektivität dieser Arzneien garantieren können, ist derartig gestiegen, daß jeglicher Zweifel in bezug auf deren therapeutischen Wert ausgeräumt werden konnte. Bisher haben subkutan injizierte Vakzine dieser abnormen Bazillen uns beträchtlich geholfen, chronische Krankheit zu heilen, doch nun steht uns eine gleichermaßen wirksame, aber einfachere Behandlungsmethode zur Verfügung, die selbst jene erreicht, die Vorbehalte oder Vorurteile bezüglich der Injektions-Vakzine haben.

Aus Platzgründen verbietet sich in einem Artikel wie diesem eine Besprechung der physischen Eigenschaften unserer Vakzine, aber die Arbeit der modernen Physiker scheint zu zeigen, daß gewisse Eigenschaften freigesetzt werden und daß in jenen Verdünnungen sehr aktive Substanzen enthalten sind.

Diese Aspekte werden von Dr. T. M. Dishington aus Glasgow weiter ausgeführt, der mehrere Jahre lang Patienten daraufhin beobachtet hat. Es ist zu hoffen, daß es in absehbarer

Zeit möglich sein wird, die Symptome jeder Bakteriengruppe zu veröffentlichen, so daß die Verschreibung allein aufgrund der Symptomatik vorgenommen werden kann, ohne daß man noch das Laboratorium zu bemühen braucht.

Vielen unserer Leser wird einleuchten, daß das zur Herstellung dieser oralen Vakzine angewendete Verfahren identisch ist mit jenem, das die Homöopathie seit einem Jahrhundert zur Zubereitung ihrer Arzneien gebraucht. Die Erkenntnis, daß so behandelte Bakterien eine unschätzbare therapeutische Hilfe sind, muß das Bindeglied zwischen der fortschrittlichen Immunitätslehre unserer Tage und der Lehre Hahnemanns sein, die seit hundert Jahren Bestand hat. Obwohl die Homöopathie keiner weiteren Bestätigung als jener bedarf, die alle erfolgreichen Heilungen darstellen, die ihre Anwendung bewirkte, muß dieses Bindeglied einen wichtigen Stellenwert besitzen: Es gibt den Anhängern der Allopathie die Bestätigung für eine der Hahnemannschen Entdeckungen – doch nun aus einem ganz anderen Blickwinkel, aus der Arbeit im modernen Laboratorium.

XVI
Die Wiederentdeckung der Psora

(*British Homoeopathic Journal*, Januar 1929)

Zweck dieses Referats* ist die weitere Besprechung der Probleme, die Dr. Dishington Ihnen bei Ihrer letzten Zusammenkunft vorstellte, bei der es um gewisse Nosoden ging, die aus abnormen Organismen des Darmtraktes hergestellt werden und die Ihnen im Laufe der letzten acht Jahre schon bei verschiedenen Gelegenheiten zur Kenntnis gebracht wurden. Ich möchte Ihnen schildern, wie diese Nosoden entwickelt und erarbeitet wurden, und welche Gedanken, Überlegungen und Anwendung sie in jene Position gebracht haben, die sie nun einnehmen.

Drei Prinzipien gilt es zu beachten, um den derzeitigen, wirkungsvollen Zustand der Nosoden zu gewährleisten:

1. die Entdeckung der Bazillengruppe, die ihre Grundlage bildet;
2. der Wert der Hahnemannschen Gesetze bezüglich der wiederholten Dosisgabe und
3. der Umstand, daß die Nosoden in potenziertem Zustand wirken.

Ungefähr 1912 stellte man fest, daß im Darminhalt sowohl anscheinend gesunder wie kranker Menschen eine Bazillen-Kategorie zu finden ist, denen bis dahin keine Bedeutung zugemessen wurde, die aber – was bewiesen ist – mit chronischer Krankheit zu tun hat. Diese Organismen sind verschiedene Arten nicht Milchsäure bildender Bazillen der großen

* gehalten vor der British Homoeopathic Society am 1. November 1928

koli-typhösen Gruppe, die verwandt sind mit Erregern wie jenen von Typhus, Ruhr und Paratyphus. Sie erregen aber keine akute Krankheit und sind nicht einmal mit irgendwelchen bestimmten Krankheitsumständen zu assoziieren. Da die Zusammenhänge nicht bestehen, hatte man sie in der Vergangenheit für unwichtig gehalten und auf seiten der Bakteriologen und Kliniker nicht weiter beachtet. Um jene Zeit, als man immer häufiger ebendiese Bazillen in sehr großen Mengen bei Patienten vorfand, die sonst keinerlei abnorme oder pathogene Erreger in sich trugen, beschloß man, die Bakterien in Form von Vakzinen versuchsweise einzusetzen, um zu beobachten, ob sie in Fällen chronischer Krankheit irgendwie helfen würden. Und obwohl sie im herkömmlichen Sinne keine pathogenen Erreger waren, zeitigte ihr therapeutischer Einsatz als Vakzine große Erfolge.

Es zeigte sich, daß durch solche Vakzine eine leichte Intensivierung aller Symptome einer chronischen Krankheitsgeschichte bewirkt werden konnte, der unter günstigen Umständen eine deutliche Besserung folgte. Gute Ergebnisse beobachtete man in Fällen, in denen man Patienten so behandelte, aber zu jener Zeit war ihre Zahl verhältnismäßig klein, da die Injektionen viel zu häufig und in festen Abständen gegeben wurden – jede Woche oder alle zehn Tage –, was eine starke Überdosierung bedeutete und einen beginnenden Heilprozeß störte. Heute können etliche Bakteriologen und eine beträchtliche Zahl von Klinikern den zweifelsfreien Zusammenhang bestätigen, der zwischen diesen Organismen und chronischen Störungen und der intestinalen Vergiftung mit den daraus folgenden Krankheiten besteht, so daß in bezug auf diese Beziehungen keinerlei Zweifel mehr existiert. Einige hundert praktische Ärzte haben das anhand der klinischen Resultate überprüft, die sie mit dem Einsatz von Vakzinen aus jenen Organismen gewonnen haben, und die Fülle des Beweismaterials ist inzwischen derart angewachsen, daß für Zweifel einfach kein Platz mehr bleibt. Auch eine gewisse Menge labortechnischer Belege hat sich angesammelt, die beweisen, daß es einen Zusammenhang zwischen jenen Organismen-Gruppen und Krankheit gibt.

Wenn über eine längere Zeit hinweg Stuhlproben desselben Patienten täglich ausgewertet werden, stellt man fest, daß jene abnormen Organismen, um die es uns geht, nicht immer und in der gleichen Menge vertreten sind, sondern daß es auch negative Phasen gibt, in denen sie völlig fehlen, und positive, in denen sie mehr oder weniger reichlich vorhanden sind. Weiterhin wechselt ihre Gesamtmenge während der positiven Phasen von Tag zu Tag. Wenn wir mit der Untersuchung während einer negativen Phase beginnen, dann fangen die Organismen nach einer Weile an, in den Proben zu erscheinen, zunächst in kleiner Zahl, dann ständig zunehmend, bis eine Höchstmenge erreicht ist. Nach diesem Punkt nimmt die Zahl wieder ab, bis die Organismen ganz verschwinden. Sowohl die Höchstmenge als auch die Dauer der positiven und negativen Phase kann sich von Fall zu Fall erheblich unterscheiden: Interessant ist aber, daß der Gesundheitszustand des Patienten- sei dieser krank oder anscheinend bei normaler Gesundheit – sich gleichzeitig mit den beobachteten Phasen verändert. Die meisten Fälle chronischer Krankheit haben gemeinsam, daß sich die Symptome gegen Ende der negativen Phase verschlimmern und nachlassen, wenn die abnormen Organismen freigesetzt werden. Verallgemeinernd läßt sich sagen, daß der Patient umsomehr Linderung verspürt, je größer die Zahl der abnormen Organismen wird. Beim anscheinend Gesunden ist zu beobachten: Wenn er sich nicht ganz in Form fühlt, dann ist das in derselben Phase des Zyklus. Boyd und Paterson in Glasgow sind dabei, weitere Zusammenhänge zwischen diesen Befunden und dem Zustand des Patienten zu beweisen.

Die Gabe des Vakzins bewirkt in der Regel, daß länger und mehr Organismen freigesetzt werden – zum Wohle des Patienten. Wenn man während der Behandlung täglich die Stuhlproben analysiert, kann man anhand der als Kurve wiedergegebenen Entwicklung der Organismenzahlen im allgemeinen sehr wohl ablesen, in welchem Zustand der Patient sich befindet und welche Fortschritte er macht. Häufig waren diese Aufzeichnungen eine nützliche Hilfe zur Bestimmung der korrekten Zeit zur Wiederholung der Dosis. Aus klinischer ebenso wie aus labortechnischer Sicht kann es also keinen Zweifel mehr daran geben, daß eine starke Verbindung zwischen diesen Organismen-Gruppen und chronischer Krankheit besteht.

Zum nächsten Schritt – der Entdeckung, daß die Dosen nicht in festen Abständen, sondern je nach Reaktion des Patienten verabreicht werden sollten kam es so: Im Laboratorium des University College stellte man bei der Vakzine-Behandlung von Patienten mit Lungenentzündung fest, daß man bessere Resultate erhielt, wenn die Vakzine unter Berücksichtigung der Reaktion auf die Spritze gegeben wurden. Wenn nach einer Gabe der Puls und die Körpertemperatur zurückgingen, waren die Ergebnisse viel besser, wenn man so lange keine weitere Behandlung durchführte, wie diese Besserung anhielt; die Wiederholung der Dosis kam erst, wenn Puls und Temperatur wieder leicht anzusteigen begannen. Die Heilungen geschahen rascher und die Erfolge waren zahlreicher, und man brauchte auch bedeutend weniger Vakzine-Injektionen. Nachdem dieser Punkt eindeutig erkannt und bewiesen war, ging man natürlich dazu über, die gleiche Methode bei allen Arten fieberhafter Erkrankungen auszuprobieren – und erhielt die gleichen, guten Erfolge. Als auch diese zweifelsfrei gesichert waren, kamen einige auf den Gedanken, daß dieses Gesetz, das bei allen akuten Krankheiten galt, möglicherweise auch bei chronischen Fällen Gültigkeit besäße. Man probierte aus, und die Resultate waren auch hier überzeugender, als man erwartet haben konnte.

Bei der Behandlung chronischer Fälle ließ man vor der Gabe der nächsten Dosis mindestens drei Wochen verstreichen, nachdem man beobachtet hatte, daß die Besserung mitunter länger als zwei Wochen auf sich warten ließ. Hatte die Besserung drei Wochen nach der ersten Gabe begonnen, wartete man mit der Verabreichung der nächsten, bis jede Spur der Reaktion auf die erste Dosis verschwunden war – sei es, daß der Zustand sich stabilisierte oder eine Tendenz zur Verschlechterung aufkam. So ergaben sich folgende Beobachtungen: Die Phase der Besserung dauerte von zwei bis drei Wochen bis – in seltenen Fällen – hin zu zwölf Monaten. Wenn man, solange die Besserung anhielt, keine weitere Arzneigabe verabreichte, war die Erfolgsrate wesentlich höher, die Resultate besser, und es mußte in jedem Fall auch viel weniger Vakzin gegeben werden. Die Vorteile dieser Behandlungsweise waren so unübersehbar, daß man sie bis heute praktiziert.

An diesem Punkt können wir also zwei Schlüsse ziehen:

1. Die Gruppe nicht-pathogener und nicht-laktosespaltender Darmbazillen steht zweifellos in Zusammenhang mit chronischer Krankheit.
2. Die aus ihr hergestellten Vakzine sind wertvolle Heilmittel, wenn man sie nach den Hahnemannschen Regeln und unter Berücksichtigung der Reaktionen des Patienten verabfolgt und nicht, wie man es bisher zu tun pflegte, in regelmäßigen Abständen.

In diesem Stadium, beim Einzug als Bakteriologe in Ihr Krankenhaus, wurde man in die Wissenschaft der Homöopathie eingeführt. Bei der ersten Lektüre von Hahnemanns *Organon der Heilkunst* erkannte man sofort, daß die Errungenschaften der modernen Immunitätslehre lediglich eine – wenn auch anders erlangte – Wiederentdeckung von Fakten war, die jener schon ein Jahrhundert zuvor festgestellt hatte. In Zusammenarbeit mit einigen Ihrer Ärzte wurden die homöopathischen Prinzipien sogleich auf die verschiedenen Bazillengruppen übertragen und diese verarbeitet und in der gleichen Weise potenziert, wie Sie Ihre Arzneien herstellen. Es dauerte nicht lange, bis es sich erwies, daß so gewonnene Nosoden von glänzendem therapeutischen Wert waren. Weitere Beobachtungen der letzten acht Jahre – in denen Hunderte von Patienten behandelt worden sind – bestätigten, ja übertrafen unsere anfänglichen Hoffnungen. Heute sind diese Nosoden nicht nur in England, sondern mehr noch in Deutschland und Amerika, in geringerem Umfang auch in Frankreich, Holland und der Schweiz in Gebrauch.

Aus der Sicht des Homöopathen stellt sich als erstes die Frage, ob diese Präparate in Übereinstimmung mit den Gesetzen Hahnemanns sind oder sein Werk erweitern. Viele von uns haben das Gefühl, daß dies der Fall sei, da der Begründer der Homöopathie in mehr als einem Fall ein Produkt der Krankheit als Grundlage für eine Arznei nimmt, und man zweifelt kaum daran: Wäre er in der Lage gewesen, diese Organismen zu isolieren, hätte er auch sie verarbeitet. Darüber hinaus ist noch ungewiß, ob diese Organismen die Ursache, das Ergebnis oder eine versuchte Heilung der Krankheit sind. Zum gegenwärtigen Zeitpunkt können wir kaum mehr sagen, als daß ein Zusammenhang besteht, dessen genaue Beschaffenheit wir aber noch nicht zu bestimmen vermögen. Es ist nicht völlig auszuschließen, daß diese Bazillen eine Variante des Bacillus coli sind, und daß dieser aufgrund seiner Allgegenwart in unserer modernen Zivilisation (nicht nur in Menschen, sondern auch in Vögeln und anderen Tieren) als mehr oder weniger normaler Darmbewohner zu betrachten ist. Experimente scheinen zu ergeben, daß sich während großer, grundlegender Veränderungen im Körper auch die Darmflora verändern kann, als ob sie versuchte, die Harmonie aufrechtzuerhalten. Es ist denn auch nicht unmöglich, daß es sich bei diesen Bazillengruppen um ursprünglich normale Kolibakterien handelt, die sich verändert haben, um bestimmten Gegebenheiten gerecht zu werden, die ihnen durch eine Veränderung auf seiten ihres Wirtes aufgezwungen sind. In diesem Zustand bilden die Bakterien ohne Zweifel in potenzierter Form wertvolle therapeutische Hilfen. Die Wissenschaft nähert sich der Einsicht, daß das Leben Harmonie ist – in Einklang und Einstimmung –, und daß Krankheit oder Mißklang oder Mißstimmung da besteht, wo ein Teil des Ganzen nicht im harmonischen Zusammenklang schwingt.

Bei der Differenzierung der Organismen spielt interessanterweise der Milchzucker eine Rolle. Milchzucker (Laktose) unterscheidet sich von anderen Zuckern darin, daß er ein tierisches Produkt ist; andere Zucker sind pflanzlichen Ursprungs. Jüngere Forschungsergebnisse deuten an, daß ein Ferment, das auf eine Substanz einwirken soll, in Übereinstimmung mit dem Atomgewicht dieser Substanz schwingen können muß. Das bedeutet, daß Organismen, die Milchzucker abbauen können, in der Lage sind, sich in ihrer Schwingung auf tierisches Gewebe einzustellen. Andere, die nicht Laktose abbauen, vermögen sich also auch auf kein nicht-pflanzliches Gewebe einzuschwingen. Wird diese Theorie der Zeit standhalten, kann sie uns ein beträchtliches Stück auf dem Wege zum Verständnis grundlegender Dinge weiterhelfen. Das heißt, wir haben hier eine Methode zur Verfügung, die unterscheiden kann zwischen Organismen, die dem Menschen nützlich sind und jenen, die ihm abträglich wirken. Zu einem solchen Zeitpunkt – wenn sie abträglich sind – potenzieren wir diese Produkte und verwenden sie als Arzneimittel zur Heilung von Krankheit. Ansonsten aber sind die Nosoden natürlich identisch mit homöopathischen Arzneien, und ihre Herstellung stimmt exakt mit den Regeln der Arzneilehre überein.

Keiner, der die intestinale Vergiftung ausführlicher studiert hat, kann übersehen, welche Ähnlichkeit zwischen dieser und der Ur-Krankheit besteht, die Hahnemann als Psora bezeichnet hat. Ich will heute nicht in Einzelheiten gehen, da, wie ich erfahren habe, Dr. Gordon aus Edinburgh jene Parallelen zu einem späteren Zeitpunkt ausführlich für Sie darstellen wird, wenn er über die unzweifelhaften Beweise über das Wesen der intestinalen Vergiftung spricht, die Hahnemann unter dem Begriff Psora zusammenfaßte.

Einen interessanten Punkt möchte ich an dieser Stelle in bezug auf Hahnemanns wichtige Feststellung erwähnen: daß es nämlich unmöglich sei, daß man mehr als eine Krankheit zur gleichen Zeit habe. Dies stellen wir auch bei der Arbeit mit der Darmflora fest. Es ist überraschend, daß wir nur in den allerseltensten Fällen mehr als einen abnormen Organismen-Typ bei demselben Patienten finden. Dies ist ein weiteres Faktum, das die Theorie bestätigt, daß beide geschilderten Zustände identisch sind.

Obwohl zu einem gegebenen Zeitpunkt nur ein Organismentyp vorhanden ist, läßt sich dieser gewiß mittels Vakzine-, Nosoden- oder Arzneigabe verändern. Das zeigt an, daß der Organismentyp vom Zustand des Patienten abhängt und demgemäß seine Beschaffenheit verändert in Übereinstimmung mit dem Nährboden, dem Wirt, in dem er leben muß. Allgemein kann man sagen: Bei Menschen, die nicht mit homöopathischen Verfahren behandelt wurden, bleiben die Organismen über einen längeren Zeitraum hinweg wesentlich typenkonstanter.

Als nächstes wäre zu besprechen, in welchem Umfang die Allopathie sich zur Zeit homöopathischer Methoden bedient, unabhängig von der Arbeit mit den Nosoden, über die ich heute abend spreche; diese werden von einer großen Zahl von Allopathen in den verschiedensten Teilen der Welt verwendet. Die meisten Praktiker wurden mehr oder weniger in die Grundsätze der Dosis-Wiederholung eingewiesen, so daß in dieser Hinsicht kaum Nachteiliges zu erwarten ist.

Es gibt noch eine andere Richtung, die ganz unabhängig auf die Verabreichung oraler Vakzine gestoßen ist und nun in großem Umfang niedrige Potenzen davon einsetzt. Bisher haben diese Leute – und man findet sie mittlerweile in jedem Land der Welt – noch keine Potenzierungen über der D4 verwendet. Während der letzten Jahre haben Besredka und andere eine gewaltige Arbeit geleistet, um die Wirksamkeit oral verabfolgter Vakzine zu beweisen, und zwar sowohl als Prophylaxe gegen als auch als Heilmittel bei bestehender Erkrankung. Eine Vielzahl von Experimenten hat ergeben, daß man Tiere gegen lebendige Organismen immunisieren kann, gegen die sie sonst anfällig sind, indem man ihnen einige Gaben abgetöteter Emulsion der gleichen Bakterien oral verabreicht. Tests an Angehörigen der Truppe zeigten recht vielversprechende Resultate in bezug auf das Vermögen dieser Arzneien, vor Typhus, Ruhr etc. im normalen Leben zu schützen. So werden zur Zeit die oralen Vakzine – in der Prophylaxe ebenso wie in der Therapie – zu einem verläßlichen Faktor in der Medizin, und Firmen, nicht nur in unserem Land, sondern in weit größerem Maße auf dem europäischen Festland, gehen daran, diese Medikamente in großen Mengen herzustellen. Die Arzneien sind nicht im eigentlichen Sinne des Wortes potenziert, aber die winzigen Bakterien entsprechen im Verhältnis zur vorhandenen Flüssigkeit einer D2 oder D3 homöopathischer Heilmittel; sie sind also Ihren Arzneipotenzen verwandt.

Diese Arbeiten, die sich nun so rasch verbreiten, stammen freilich ganz aus der allopathischen Richtung und haben keine Verbindung mit der Homöopathie. Sie haben sich unabhängig in wissenschaftlichen Laboratorien der alten Schule entwikkelt. Wieder, wenn auch unbewußt, wurden Hahnemanns Erkenntnisse neu entdeckt und eine Vielzahl von Heilmitteln hergestellt, wenn auch nur in niedriger Potenzierung. Die Schulmedizin ist nun dabei, eine vollständige Arzneimittellehre zusammenzustellen, der die verschiedenen Typen von Organismen zugrundeliegen, von denen es natürlich wieder zahlreiche Varianten gibt.

Um Ihnen ein Beispiel vorzuführen, sei im folgenden aus der Vierteljahresschrift einer unserer führenden Firmen zitiert:

> »Der Vakzine-Therapeut behauptet, daß eine große Vielfalt von Fällen durch subkutan injizierte Vakzine vorteilhaft zu beeinflussen sei. Man muß jedoch einräumen, daß es viele Umstände gibt, die die Verabreichung injizierter Vakzine kontraindizieren. Akute, fiebrige Fälle und nervöse Patienten, die überempfindlich sind, seien hier als die wichtigeren unter diesen Ausnahmen genannt.
> Es ist nicht allgemein bekannt, daß bei Staphylokokken- oder Streptokokken-Infektionen oral verabreichte Vakzine – die also wie gewöhnliche Arznei gegeben werden – ebenso gut, wenn nicht noch wirkungsvoller sind als die Injektionen. Häufige Besuche in der Praxis, um gespritzt zu werden, sind unnötig, weil der Patient die oralen Vakzine leicht zu

Hause einnehmen kann, wie und wann es der Praktiker verordnet hat. Bei der Behandlung von Geschwüren und Karbunkeln wurden schon glänzende Erfolge verzeichnet.«

Einen weiteren Aspekt sollte jeder Homöopath verstehen; Hahnemann erkannte ihn klar genug: Die Arzneimittellehre ist unvollständig und kann nicht sämtliche Krankheiten umfassen, die es gibt. Hahnemann sah auch voraus, daß aufgrund sich ändernder Bedingungen in der Zivilisation neue Krankheiten aufkommen könnten, für die neue Arzneimittel zu finden wären. In seiner Genialität begriff er die Tatsache, daß die Natur eine unendliche Vielzahl von Heilmitteln berge, um allen Zuständen zu begegnen, die sich ergeben könnten. Die folgenden Abschnitte aus dem *Organon* werden Ihnen verdeutlichen, wie klar er die Notwendigkeit weiterer Arzneimittel erkannte und welch gewaltige Arbeit von seinen Nachfolgern zu leisten ist, um seine ursprünglichen Entdeckungen zu verbessern und so mit der Krankheit und deren ständig wechselnden Charakteristika schrittzuhalten:

»Da die Anzahl der genau geprüften Arzneien hinsichtlich ihrer positiven Wirkung noch recht bescheiden ist, geschieht es zuweilen, daß nur ein kleinerer oder größerer Teil der Symptome eines Krankheitsfalles im Symptomenverzeichnis der passendsten Arznei gefunden werden kann. Infolge dessen muß diese unvollkommene Arzneikrankheits-Potenz in Ermangelung einer vollkommeneren angewendet werden.« (§ 133)*

»Wenn die zuerst gewählte Arznei der Krankheit tatsächlich ganz entspricht, muß sie diese heilen. Wenn aber die gewählte Medizin aufgrund der unzureichenden Zahl der

* Die §§-Angaben basieren auf der Ausgabe des Hahnemannschen *Organon,* die Bach seinerzeit vorlag, und stimmen nicht mit der Numerierung und Reihenfolge in der bei uns verbreiteten 6. und letzten Ausgabe von 1842 überein. (Anm. d. Ü.)

vollständig geprüften Arzneien und der daraus folgenden Einschränkung unserer Auswahl nicht genau homöopathisch ist, dann wird sie neue Symptome auslösen, die wiederum den Weg zu der nächsten Medizin andeuten, die sich wahrscheinlich als dienlich erweist.« (§ 184)

»Freilich kann uns nur ein beträchtlicher Vorrat von Arzneien, die mit ihrer positiven Wirkung hinsichtlich der Veränderung des Befindens bekannt sind, in den Stand setzen, eine Medizin für einen jeden der unzähligen Krankheitsfälle in der Natur zu finden.

Wenn Tausende genaue und unermüdliche Beobachter – statt, wie bisher, ein einziger – die ersten Elemente einer echten Arzneimittellehre erarbeiten werden – was könnte nicht alles erreicht werden im ganzen Umfange des endlosen Reiches der Krankheit! Dann wird die Heilkunst nicht länger mehr als Kunst der Vermutung ohne jede sichere Grundlage verspottet werden.« (§ 122)

Sein Einblick in die außerordentlichen Möglichkeiten der Krankheitsvielfalt zeigt sich weiterhin in folgenden Worten:

»Jegliche epidemische oder sporadisch kollektiv auftretende Krankheit ist als namenloses, individuelles Leiden zu betrachten und zu behandeln, das noch niemals genau wie in diesem Falle, in diesem Menschen und unter diesen Umständen vorgekommen ist und in derselben Form auch niemals wieder auf der Welt eintreten kann.« (§ 60)

»Jede Krankheitsepidemie auf der Welt unterscheidet sich von jeder anderen, mit Ausnahme jener wenigen, die von demselben, unveränderlichen Miasma verursacht sind. Weiterhin unterscheidet sich auch jeder einzelne Fall epidemischer oder sporadischer Krankheit von jedem anderen, mit Ausnahme jener, die zu der an anderem Ort genannten kollektiven Krankheit gehören. Deshalb wird der verständige Arzt jeden Krankheitsfall, der seiner Sorge anvertraut ist, nach seinen individuellen Charakteristika beurteilen. Wenn er seine individuellen Züge untersucht und alle Zeichen und Symptome niedergeschrieben hat (denn sie treten in einer Reihenfolge auf, die zu notieren ist), wird er ihn nach seiner Individualität (d.h. je nach der Symptomengruppe, die er offenbart) behandeln, mit einer passenden, individuellen Arznei.« (§ 48)

Der letzte Punkt, den man hervorzuheben wünscht, ist, daß Hahnemann sich bereits den unerschöpflichen Vorrat an Arzneien vorstellte, der zur Verfügung stünde, wenn man nur die notwendigen Schritte unternähme, ihn zu erhalten. Wir zitieren ihn noch einmal:

»Andererseits lassen sich die krankmachenden Kräfte, die gemeinhin als ›Drogen‹ oder ›Arzneien‹ bezeichnet werden, auch zum Zwecke der Heilung einsetzen: mit unendlich größerer Leichtigkeit, weitaus mehr Sicherheit und mit fast grenzenloser Wahlmöglichkeit. Wir können der somit hervorgerufenen Gegenkrankheit (die die eigentliche Krankheit, die wir zu behandeln haben, beseitigen soll) eine gesteuerte Kraft und Zeit geben, weil Größe und Gewicht der Dosis unserer Kontrolle unterstehen. Da fernerhin jede Arznei sich von jeder anderen unterscheidet und einen weiteren Wirkungsbereich besitzt, haben wir mit der großen Vielzahl von Drogen eine unbegrenzte Anzahl künstlicher Krankheiten zur Hand, die wir bewußt und gezielt dem natürlichen Verlauf der Krankheiten und menschlichen Schwächen entgegensetzen können. So vermögen wir leicht und sicher natürliche Störungen mittels sehr ähnlicher, künstlich hervorgerufener Krankheiten zu beseitigen und auszulöschen.« (§ 37)

Es ist außer Zweifel, daß diese Nosoden in der Krankheitsbehandlung der Zukunft eine große Rolle spielen werden, und wenn sie dem Wesen nach homöopathisch sind, sollten sie auf den Wegen der Homöopathie aus zwei Gründen über die Welt verteilt werden:

1. Damit Ergänzungen des Hahnemannschen Werkes diesem hinzugefügt werden, das bereits als seine Genietat geachtet wird;
2. und wichtiger noch: Diese Nosoden können nur dann ein voller Erfolg werden, wenn man sie mit der sonstigen homöopathischen Behandlung kombiniert.

Man darf nicht vergessen, daß diese Nosoden vermutlich nur ein Krankheitsgebiet vertreten, das Hahnemann unter dem Begriff der Psora behandelte. Ihre Wirkung als die eines Teilgebietes ist begrenzt und beschränkt auf eine bestimmte Phase in der Krankheitsbehandlung, und man kann unter keinen Umständen erwarten, daß sie so etwas wie das ganze Spektrum abdecken. Der erfolgreiche Verordner muß auch alle anderen Arzneien beherrschen, die sich im Arzneimittelschatz finden oder in Zukunft diesem hinzugefügt werden, um imstande zu sein, die Gesamtheit der Krankheitsfälle zu behandeln. Während die allopathische Medizin willens ist, die Nosoden zu akzeptieren – bzw., wie sie sie nennt: die oralen Vakzine von Bakterien aller Formen –, begrenzt sie doch den neuen Arzneischatz auf diesen Bereich allein und will nicht den Vorteil von hundert Jahren Erfahrung mit all jenen verschiedenen Pflanzen und natürlichen Heilmitteln, die in unserm Lager so umfassend geprüft und ausprobiert worden sind.

Diese Nosoden kann man als starke Reinigungskräfte ansehen, die den Zustand eines Patienten bessern und in gewissen Fällen eine vollkommene Heilung bewirken; in anderen klären sie den ganzen Zustand des Patienten – der vorher nicht auf die Behandlung ansprach –, dergestalt, daß dieser nun durch andere Arzneien eine deutliche Hilfe empfangen kann. Der grundlegende Faktor bei der Anwendung dieser Behandlungsform ist, wie gesagt, die sehr sorgfältige Wiederholung der Arzneigaben, die ganz allein von der Reaktion des Patienten abhängt. Alle Homöopathen sind mit dieser Regel vertraut, aber es wird noch lange dauern, bis auch die Allopathen ihre Anwendung zu schätzen wissen. Wenn diese Nosoden über die allopathische Welt den Arzt erreichen, ist ihre Chance auf Erfolg sehr gering im Vergleich zu dem, was über Ihre Verbindungen möglich ist, weil diese beiden Punkte eben so entscheidend sind: Die Allopathie besitzt nicht unsere umfassende Arzneimittellehre und kennt zur Zeit kaum das Gesetz über die korrekte Dosis-Wiederholung.

Der Erfolg der praktischen Anwendung dieser Nosoden ist so groß, daß sie bereits von mehr Allopathen eingesetzt werden, als es registrierte Homöopathen in England gibt. Manche haben dem Gebrauch der Spritze zur herkömmlichen, subkutanen Verabreichung der Nosoden ganz entsagt, und man kann schon klar die Gefahren voraussehen, die aufkommen, wenn diese Praxis sich ohne die Kontrolle einer übergeordneten Körperschaft zu weit verbreitet, da sie allein jenen Menschen vorbehalten sein sollte, die eine gründliche Ausbildung genossen haben. Die Existenz der Homöopathie in diesem Lande hängt zum Teil von deren Fähigkeit ab, jene Fälle zu heilen, in denen die Allopathie versagte. Die Nosoden nun erlauben es dem Allopathen, der sie korrekt einsetzt, weitaus mehr Heilerfolge zu verbuchen als zuvor. Seien Sie gewiß: Wenn die andere Seite diese Arbeit übernimmt und auch die korrekten Dosis-Intervalle einhält, dann wird sie das Verfahren als ihre eigene Entdeckung ausgeben. Sie haben heute in Dr. Paterson aus Glasgow Ihren eigenen Pathologen, der an den Nosoden arbeitet, sie herstellt und auch weitere Forschungen durchführt, so daß Sie über den Fortgang der Arbeit aus einer internen Quelle unterrichtet sind.

Zum Schluß möchte ich Sie an die Abschnitte erinnern, mit denen eine Abhandlung endete, die ich Ihnen im April 1920 vorlas; dort steht folgendes:

»Bis dahin sollte man erkennen, daß die Wissenschaft auf völlig andere Weise die Prinzipien der Homöopathie bestätigt. Hahnemann gebührt die Ehre, der Wissenschaft um mehr als ein Jahrhundert vorausgewesen zu sein.

Die Medizin unserer Zeit achtet die Homöopathie im allgemeinen; wenn diese aber – was gewiß bald geschehen wird – einmal generell anerkannt und geschätzt wird, wird die moderne medizinische Forschung seitens der Allopathen rasch die Gesetze Hahnemanns beweisen und sich nach ihnen ausrichten. Dann wird die Homöopathie als die wunderbare Wissenschaft anerkannt werden, die sie ist.
Alle Mitglieder Ihrer Gesellschaft sollten stolz darauf sein, zu den Pionieren zu gehören. Sie mögen ferner darauf bedacht sein, kein Jota von den fundamentalen Gesetzen ihres großen Begründers abzuweichen. Die Wissenschaft nämlich beweist ihn im Detail – die Ähnlichkeit des Heilmittels, die einmalige Dosis, die Gefahr voreiliger Wiederholung.
Es wird zu einem Kampf kommen zwischen der alten Homöopathie und der neuen. Achten Sie darauf, daß die alte Homöopathie jene Ehre und Würdigung erfährt, die ihr zustehen, daß ihre Maßstäbe nicht verwässert werden, daß man ihrer Lehre treu bleibt und sich nicht mit der Flutwelle der Wissenschaft fortreißen läßt, die einem Hahnemann doch nur im Kielwasser folgt.«

Ich wünschte, es wäre möglich, Ihnen sieben Heilpflanzen vorzustellen anstatt sieben Bakteriengruppen, denn es scheint immer eine gewisse Zurückhaltung zu bestehen, bei der Behandlung pathologischer Zustände etwas zu verwenden, das mit Krankheit zu tun hat. Möglicherweise ist diese Sicht zu kleinlich und wir neigen heutzutage allzusehr dazu, die Medizin vollkommen rein zu halten – vielleicht ist das eine Reaktion auf die Praktiken des Mittelalters und die Vivisektionen der Neuzeit. Darüber hinaus könnten die Organismen, die wir verwenden, dem Menschen nützlich sein, nicht schädlich.

Wir unternehmen jede Anstrengung, um die bakterielle Nosode durch pflanzliche Mittel zu ersetzen, und manche der Nosoden haben wir schon fast genau getroffen. So ist zum Beispiel *Ornithogalum* fast identisch mit der Morganschen Bakteriengruppe, und wir haben auch eine Alge entdeckt, die fast die gleichen Eigenschaften wie die Ruhr-Erreger als Nosode zeigen. Eine Angelegenheit jedoch ist noch nicht geklärt, und dieser eine Punkt hält uns schachmatt in unserer Bemühung, von den Bakterien-Nosoden fortzukommen. Dieser wesentliche Aspekt ist die Polarität. Die Arzneien von der Wiese, aus der Natur, zeigen in potenziertem Zustand eine positive Polarität, wohingegen die mit Krankheit in Verbindung stehenden sich umgekehrt verhalten. Zum gegenwärtigen Zeitpunkt hat es den Anschein, daß es diese umgekehrte Polarität ist, was im wesentlichen zu den Erfolgen führt, die wir mit den bakteriellen Nosoden erhalten. Vielleicht wird irgendwann in der Zukunft eine neue Form der Potenzierung entdeckt, die die Polarität der einfachen Elemente und Pflanzen umkehren kann, aber bis dahin haben wir keine Alternative.

Die heilsame Wirkung dieser Nosoden ist mittlerweile international anerkannt, und das Maß der Hilfe, die sie im Kampf gegen die Krankheit täglich vermitteln, ist gewaltig; man sollte also der Menschheit diese Wohltat nicht vorenthalten bis zu einem Zeitpunkt, wenn wir eine Methode zur Bekämpfung der Hahnemannschen Psora gefunden haben werden, die auch den anspruchsvollsten Vorstellungen von Ästhetik genügen kann. Unendlich wichtiger ist doch, daß dieses Werk als eine Fortsetzung der Verdienste Hahnemanns anerkannt wird, das – wenn es in sich auch nicht vollkommen sein mag – den Weg zu weiteren Entdeckungen weisen kann. Sein Wachsen und Entwickeln sollte von der Homöopathie beobachtet und gelenkt werden und nicht dem Mißbrauch durch die Hände solcher Menschen anheimfallen können, die die grundlegenden Prinzipien nicht verstehen, auf denen es beruht.

XVII
Das Problem der chronischen Krankheit

(Referat beim Internationalen Homöopathie-Kongreß 1927)

Bereits in den frühesten Aufzeichnungen aus der Geschichte der Medizin stoßen wir auf Anzeichen dafür, daß das, was wir heute als intestinale Vergiftung kennen, schon damals bewußt oder unbewußt erkannt war, wie die Drogen und Arzneien verraten, die jene ersten Ärzte verwendeten; darunter befanden sich zahlreiche Laxativa und leberstimulierende, also effektiv darmreinigende Mittel. Zu allen Zeiten hat die Medizin mit verschiedenen Methoden Ähnliches versucht, und weite Teile heutiger Behandlungsweisen durch Ernährung, Drogen oder Chirurgie bauen auf solchen Vorstellungen auf.

Der Verdauungstrakt muß unbedingt von äußerster Wichtigkeit sein. Seine Oberfläche ist viel ausgedehnter als die unserer Haut, und darüber hinaus kann er aus seiner Umgebung absorbieren – eine Fähigkeit, durch die der Darm der Haut weit voraus ist. Sie können ohne schädliche Auswirkungen in einer Wanne voll Zyankali sitzen, aber schon eine winzige Menge dieses Giftes im Magen wäre tödlich. Sie können sich mit Typhus- oder Diphtherie- oder anders bakterienverseuchtem Wasser waschen, wenn aber nur eine mikroskopisch kleine Menge davon in den Mund gelangt, können die Folgen schwerwiegend, wenn nicht tödlich sein.

Der Inhalt des Verdauungstraktes ist die Flüssigkeit, in der wir leben, aus der wir unsere flüssige und feste Nahrung beziehen, und die für uns eine ähnlich lebenswichtige Bedeutung hat wie das Wasser für die einzellige Amöbe, die in ihm schwimmt. Es ist wesentlich, daß diese Flüssigkeit rein ist und alles Lebensnotwendige enthält und frei ist von Substanzen, die schädlich für den Körper sein könnten, da dieser keinen Schutz gegen sie besitzt.

Es ist gewiß eines der Wunder der Natur, daß diese mit einer solchen Vielfalt von Darminhalten arbeiten kann, wie sie die verschiedenen Rassen zeigen, die dadurch ihre Anpassungsfähigkeit unter Beweis stellen. Man denke nur an die unterschiedlichen Ernährungsweisen in verschiedenen Ländern; man denke an die weit divergierenden Zusammensetzungen der Darminhalte als deren Folge – und doch kann man sagen, daß die Menschenrassen, allgemein gesprochen, überleben. Noch ist die Strafe für Ernährungssünden nicht der Tod, sondern nur Krankheit; noch ist es nicht Aussterben, sondern erst Degeneration.

Aller Wahrscheinlichkeit nach sollte die Menschheit ursprünglich von den Früchten und pflanzlicher Nahrung der Tropen leben, von roher Kost, und so entwickelte sich der Verdauungstrakt entsprechend, um solche Speise zu verarbeiten. Dann zogen Abkömmlinge jener Rasse in gemäßigte Breiten, und viele Völker leben nun fast ausschließlich von gekochter Nahrung, was ihren Darminhalt völlig veränderte – und trotzdem überlebt der Mensch, wenn er sich auch nicht ganz schadlos halten konnte. Die Menschheit lebt, aber sie leidet; sie leidet an hundertundeiner Krankheit, unter ihrer angeschlagenen Gesundheit und Kraft und einem Verlust körperlicher Vitalität.

Es spricht gegen jede Wahrscheinlichkeit, daß das Menschenwesen in absehbarer Zeit, falls überhaupt, seine Schritte umwenden und in den Zustand des primitiven Lebens zurückkehren wird – und selbst wenn dies am Ende einmal geschehen wird, betrifft es uns nicht. Wir interessieren uns für die unzähligen Millionen dieser, unserer Zeit und der nächsten Zukunft, die so leben werden wollen, wie wir es heute tun, und dabei laut schreien nach Gesundheit und Erlösung von ihrem Leid. Wir haben der Not unserer jetzigen Zeit zu begegnen und nicht untätig auf eine ideale Zukunft zu warten.

Wenn eine Rasse sich unnatürlich ernährt, dann verändert

sich der Darminhalt chemisch, physikalisch und bakteriologisch. Alle diese Faktoren spielen eine Rolle, aber in Menschen wie jenen, mit denen wir es zu tun haben, ist die bakteriologische Veränderung am wichtigsten.

Die chemische und die physikalische Beschaffenheit läßt sich durch diätische Maßnahmen einigermaßen ausgleichen, die sich von unserer zivilisierten Ernährung nicht zu sehr unterscheiden, sondern dieser Früchte, Salat etc. hinzufügen. Durch solche Mittel lassen sich Extreme im chemischen und physikalischen Zustand beheben, selbst innerhalb der begrenzten Ernährungsmöglichkeiten, die mit den modernen Gewohnheiten in Privathaushalt und öffentlichem Restaurant vereinbar sind. Ich denke, es ist möglich, täglich in vielen Restaurants sein Mittag- und Abendessen einzunehmen und dabei solche Gerichte auszuwählen, die den Darm halbwegs rein halten, ohne daß man für geistesgestört oder exzentrisch gehalten wird. Aber selbst wenn dies möglich ist, folgt daraus nicht unbedingt, daß es ausreicht, um Krankheit zu heilen.

In einigen wenigen Fällen mag es wohl sein, aber wenn eine Ansteckung sehr tief verwurzelt ist, wird sich deren bakterielle Ursache auf jeden Fall sehr lange der Besserung des Darminhaltes widersetzen, und andere Methoden sind einzubeziehen, um ihre Beseitigung zu beschleunigen. Dies bestätigt die größere Bedeutung der bakteriellen Situation im Vergleich zur chemischen oder physikalischen Lage, denn sie ist weitaus schwieriger zu korrigieren.

Haben Sie sich jemals Gedanken darüber gemacht, was für ein Unterschied besteht zwischen dem Darminhalt eines Menschen, der sich von roher Kost ernährt, und einem, der von gekochter Nahrung lebt?

Letzterer – und das betrifft praktisch alle zivilisiert lebenden Menschen – trägt einen Darminhalt in sich, der faulig riecht, dunkel gefärbt ist und alkalisch reagiert; darin befinden sich viele Fäulnisprodukte wie Indol, und die bakterielle Flora besteht aus Kolibakterien, Streptokokken und anderen keimtragenden Organismen.

Im Gegensatz hierzu der Dickdarminhalt des Gesunden, der sich von rohen Speisen ernährt: kein Geruch, helle Farbe, basische Reaktionen; frei von Fäulnisprodukten, Flora aus Milchsäurebazillen und einigen Kolibakterien.

Jedem, der diese Begriffe kennt, sollte allein eine solche Gegenüberstellung zu denken geben.

In vielen Fällen ist eine Heilung zu erreichen, ohne daß man eine unnatürliche Ernährung ändert, wo keinerlei Diät viel Besserung bringen würde, obgleich ich nicht abstreite, daß eine Kombination mit einer natürlicheren Lebensweise einen besseren, anhaltenderen Erfolg bringen würde.

Der springende Punkt einer richtigen Ernährung ist, daß sie die Bedürfnisse des Organismus erfüllt und dabei die Reaktion des Dickdarms leicht im basischen Bereich hält statt alkalisch, wie man es in der westlichen Zivilisation in der Regel findet. Der Säuregehalt ist abhängig von der Verbreitung der Milchsäurebazillen, und diese Organismen wiederum brauchen Kohlenhydrate, um sich vermehren zu können. Gewöhnliche Formen von Kohlenhydraten werden schon lange in Zucker verwandelt, bevor sie den Dickdarm erreichen, aber ungekochter Hafer oder, noch besser, gemahlene Nüsse, sind ein geeignetes Mittel, um eine Form von Kohlenhydraten zu bieten, die weitgehend unverwandelt den oberen Teil des Darmes passieren kann.

Ich glaube nicht, daß es bewiesen ist, daß die Sorte von Bakterien, um die es hier geht, die Ursache der Krankheit ist. Ich bin nicht sicher. Vielleicht sind sie ein Ergebnis der Krankheit, aber ich kann behaupten, daß diese Sorte von Organismen, über die ich spreche, in Patienten zu finden ist, daß sie mit chronischen Leiden in Verbindung steht und wir in Mitteln, die aus diesen Bakterien hergestellt sind, die stärkste Waffe gegen chronische Krankheiten jeder Art besitzen.

Ich wende mich nun der Betrachtung dieser Organismen zu, der Anzeichen für mögliche, wenn nicht vorliegende Krankheit, wo auch immer man sie findet, und man kann sie in den allermeisten unserer Mitbürger aufspüren. Da könnte sich nun die

Frage erheben, warum – wenn diese Erreger so tödlich wirksam sind – nicht immer eine Krankheit erkennbar sei? Die Antwort darauf lautet: Ihre unmittelbare Virulenz ist gering, und ein Organismus, der zunächst einigermaßen gesund ist, kann ihre Toxine jahrelang verkraften, ohne bemerkbar darunter zu leiden. Aber das Leben mit all seinen Belastungen geht weiter, und die Anstrengung, diese Organismen zu bekämpfen oder womöglich die Umstände, die ihre Vermehrung fördern, beginnt sich allmählich zu zeigen, und irgendwann entsteht dann eine Lücke in der Verteidigungslinie, und eine sichtbare Krankheit bricht herein und setzt sich fest. Aus diesem Grunde dauert es in der Regel bis zur Lebensmitte – wenn die nächste Generation schon vorhanden ist –, bis ein Zusammenbruch eintritt. Die Widerstandskraft gegen jene Organismen ist keine sehr aktive Kraft, und häufig beweist sich, daß die Natur – die die Art und ihre Erhaltung sorgfältig beschützt – sich weniger genau um das Leben des einzelnen kümmert. Ähnlich führte ja die lange Latenzzeit der Tuberkulose zu dem Glauben, daß die Krankheit nicht ansteckend sei.

Die Keime, von denen ich spreche, sind Bazillen, gramnegative Bazillen von der großen Kolibazillengruppe, die jedoch keinen Milchzucker abbauen können; in dieser Hinsicht unterscheiden sie sich vom eigentlichen Bacillus coli.

Sie sind nicht pathogen im eigentlichen Sinne des Wortes, wie auch die Typhus-, Ruhr- und Paratyphus-Erreger, und man hat ihnen bisher meist gar keine Bedeutung zugesprochen. Sie sind nicht identisch, aber sehr eng verwandt mit diesen Organismen und gehören zur gleichen Klasse.

Ihre Zahl ist vermutlich gewaltig, möglicherweise unendlich. Man kann ohne weiteres hundert von ihnen beobachten, ohne zwei identische Organismen darunter zu finden.

Wir können sie jedoch in Gruppen ordnen, auch wenn dies eine verhältnismäßig grobe Klassifizierung ist; jede Gruppe enthält dann immer noch eine Vielzahl von Arten, die sich alle durch irgendein winziges Detail voneinander unterscheiden.

Im Interesse dieser Arbeit seien die nicht-milchsäurebildenden Bazillen sechs verschiedenen Gruppen zugeordnet, und zwar:

- Ruhr
- Gaertner
- Faecalis alkaligenes
- Morgan
- Proteus
- Coli mutabile

Sie sind nach ihren Eigenschaften im Zusammenhang des Zuckerabbaues geordnet, wobei nur wenige Zucker in Betracht gezogen wurden, um die Zahl der Gruppen klein zu halten. Wenn ein Autovakzin eingesetzt wird, ist die exakte Feststellung der betreffenden Organismen ohne Belang für die Behandlung; der polyvalente Impfstoff wirft ein weites Netz aus und enthält viele Vertreter jeder Erregergruppe.

Diese aber sind jene Bazillen, die meistenteils als harmlos angesehen werden, aber in Wirklichkeit ein Anzeichen – und, richtig eingesetzt, ein Heilmittel – sind von chronischer Krankheit.

Der klinische Beweis für ihre Heilkraft ist zu wohl fundiert, um noch Zweifel zuzulassen – wir werden gleich darauf zu sprechen kommen –, aber das Laboratorium sammelt Indizien nicht-klinischer Art, die den Zusammenhang zwischen diesen Organismen und Krankheiten zeigen.

Es ist möglich, die Anteile von Kleinstorganismen in täglichen Stuhlproben des Patienten in einer Tabelle aufzuzeichnen und die Verbindung zwischen dessen Befinden und den jeweils festgestellten Anteilen darzustellen.

Unter Anteilen verstehe ich hier das Verhältnis von abnormen, nicht Milchzucker abbauenden Organismen und der Anzahl des vorhandenen Bacillus coli. Allgemein betrachtet, hält man es für normal, wenn nur Kolibakterien vorhanden sind, aber diese abnormen Bazillen sind in Mengen zwischen einem und 100 Prozent in verschiedenen Stuhlproben vertreten.

Anhand der Veränderung der Prozentanteile im Laufe der Behandlung kann man in gewissem Maße feststellen, in welchem Grade der Patient wohl ansprechen wird.

In der Regel kann man davon ausgehen, daß die vorgefundenen Organismen im einzelnen Falle ihrer Gruppe treu bleiben. Das heißt, daß Gaertner sich nicht in Morgan oder Proteus zu verändern scheint.

Wenn der Stuhl des Patienten täglich untersucht und die Befunde aufgezeichnet werden, wird man bemerken, daß die abnormen Bazillen nicht ständig in gleichem Maße vertreten sind, sondern eine Art Verbreitungszyklus besitzen. Vielleicht sind die Proben eine Zeitlang frei von ihnen, dann erscheinen die Organismen wieder, nehmen an Zahl rasch zu, bleiben einige Zeit auf dem Höhepunkt ihrer Verbreitung und gehen dann zurück, bis sie verschwinden.

Die Phasen ihres Fehlens, die Phasen ihres Auftretens und der Höhepunkt ihrer anteiligen Verbreitung unterscheiden sich in verschiedenen Fällen, aber der klinische Zustand des Patienten ist in gewissem Maße mit dem Auf und Ab der Organismenpräsenz verbunden.

Dieser Zusammenhang ist noch nicht weit genug geklärt, um feste Gesetzmäßigkeiten vorlegen zu können, da es mehr als einen Kurventyp gibt, aber ich kann Ihnen versichern, daß eine definitive Verbindung besteht zwischen dem klinischen Zustand des Patienten und dem Prozentsatz der vorhandenen Darmbakterien. Der hervorragendste Erfolg einer Vakzin-Behandlung tritt dann ein, wenn auf eine kurze, negative Phase eine, verglichen mit der normalen Bakterienkurve des Patienten, höhere und ausgedehntere positive Phase folgt. Allgemein läßt sich sagen, daß jene Fälle, bei denen die Abweichung vom üblichen Bakterienverhalten nur gering oder gar nicht bemerkbar ist, nicht so gut auf die Behandlung ansprechen.

Auf diesem Gebiet muß noch sehr viel Arbeit und Forschung geleistet werden, und sie werden zu sehr nützlichen und lohnenden Ergebnissen führen.

Es ist erstaunlich, wie rasch der Bakteriengehalt sich verändern kann. Nach Wochen negativer Proben kann der Stuhl plötzlich innerhalb von 36 Stunden bis zu 100 Prozent dieser abnormen Bazillen enthalten.

Was passiert, das solche Resultate ermöglicht, wissen wir noch nicht; ob diese Organismen die normalen Kolibakterien ausschalten, ob die Kolis sich zum abnormen Typ verwandeln, ob es der veränderte Zustand des Darminhaltes ist oder der Patient selbst, bleibt zu erforschen. Wenn diese Frage geklärt ist, werden wir einen wichtigen Schritt auf das Wissen um die Ursache von Krankheit hin getan haben.

Ganz gleich aber, welche Erklärung man finden wird: Es steht bereits fest, daß der Anteil dieser Bazillen in unmittelbarer Verbindung steht mit dem Zustand des Patienten in dessen verschiedenen Krankheitsphasen, wie man sie aus klinischer Sicht definiert.

Ein weiterer interessanter Aspekt ist die Stabilität eines bestimmten Bazillen-Typen im einzelnen Falle, die ich bereits erwähnt habe. Über Jahre hinweg – unabhängig von der Anzahl der Untersuchungen und des Zustandes oder der Krankheit des Patienten – bleibt es der gleiche Bazillentyp. Darüber hinaus findet man selten mehr als einen Typ im selben Fall, wenngleich dies auch einmal vorkommen kann.

Gewisse Symptome sind bei dem einen Typ häufiger als bei einem anderen, und es ist nicht unwahrscheinlich, daß man nach weiteren Forschungen feststellen wird, daß eine enge Beziehung zwischen bestimmten Krankheitssymptomen und bestimmten Bazillentypen besteht.

Ob die Organismen die Ursache oder eine Folgeerscheinung sind – auf jeden Fall hängen sie mit chronischer Krankheit zusammen, und man kann sehr viel Nutzen daraus ziehen, wenn man eine auf den jeweiligen Organismen basierende Vakzinebehandlung durchführt. Dies hat sich ohne jeden Zweifel im Laufe der vergangenen zwölf Jahre erwiesen.

Ich habe bereits erwähnt, daß der klinische Beweis für den Wert dieser Behandlungsmethode keine Zweifel mehr offenläßt. Diese Behauptung muß begründet werden.

Hunderte, Tausende von Patienten wurden nach dieser Methode behandelt von einer beträchtlichen Zahl von Praktikern, sowohl durch subkutane als auch potenzierte Arzneien. Achtzig Prozent dieser Patienten zeigten eine Besserung (um eine sehr zurückhaltend geschätzte Zahl zu nennen). Manchen von ihnen brachte es nur wenig, den meisten jedoch eine sehr deutliche Besserung, zahlreichen Patienten brillante Erfolge, und ungefähr 10 Prozent waren wie Wunderheilungen.

Nicht ohne jahrelange Erfahrung und Experimente stelle ich diese Behauptungen vor Ihnen auf, nicht ohne Tausende von Fälle beobachtet zu haben, nicht ohne die Kooperation und Beobachtung und Versuche von Praktikern überall auf den britischen Inseln, die diese Aussagen unterstützen.

Man kann nun Patienten mit Vakzinen aus jenen Organismen durch subkutane Injektionen behandeln, wie es seit einer beträchtlichen Reihe von Jahren praktiziert wird. Das ist für uns heute jedoch ohne Belang; um Einzelheiten kann ich Sie auf unser Buch *Chronische Krankheit* hinweisen.

Mir geht es darum zu sagen, daß ebenso gute – und ich selbst und andere glauben, sogar bessere – Resultate mit potenzierten Zubereitungen aus abgetöteten Organismen zu erlangen sind.

Seit rund sieben Jahren sind sie in Gebrauch – besonders intensiv in den beiden letzten Jahren –, bei Homöopathen und Allopathen gleichermaßen, und es gibt Allopathen, die sich inzwischen ganz von ihren Spritzen getrennt haben.

Die Potenzen sind grundsätzlich in zwei Arten möglich: autogen und polyvalent. Diesen Unterschied will ich verdeutlichen.

Ein autogenes Präparat heißt, daß der Bazillus eines bestimmten Patienten potenziert und dann demselben Patienten verabreicht wird.

Ein polyvalentes Präparat bedeutet, daß Organismen von einigen hundert Patienten gesammelt, gemischt und dann insgesamt potenziert werden. Diese Art der Zubereitung wurde Ihnen schon bei früheren Gelegenheiten vorgestellt als eine Nosode, die Ihre Aufmerksamkeit verdiente.

Das autogene Präparat ist nur dem Patienten von Nutzen, von dem es stammt – oder möglicherweise jedem anderen Patienten, der genau identisch infiziert ist. Das polyvalente Präparat andererseits wird hergestellt mit dem Ziel, so vielen Fällen wie möglich helfen zu können.

Über die relativen Verdienste der beiden Präparattypen sind noch weitere Erfahrungen zu sammeln, bevor wir sichere Schlußfolgerungen ziehen können, aber das ist im Augenblick nicht das Wichtigste. Selbst dann nämlich, wenn sich erweisen sollte, daß das autogene Präparat eine höhere Erfolgsquote besitzt, ist der polyvalente Typ immer noch erfolgreich genug, um als eine Nosode in Betracht zu kommen, die es wert sein könnte, den Arzneimittelschatz der Homöopathie zu ergänzen. Die Resultate, die jedermann mit diesem Mittel erzielen kann, der es versucht, werden gut genug sein (und das kann ich voll Vertrauen sagen), daß man – im Falle, daß es einmal versagt – vermutlich interessiert sein wird, zumindest noch das autogene Präparat auszuprobieren, und so werden Vergleichsstudien zusammenkommen, die schließlich zahlreich genug sind, um Schlußfolgerungen zu erlauben.

Daran wird zur Zeit gearbeitet, aber es wird noch eine Weile dauern, bis definitive Aussagen möglich sind. Man hofft, daß es durch verschiedene Tests gelingt, zuverlässig festzustellen, ob das polyvalente, das autogene oder gar eine Mischung von zwei oder drei verschiedenen Präparaten das optimale Mittel zur Verabreichung an jeden Patienten sein wird.

An dieser Stelle ist es um der Vollständigkeit dieser Arbeit willen notwendig, die genauen technischen Angaben zur Herstellung einzuschieben, so daß jeder fähige Bakteriologe die Potenzen selbst zubereiten kann.

Von der Stuhlprobe wird auf McConkeys Nährboden aufgetragen und sechzehn Stunden in den Inkubator gegeben. In dieser Zeit bilden die Organismen rote oder weiße Kolonien. Wenn sie Laktose abbauen und dabei Milchsäure entsteht, dann reagiert diese Säure auf das neutrale Rot des Mediums und bildet eine rote Kolonie; handelt es sich nicht um Laktosespalter, entsteht keine Säure, keine Reaktion im neutralen Rot, und die Kolonien werden weiß. Daher interessieren allein solche Kolonien, die nach der Bebrütung im Inkubator weiß gefärbt sind.

Die farbigen Kolonien werden verworfen, und die weißen werden auf Schräg-Agar angelegt, die fünfzehn Stunden lang in den Inkubator gegeben werden; anhand von Zuckerreaktionen wird die jeweilige Organismengruppe bestimmt.

Eine Kultur wird in 2 ml destilliertem Wasser aufgeschwemmt. Die Emulsion wird danach in verschlossenem Gefäß dreißig Minuten lang bei 60°C desinfiziert.

Verreiben mit Milchzucker, das Ganze mit 9 oder 99 Gramm Milchzucker.

So erhält man die erste Dezimal- oder Centesimalpotenz, je nach der Menge des zur Verreibung verwendeten Milchzuckers. Weitere Potenzen erhält man durch weitere Verreibung bis zur C6 oder D12, darüber hinaus durch Potenzierung mit den üblichen flüssigen Medien.

Besonders ist darauf zu achten, daß alle verwendeten Geräte und Instrumente sterilisiert werden, um sie von einer früher hergestellten Potenz freizumachen: Heißluft von mindestens 140°C für 15 Minuten ist vermutlich effektiver als Dampf oder feuchte Hitze.

Die polyvalente Nosode gewinnt man durch Sammeln von Kulturen von mehreren hundert Fällen, die, wie sie sind, in eine sterile Flasche gefüllt werden. Wenn man genügend Kulturen gesammelt hat, wird das Ganze gut gemischt und geschüttelt, und 1 cm^3 davon wird potenziert wie oben angegeben.

Soweit ich weiß, ist an dieser Nosode nichts, das den Regeln Hahnemanns widerspräche, und als Einzelmittel, meinte ich, umfaßt sie mehr als jedes andere bekannte Einzelmittel.

Die Nosode ist das Bindeglied zwischen der allopathischen und der homöopathischen Medizin, entwickelt von einem Mitglied der allopathischen Vorhut und zugleich in Übereinstimmung mit den Grundsätzen der Homöopathie.

Ich stelle Ihnen diese Arznei vor als ein Heilmittel, das sich lohnte, in Ihren Arzneischatz aufgenommen zu werden. Es ist besonders nützlich als ein Basismittel für Fälle, die auf die gewöhnlichen Arzneien nicht ansprechen oder die kein anderes bestimmtes Mittel angezeigt erscheinen lassen, obwohl seine Verwendung nicht auf solche Fälle beschränkt zu bleiben braucht.

Viel Arbeit ist noch zu leisten; zur Zeit werden Versuche durchgeführt, die beweisen sollen, ob jene Organismen die Ursache oder eine Auswirkung des Gesundheitszustandes des Patienten sind.

Die Nosode, die ich Ihnen vorstelle, wurde in Amerika und in Deutschland ausprobiert, und in unserem Lande wird sie von wesentlich mehr Allopathen als Homöopathen eingesetzt. Manche der ersteren, die schon jahrelang gute Erfolge mit dem subkutanen Vakzine-Typ hatten, haben sich ganz vom Spritzen getrennt und sind zur potenzierten Nosode übergegangen.

Ich glaube, daß der rechte Gebrauch dieser Nosode auch bedeutet, sie als ein Basismittel zu betrachten, und ich habe keinen Zweifel daran, daß sich die glänzendsten Resultate dort einfinden werden, wo man eine homöopathische Behandlung nachfolgen läßt, die den vorhandenen Symptomen mit dem passenden Mittel begegnet.

Die Nosode kann mehr oder weniger von einem wirklich tiefsitzenden Grundproblem beseitigen. Sie reinigt sozusagen den Patienten von innen, bis er das Arzneimittelbild seines Simillimums klar und deutlich zeigt, für dessen Einfluß er damit wesentlich empfänglicher wird. So brillant doch die Erfolge sind, die die Allopathen mit der Nosode erleben – in Ihren Händen dürften sie noch übertroffen werden.

Ich appelliere an Sie, der Nosode eine Chance zu geben. Versuchen Sie sie bei Fällen, in denen andere Behandlungsformen versagt haben und wo sich kein Arzneimittelbild deutlich herausarbeiten läßt. Ich kann Ihnen voller Zuversicht sagen, daß Sie es nur auszuprobieren brauchen, um die Methode als sehr wertvoll zu erkennen.

Ich betone nicht so sehr die autogene Nosode, weil ich weiß, daß die polyvalente Form Sie eher ansprechen wird. Wenn man Vakzine subkutan verabreicht, ist es fast unabdingbar, eine Autovakzine zu verwenden, um die besten Resultate zu erzielen. Hier sprechen 95 Prozent der Patienten besser auf ihr eigenes Vakzin an, und nur 5 Prozent reagieren vorteilhafter auf das polyvalente. Im Falle der potenzierten Nosode aber ist es noch zu früh, um solche Behauptungen aufzustellen, und der Erfolg der polyvalenten Nosode ist so überwältigend, daß ich meine, daß sie in manchen Fällen besser – und in der überwiegenden Mehrheit der Fälle ebenso gut – sei als die autogene Vakzine, wenngleich es vermutlich immer gewisse Fälle geben wird, die nur auf eine persönliche Nosode ansprechen werden, die man aus ihren eigenen Darmorganismen hergestellt hat.

Die Nosode – das Heilmittel, das aus dem Krankheitsmaterial zubereitet ist – läßt die Bakteriologie und die Vakzine veraltet erscheinen, aber die Beziehung zwischen dem Vakzin und der Nosode ist deutlich. Ihrer Schule der Pioniere im klinischen Einsatz der Krankheit zur Heilung von Krankheit biete ich ein Heilmittel an, das, wie ich glaube, selbst Macht hat über die tiefstsitzende aller Krankheiten, nämlich die chronische Vergiftung, die das Genie Hahnemanns entdeckte und benannte. Wenn ich glaube, daß ich sie in ihrem Wesen weiter verdeutlichen konnte, als es ihm möglich war, dann mindere ich seinen Ruhm nicht im geringsten – vielmehr glaube ich, sein Werk zu bestätigen und zu erweitern, und ihm so die Ehre zu erweisen, die er verdient.

XVIII
Intestinale Vergiftung und Krebskrankheit

(*British Homoeopathic Journal,* Oktober 1924)

Diese Arbeit handelt von intestinaler Vergiftung und ihrer Beziehung zu verschiedenen Krankheiten einschließlich maligner Geschehen, und ich hoffe, daß die Gedanken, die ich Ihnen hier vorlege, nicht nur interessant, sondern auch Ihrer Betrachtung würdig sind.

Die intestinale Vergiftung ist kein neues Thema. In den letzten hundert Jahren wurde ihr sehr viel Arbeit und Aufmerksamkeit gewidmet, sowohl seitens der Medizin als auch der Chirurgie, in dem Bemühen, ihren krankmachenden Auswirkungen zu begegnen. Schon in der Frühzeit unseres Berufes stoßen wir auf Behandlungsarten und Drogen, die einzig und allein darauf zielten, den Darm zu reinigen. Da die Bedeutung dieses Befundes erkannt und weitere Forschungen unternommen wurden, können wir nun die Einzelheiten seines Wesens und die genauen Umstände besser verstehen, die dazu führen, daß nachteilige Folgen eintreten. Die gewaltigen und weitreichenden Auswirkungen der intestinalen Vergiftung werden erst allmählich erkannt werden. Ihre Massenverheerungen an der Menschheit, die noch schwieriger zu verstehen sind wegen ihrer Heimtücke, müssen erst noch entdeckt werden. Die allmähliche, aber sichere Untergrabung der Widerstandskraft, die wachsende Anfälligkeit für Krankheiten und die Vorzüge ihrer Beseitigung im Zusammenhang mit der überwiegenden Mehrheit aller Krankheiten muß unser Berufsstand erst noch kennenlernen.

Die Grundursache dieser Abnormalität ist im wesentlichen die Ernährung, zweitens Infektion – die eintreten kann aufgrund der falschen Nahrungsmittel –; und ich möchte Ihnen hier einige wissenschaftliche und praktische Beweise vorlegen und versuchen zu zeigen, welche wichtige Rolle sie bei den meisten Krankheiten spielen, und daß die zu Krebs disponierenden Faktoren hier keine Ausnahme bilden.

Die Nahrung ist der Treibstoff für die menschliche Maschine und zur Erfüllung jedes Bedürfnisses noch der kleinsten Zelle in dieser wunderbarsten aller Maschinen bestimmt, dem Organismus des Menschen. Aber – das werde ich zeigen – wenn der Treibstoff der notwendigen Elemente ermangelt, dann wird er nicht nur eine Quelle verarmter Energie, sondern öffnet einer Unzahl von Möglichkeiten Tür und Tor, Gifte und andere für das vollkommene Befinden und Wirken des einzelnen schädliche Stoffe zu produzieren. Zu allen Zeiten gab es Theoretiker und komische Käuze, die über widerstreitende Wertangaben der verschiedenen Nahrungsmittel debattierten, und jeder, der von den Ernährungsgewohnheiten seiner jeweiligen Gesellschaft abweicht, wird als Exzentriker betrachtet. Ich hoffe, Ihnen heute die Grundzüge einer Forschungsrichtung vorzustellen, die in ihrem weiteren Verlauf die korrekte und normale Ernährungsweise für den Menschen genau erweisen wird.

Es kann nicht den geringsten Zweifel darüber geben, daß die sogenannte zivilisierte Ernährung radikal falsch ist; es gibt nicht den geringsten vernünftigen Grund anzunehmen, daß unsere derzeitigen Methoden der Nahrungsherstellung, -behandlung und -zubereitung in irgendeiner Weise mit den Gesetzen der Natur vereinbar wären.

Die intestinale Vergiftung hat ihren Ursprung in erster Linie in Ernährungsfehlern und sekundär in Infektionen, die nur dann eintreten können, wenn der Zustand des Darmes abnormal ist. Solche Zustände herrschen in fast allen, wenn nicht buchstäblich jedem Menschen vor, der sich so ernährt wie wir. Es mag sein, daß es aber monatelang, jahrelang, ja bis ins hohe Alter nicht zu Krankheitssymptomen kommt, da das Erkranken beträchtlich von der Fähigkeit des einzelnen abhängt, Giften zu widerstehen, aber auch in gewissem Maße von der Art der Erreger, die mit der Blutvergiftung in Verbindung stehen.

Die abnorme Ernährung kann schon nach der Geburt beginnen – wie im Falle der künstlichen Ernährung –, nimmt aber in der Regel nach den ersten Lebensmonaten ihren Anfang.

Aus naturgeschichtlicher Sicht sollte der Mensch zweifellos von den Früchten und pflanzlichen Erzeugnissen der Tropen leben, möglicherweise auch vom Fleisch kleinerer Tiere, aber – ob er sich nun vegetarisch oder fleischverzehrend ernähren sollte – eines ist sicher: unser derzeitiges Kochen, Lagern und Herumpfuschen mit der Nahrung hat in der universalen Ordnung der Dinge keinen Platz.

Und so – wir werden es später noch sehen – beginnt sich schon recht früh ein abnormer Inhalt in unseren Därmen breitzumachen, der uns für den Rest des Lebens begleitet.

Es ist möglich, daß – wenn man von der Geburt an richtige Nahrung zu sich nimmt – abnorme Organismen sich im Darm nicht ansiedeln können, obwohl sie praktisch überall vorhanden sind.

Ich biete Ihnen hier drei Gründe an:

1. Eine sehr große Zahl chronischer Krankheiten kann auf dieser Basis mit Erfolg behandelt werden.
2. Die so vermittelte Hilfe ist auf eine allgemeine Steigerung der Gesundheit und nicht auf eine lokale Behandlung zurückzuführen.
3. 25 Prozent aller eindeutig fortgeschrittenen und inoperablen Fälle von Krebs, die nach dieser Methode behandelt wurden, zeigen eine vorübergehende Besserung und Erleichterung der Symptome, und in der Regel auch eine Verminderung des Leidens.

Wenn 25 Prozent der Fälle fortgeschrittener Krebskrankheit auch nur eine winzige Spur von Besserung zeigen – und man kann mehr als dies behaupten –, dann scheint diese Richtung in Denken und Forschen weiterer Betrachtung wert zu sein.

Wir wollen diese Punkte jetzt detailliert betrachten und die Ergebnisse skizzieren.

Der Mangel natürlicher Nahrung: 1. Fehlen wesentlicher Produkte, die gesundheitsnotwendig sind, wie Vitamine etc. 2. Mangel an Substanzen, die notwendig sind für die Zusammensetzung des bakteriellen Darminhalts, der die Reinigung des Organismus gewährleistet. 3. Vorhandensein von Substanzen, aus denen leicht Toxine entstehen.

1. Der Mangel an Vitaminen und gesundheitsnotwendigen Substanzen ist so weitläufig bekannt und bewiesen, daß es überflüssig ist, ihn im einzelnen zu besprechen, wenn man sich nur auffälliger Befunde wie Rachitis und Skorbut entsinnt. Wenn noch weitere Forschungen angestellt werden, wird man vermutlich feststellen, daß auch weniger massive Mangelzustände im Laufe der Zeit eine bedenkliche Wirkung auf den Allgemeinstoffwechsel haben.
2. Zur Reinhaltung des Darmes sind gewisse Organismen notwendig, und diese können nur existieren, wenn sie die richtige Nahrung erhalten. Die Reinigungsbakterien des Darmes sind Milchsäurebazillen und verhindern mit den Säuren, die sie produzieren, daß es zu Fäulnisbildung kommt; sie sorgen für gesunde und verhältnismäßig sterile Exkremente. Kohlenhydrate sind für diesen Prozeß wesentlich, und so muß im Dickdarm Zucker sein oder Kohlenhydrate und Zucker, um diesen Vorgang zu bewirken.
   Die durchschnittliche Ernährung bietet zu wenig Kohlenhydrate. Das Kochen macht die wenigen vorhandenen Kohlenhydrate wertlos, da die Zellulosewände reißen und die Kohlenhydrate teilweise der Hydrolyse anheimfallen, so daß der Dickdarm viel zu wenig Zucker erhält, der die Säurebildung eindämmen könnte.
3. Zur Zeit gibt es ein Übermaß an tierischen Eiweißen, aus denen sehr leicht toxische Gifte entstehen können.
   Der Vergleich zwischen dem Stuhl jener, die sich durchschnittlich ernähren und derer, die sehr viel rohe Nahrung

zu sich nehmen, ist sehr interessant und deutlich. Die Durchschnitts-Farbe ist dunkelbraun, sollte jedoch nur hellbraun sein. Der durchschnittliche Geruch ist das, was man eben als Fäkaliengeruch kennt, wohingegen es keinen Geruch geben sollte, oder höchstens einen leichten Geruch wie nach saurer Milch.

Die Reaktion, wie sie vorherrscht und in den Lehrbüchern wiedergegeben wird, ist alkalisch, während sie sehr deutlich sauer im Lackmus-Test ausfallen sollte.

Chemisch betrachtet, fehlen die meisten der Fäulnis verursachenden Stoffe wie Skatol und Indol, und schließlich besteht auch in bezug auf die bakterielle Zusammensetzung ein gewaltiger Unterschied. Die durchschnittlichen Stuhlproben setzen sich hauptsächlich aus Bacterium coli, Streptokokken, sporentragenden Bazillen und abnormen Bakterien zusammen, während man in einem gesunden Stuhl nur Milchsäurebazillen und Kolibakterien findet.

Dieser große Unterschied sollte allein schon genügen, um jedermann von den Vorzügen einer richtigen Ernährung und den Annehmlichkeiten zu überzeugen, die das Fehlen all der Fäulniserreger mit sich bringt. Aber es kommt noch mehr hinzu, denn in einem gesunden Darm, wie ich ihn beschrieben habe, können abnorme Bakterien nur mit größter Mühe existieren und schon gar keine Toxine produzieren, während ein alkalisches Milieu – wie man seit Jahren in allen Laboratorien festgestellt hat – einen hervorragenden Nährboden für die Mehrzahl der pathogenen Bakterien bildet, auf dem allein sie ihre Toxine produzieren können.

Darüber hinaus stirbt der natürliche Reinigungs-Organismus des Darmes, die Milchsäurebazillen, praktisch aus, wenn der Blinddarminhalt alkalisch ist.

Wir kommen nun zu jenen abnormen Bakterien, die hauptsächlich für die Vergiftung verantwortlich sind. Diese Organismen sind praktisch in der ganzen zivilisierten Welt vertreten. Es handelt sich um Bazillen des gramnegativen Typs, die keinen Milchzucker spalten. Eine Vielzahl verschiedener Arten dieser Bazillen wurde bisher differenziert; ihre Anzahl ist aber so gewaltig, daß es unmöglich ist, sie alle zu klassifizieren, und so reicht es im Augenblick, sie in Gruppen einzuteilen. Diese Organismen sind im eigentlichen Sinne des Wortes nicht pathogen, da sie keine Krankheit erzeugen, auch wenn sie von Fall zu Fall für lokale Veränderungen im Darm verantwortlich sein können; ihre Gefährlichkeit liegt in ihrer langfristigen, fortgesetzten Tätigkeit und in den Toxinen, die sie ein Leben lang allmählich abgeben, da diese langsam, aber sicher und heimtückisch die Vitalität des Menschen verringern und ihn für akute wie chronische Krankheiten anfälliger machen. Je nach der Virulenz der Vergiftung und – möglicherweise ebenso wichtig – je nach der Abwehrkraft des Wirtes gehen mehr oder weniger Jahre ins Land, bevor sich Symptome herausbilden. In den meisten Fällen wird der Mensch schon früh im Leben infiziert, und so findet man jene Organismen nicht nur im Erwachsenen, sondern auch beim Kind, so daß man – wie sogar in einigen Laboratorien – dazu neigen mag, sie als mehr oder weniger normale Darmbewohner zu betrachten, gäbe es nicht jene dramatischen Resultate durch Beseitigung dieser Organismen bei der Behandlung chronischer Krankheiten.

Haben sie einmal Einlaß in den Körper gefunden, scheinen sie im Bereich der Gallenblase und der Gallengänge zu leben, was die Amerikaner umfangreich demonstrierten, indem sie die Erreger in den meisten jener Fälle fanden, bei denen sie mit einer Sonde durch Mund und Magen bis in den Zwölffingerdarm vordrangen.

Die Behandlung besteht aus zwei unterschiedlichen Teilen mit dem Ziel der Beseitigung der intestinalen Vergiftung. Einerseits soll die Ernährung so eingerichtet sein, daß sie so wenig wie möglich Stoffe enthält, aus denen Toxine hergestellt werden können, und möglichst günstig für das Wachstum der Reinigungsbakterien und die Einschränkung abnormer Organismen des Patienten ist. Zweitens sollte sie dazu beitragen, die Toxine produzierenden Bakterien aus dem Patienten zu entfernen. Eine solche Diät bedeutet den Verzicht auf alle Formen gekochten Fleisches, da aus diesem nur zu leicht Toxine hergestellt werden können, und, den Patienten fast völlig mit Gemüse, Obst, Nüssen und Getreide zu ernähren.

Diese Maßnahme allein reduziert die Menge der im Darm produzierten Toxine schon erheblich und wird, wenn man sie lange genug durchführt, am Ende die pathogenen Bakterien vertreiben. Leider braucht aber in der Mehrzahl der Fälle dieser Vorgang Jahre, da die Toxine sehr hartnäckig sind – besonders in der Gallenblase und den Gallengängen –, wie es sich schon bei den Trägern von Typhusbazillen gezeigt hat.

Die Beseitigung der Organismen ist also nicht leicht. Darm-Antiseptika haben eine Zeitlang einen gewissen Erfolg, aber dieser ist nicht von Dauer.

Die richtige Ernährung ist, wie bereits gesagt, ein sehr langer Prozeß. Die Vakzinetherapie scheint die besten Resultate zu zeitigen. Zu diesem Zweck müssen die Vakzine mit größter Vorsicht gegeben werden, da sie eine sehr intensive Wirkung auf den Organismus haben und Schaden anrichten können, falls sie nicht nach allen Regeln der Kunst und der Wissenschaft verabreicht werden.

Nach der Gabe – der kleinstmöglichen, die eine Wirkung verspricht – sollte es zu einer Verstärkung der Symptome kommen, die unter idealen Bedingungen einen oder zwei Tage dauert, in manchen Fällen aber auch einen Monat anhalten kann.

Nach dieser Verschlimmerung sollte die Besserung eintreten, und solange diese anhält – selbst wenn es ein Jahr dauert –, sollte keine weitere Dosis gegeben werden. Hält man sich an diese Richtlinien, wird man staunen, mit wie wenigen Dosen selbst in schweren Fällen chronischer Erkrankung eine Heilung zu erzielen ist.

Ich habe Ihnen den Zustand eines toxischen Darmes skizziert. Der Unterschied zwischen durchschnittlichen und reinen, gesunden Ausscheidungen einer natürlichen Ernährung, ohne Fäulnis und Geruch, muß offenbar auch einen großen Einfluß auf den einzelnen haben; auch die völlig andere Darmflora, die nachweisbar ist, muß überzeugend sein. Um aber die Wichtigkeit der Beseitigung toxischer Zustände wirklich einschätzen zu können, ist es nötig – und viele haben es in den letzten Jahren selbst erfahren –, die zahlreichen Fälle zu erleben, die nach jenen Richtlinien behandelt wurden und erstaunliche Besserung erreichten.

Dieser Zustand ist nicht die eigentliche, unmittelbare Ursache der Krankheit, erleichtert aber durch seine heimtückische Wirkung, daß die Vitalität und Widerstandskraft im Laufe der Monate oder Jahre reduziert werden, was der Möglichkeit einer Infektion durch das Vorliegen der unmittelbaren Krankheitsursache Raum schafft. Die Beseitigung dieses Zustandes erlaubt es dem Körper, höchst wirkungsvoll und geradezu überraschend erfolgreich selbst fortgeschrittene Krankheitsprozesse zu bekämpfen. Der Tuberkelbazillus ist weithin als Ursache der Schwindsucht anerkannt; aber wie wenig hat die Entdeckung dieses Erregers geholfen, um die Krankheit zu bekämpfen – außer, indem man sich vor der Ansteckung schützte.

Der Tuberkelbazillus selbst kann überhaupt nicht gefährlich werden, solange die Vitalität nicht geschwächt ist, und in den meisten Fällen von Schwindsucht ist viel Gutes zu erzielen – selbst nachdem die Krankheit schon Platz gegriffen hat –, indem man die zugrundeliegende Vergiftung beseitigt. Was bei der Schwindsucht richtig ist, gilt auch für eine große Zahl anderer chronischer Krankheiten. Die Behandlung zielt allgemein darauf, den Zustand des Patienten zu bessern, und dieser wird sich dann von dem örtlichen Schaden selbst heilen. Eine der sichersten Methoden zur Steigerung der Abwehrkraft und Herstellung einer allgemeinen Besserung besteht darin, daß man den Darm reinigt und den Körper von jenen Giften befreit, die darin gewöhnlich erzeugt werden.

Es wird Sie interessieren zu erfahren, daß experimentell bewiesen wurde, daß viele Heilmittel, die eine tiefere, stärkere

Wirkung zeigen, einen Einfluß auf diese abnormen Bakterien besitzen, über die ich sprach, und es wurde gezeigt, daß ihre Wirkungsweise in jeder Hinsicht der der gespritzten Vakzine ähnlich ist.

Die so gewonnenen Erfolge bei chronischen Krankheiten, die ich nannte, sind zu weit verbreitet und schon zu lange herbeigeführt und von so vielen Medizinern beobachtet worden, als daß man über sie noch im Zweifel zu bleiben bräuchte. Doch nun zur bösartigen Krankheit.

In den Laboratorien der ganzen Welt neigt man mehr und mehr zu der Ansicht, daß die Ernährung einen zur Krebskrankheit disponierenden Faktor darstellt. Man hat zahlreiche Ernährungsmöglichkeiten und -methoden ausprobiert, und manche davon mit deutlich günstigem Ergebnis. Aus eigener Erfahrung der letzten acht Jahre mit jenen Fällen, die zu behandeln ich die Möglichkeit hatte, sage ich – ohne auch nur eine einzige Heilung zu beanspruchen –, daß 25 Prozent der fortgeschrittenen Fälle – und fortgeschrittene Stadien zeigten die meisten – zumindest vorübergehende und deutliche Besserung erfuhren.

Unser Ziel ist nicht die Heilung von Krebs, sondern dessen Verhinderung. Und wenn die Beseitigung der intestinalen Blutvergiftung selbst die am weitesten fortgeschrittenen Fälle derartig bessern kann, wieviel erfolgreicher sollte jene gefürchtete Krankheit erst verhütet werden, wenn man das ganze Leben lang gar keine Vergiftung zuläßt? Die meisten Fälle, die ich behandelte, hatten schon die Endstadien der Erkrankung erreicht und waren auf die Versorgung und Pflege durch eine Institution angewiesen, wo häufig aus wirtschaftlichen Gründen eine Diät nicht durchführbar war; nähme man also den Prozentsatz der erfolgreich behandelten Privatpatienten, so fiele er weit höher aus.

Ich will Ihnen jetzt einige Beispiele der dramatischsten Erfolge vorstellen, die ich bisher erhielt. Es ist nichts Wunderbares an ihnen, aber Sie müssen sich doch vor Augen halten, daß es sich ohne Ausnahme um Endstadien handelte. Die übereinstimmenden Resultate sind allzu deutlich, um hier noch von Zufallsergebnissen sprechen zu können.

Fall 1: Frau F. C., 37 Jahre. März 1923: Brust vor zwei Jahren entfernt. Zur Zeit Tumore in beiden Lungen und der Leber. Wasser im Rippenfell auf beiden Seiten. Brustbein deutlich vorgewölbt. Ständiges Erbrechen, Puls 130, Atemfrequenz 32. Erste Dosis am 16. März: Deutliche Besserung nach 24 Stunden. Besserung des Allgemeinzustandes hält drei Wochen an. Zweite Dosis am 5. April: Besserung noch auffälliger, Patientin kann aufstehen. Zustand bessert sich weiter zusehends, und nach einigen Wochen führt die Patientin wieder ein fast normales Leben. Atmung und Puls normalisieren sich, Wasseransammlungen gehen zurück. Kein weiteres Wachstum des Tumors. Dritte Dosis am 15. Juni: Kontinuierliche weitere Besserung in Juni, Juli, August und September. Patientin geht es einigermaßen gut bis Mitte Dezember, erkrankt dann plötzlich am 27. Dezember und stirbt am 28.

Fall 2: Herr J. B., 63 Jahre, Anwalt. Krebs der Gallenblase und Leber. Dezember 1919: Patient leidet große Pein, ist verzweifelt. Leber gewaltig vergrößert. Morphium notwendig zur Schmerzreduzierung. Erste Dosis im Dezember: Schmerzfrei binnen 48 Stunden. Allgemeinzustand bessert sich während der folgenden 3 Wochen. Nach einem Monat Patient wohlauf und auf den Beinen, nimmt seine Arbeit wieder auf und arbeitet bis Juli. Die Geschwulst wird in dieser Zeit etwas kleiner, Schmerz und Leid sind jedoch ganz verschwunden. Zwei weitere Dosen wurden gegeben. Im August erlitt der Patient ganz plötzlich ein Herzversagen und starb innerhalb drei Wochen.

Fall 3: Herr W. S., 72 Jahre. Zungenkrebs. Zunge wurde entfernt, auch weit wuchernde Geschwulst am Mundboden und die Halslymphknoten. Beträchtliche Schmerzen und häufige kleine Blutungen aus dem Mund. Erste Dosis am 7. November: Sowohl Schmerz als auch Blutungen hören 24 Stunden nach der Dosis auf. Geschwulst wurde klarer. Weitere Dosen am 14. Dezember, 29. Januar und 18. Februar. Keine weiteren Schmerzen oder Blutungen. Geschwulst blieb unverändert bis Februar, dann ganz leichte Vergrößerung. Patient starb plötzlich am 1. März.

Fall 4: Frau M. R., 66 Jahre. Fortgeschrittenes Gebärmutterhalskarzinom. Starke Blutung und einige Schmerzen. Erste Dosis am 25. Oktober: Blutung und Schmerz hören auf bis Dezember. Zweite Dosis am 9. Dezember: Allgemeinzustand bessert sich. Leichte Blutung am 15. Januar. Dritte Dosis: Allgemeine Besserung bis Mai. Nicht ganz so gut. Vierte Dosis am 5. Juni: Patientin noch am Leben, leichte weitere Besserung.

Fall 5: Frau E. M., 62 Jahre. Fortgeschrittenes Gebärmutterhalskarzinom, bettlägerig, beträchtlicher Schmerz und Sorge. Erhält Beruhigungsmittel. Erste Dosis am 15. Februar: Deutliche Besserung. Nach einer Woche ist Patientin wieder auf den Beinen. Zweite Dosis im März, dritte im Juni. Der Zustand ist noch immer ganz ordentlich, die Patientin ist auf und kann bei Arbeiten auf der Station mithelfen.

Es wäre möglich, weitere solcher Fälle ad infinitum zu zitieren. Die durchschnittlichen Resultate jener Fälle, die gut ansprechen, sind: Schmerzminderung, häufig völlige Schmerzlosigkeit, eine Besserung aller Symptome, ein mehr oder weniger deutliches Zurückgehen der Geschwulst, der Patient fühlt sich wohler, und das Ende – wenn es kommt – tritt in der Regel sehr plötzlich oder nach einem kurzen Rückfall ein.

Die grundlegenden Punkte, die ich betonen möchte, sind:

1. Die zivilisierte Ernährung ist unnatürlich, ermangelt der für die Gesundheit notwendigen Eigenschaften und der Aspekte, die sicherstellen, daß der Darm sich selbst reinhalten kann.

2. Die Zustände, die infolgedessen im Darm entstehen, lassen eine abnorme Flora wachsen, in der reinigende Organismen fehlen, aber toxinproduzierende Bakterien vorherrschen mit der Folge, daß die Exkremente anrüchig und gefährlich sind.
3. Die Beseitigung dieses Zustandes und Reinigung des Darmes bewirkt eine höchst bemerkenswerte Besserung des gesundheitlichen Allgemeinzustandes und in der Regel auch der meisten chronischen Krankheiten, ohne eine weitere lokale Behandlung.
4. Aus der bereits geleisteten Arbeit scheinen wir die Hoffnung ableiten zu können, daß diese höchst einfache Heilmethode die Verbreitung bösartiger Erkrankung eindämmen würde und, wenn sie einmal weiter ausgearbeitet und erforscht ist, auch bei der Behandlung bereits bestehender Krankheiten nützlich wäre.

Die intestinale Vergiftung ist nun nicht mehr ein nicht greifbarer Spuk der Vergangenheit, als man allein die Stauung für ihre Ursache hielt. Wir kennen jetzt die notwendige Diät, die all jene Nahrungsmittel ausschließt, die allzu leicht in Toxine verarbeitet werden können; die zu deren Zusammensetzung bereitstehenden Bakterien und die Toxine selbst lassen sich isolieren.

Die Blutvergiftung ist nicht so sehr von einer Blutstauung abhängig als vom Inhalt des Darmes. Wenn keine Gifte vorhanden sind, können selbst im Falle einer Blutstauung keine in den Kreislauf aufgenommen werden. Wenn aber der Darminhalt faul ist, dann spielt es keine Rolle, wie lange er im Organismus verweilt; eine gewisse Menge wird auf jeden Fall in das Blut übergehen.

Wenn der Zustand des Darminhaltes rein wird, kommt es gewöhnlich zu einer solchen Verbesserung in Muskeltonus und allgemeiner Gesundheit, daß die Verstopfung aufhört.

XIX
Vakzinetherapie und Homöopathie

(*British Homoeopathic Journal,* April 1920)

Herr Präsident, darf ich Ihnen, wenn ich mich jetzt vorstelle, gleich mitteilen, wie stolz ich über die Einladung bin, Ihrer Gesellschaft eine Arbeit vorzutragen? Obgleich noch verhältnismäßig jung, habe ich die allopathische Medizin seit dreizehn Jahren studiert und in einem der bedeutendsten Krankenhäuser in London sieben Jahre lang gearbeitet, bis ich letzten März hierher berufen wurde; ich hatte also ausgiebig Gelegenheit, mich mit der allopathischen Medizin und ihren Möglichkeiten zu beschäftigen. Ich kann Ihnen unmöglich ausdrücken, wie tief mich die Wissenschaft der Homöopathie und ihrer Erfolge beeindruckt hat.

Als einer, der die Gelegenheit hatte, die Resultate zu beobachten und sogar mit einigen der derzeit führenden Ärzte der alten Schule zu arbeiten, als einer, der genug von der Medizin kennengelernt hat, um ihren Wert zu erkennen, und als einer, der genügend Erfahrungen gesammelt hat, um allen Dingen gegenüber zunächst skeptisch eingestellt zu sein, möchte ich meine allopathische Opfergabe auf dem Altar Ihrer Wissenschaft darbringen und aussagen, daß Sie Heilungen erzielen, die vom größten Teil unseres Berufsstandes nicht einmal erträumt werden: Ein weiter Kreis von Fällen, die von den Allopathen als fast hoffnungslos betrachtet werden, zählt zu den glänzendsten Ihrer Erfolge; Ihre Resultate sind für kein anderes Londoner Krankenhaus auch nur annähernd erreichbar – und schließlich fehlen einfach die Worte, um das Wunder und Genie Hahnemanns zu charakterisieren, dieses Giganten der Medizin, wie die Geschichte keinen zweiten kennengelernt hat.

Es scheint unglaublich, daß ein einzelner Mann vor hundert Jahren – im finsteren Mittelalter der Medizin – die bis dahin ungedachte Wissenschaft des ähnlichen Heilmittels entdeckt haben konnte, und nicht nur dies, sondern auch die Macht der potenzierten Medizin und darüber hinaus auch die vollendete Methode der Verabreichung von Arzneigaben.

Es scheint gleichermaßen unglaublich, daß ein medizinischer Wissenschaftler das *Organon* Hahnemanns läse, ohne zu erkennen, daß er das Werk eines großen Meisters vor sich hat. Die genaue Beobachtung von Fakten, die getreue Aufzeichnung der Ergebnisse und die meisterhaften Folgerungen daraus – Schlüsse, wie sie die Wissenschaft heute, nach einem Jahrhundert Arbeit, allmählich wiederentdeckt – machten das *Organon* zu einem außergewöhnlichen Buch, selbst wenn es jetzt, in unserer Zeit geschrieben würde.

Heute abend möchte ich über die Beziehung zwischen Vakzinen und Homöopathie sprechen. Zu Beginn möchte ich zwei Dinge erwähnen. Erstens beabsichtige ich keinesfalls, irgendwelche Vergleiche zwischen der Homöopathie und der Vakzinetherapie anzustellen. Mein Wunsch ist nur zu zeigen, daß Vakzine ein moderner Zweig der medizinischen Wissenschaft sind, der Ihren Methoden besonders nahesteht, und aufgrund seiner guten Erfolge der Betrachtung als einer modernen Bestätigung der Wahrheit der Homöopathie würdig erscheint. Zweitens möchte ich die Vakzine nicht nach der heute verbreiteten Meinung über sie beurteilen. Grob gesagt, haben sie – gemessen an dem, was sie leisten sollten – hoffnungslos versagt, und das ist auf folgende Gründe zurückzuführen: Die Herstellung von Vakzinen wird sehr häufig von jenen unternommen, die die korrekten Methoden nicht kennen, und das Ergebnis sind sehr minderwertige Produkte. Nehmen wir als Beispiel nur die im Handel befindlichen Vakzine, die in riesigen Mengen von großen Firmen hergestellt werden; sie stammen in der Regel von sogenannten Nebenkulturen, das heißt Organismen, die primär direkt von der pathologischen Verletzung auf den Nährboden gezüchtet wurden; dann wurden sie auf weitere Nährböden übertragen, oft viele Male nacheinander, wobei das Ziel natürlich ein größerer Ertrag ist. Ein Glas dieser Organismen mag aus Paris oder Amerika kommen und wird über Hunderte weiterer Gefäße verteilt, bis die Organismen durch diese unnatürlichen Methoden so schlecht behandelt wurden, daß jene aus den letzten Kulturen kaum noch solche aus der ersten Kultur erkennen würden, weil sie sich so weit verändert haben – nicht in der Form, sondern in ihrer Virulenz und ihren pathologischen Möglichkeiten.

Nun, der Experte weiß, daß nur Primärkulturen – das heißt nur Kulturen, die direkt auf pathologischem Material gewachsen sind – von höchstem Wert sind. Die von mir erwähnten und andere grobe Fehler reduzieren die Wirksamkeit von Impfstoffen beträchtlich, die auf den medizinischen Markt geschoben werden. Darüber hinaus weiß der Praktiker, der die Impfstoffe einsetzt, häufig nichts über die Gesetze und Indikationen der Vakzinetherapie. Er erhält eine Dosis vom Apotheker oder Bakteriologen, zusammen mit einem Minimum an Anleitung, und drückt dann blind Dosen hinein, die den Experten vor Verzweiflung die Haare raufen ließen, wiederholt die falsche Dosis dann entweder zu früh oder zu spät, und – um es ganz vorsichtig auszudrücken – erhält nur erbärmliche Resultate; manchmal wäre es für die Patienten gar besser gewesen, man hätte die Vakzine nie erfunden. Wenn Sie sich vor Augen halten, daß die Vakzine ganz genausoviel Sorgfalt und fachkundige Handhabung verlangen, während eine so hoffnungslose Verwirrung besteht, dann sind die Resultate so, daß sie dem Berufsstand starke Zweifel über ihren Wert aufkommen lassen. Dieser Fall ist ähnlich, wie wenn Sie einem allopathischen Arzt rieten, Arsen zu verabreichen, ohne ihm weitere Anweisungen zu geben.

Die Ähnlichkeit von Vakzinetherapie und Homöopathie ist sehr groß, und sie geht so weit, daß fast die Frage aufkommt: Sind sie nicht identisch? Ich will die Ähnlichkeit nach folgenden Aspekten besprechen:

1. Die Art der verwendeten Substanz
2. Die Dosis
3. Isopathisch oder homöopathisch
4. Notwendigkeit des gleichen Mittels
5. Arzneimitteltypen
6. Anwendungsmethoden

Art der Arzneimittelsubstanz

Es gibt drei Typen von homöopathischen Arzneimitteln:

1. Tierische (einschließlich Insekten-) Gifte
2. Pflanzliche Säfte
3. Anorganische Substanzen und ihre Salze

Beginnen wir mit Kategorie 1. Die Gifte von Tieren und Insekten sind praktisch gewisse toxische Stoffe auf der Basis von Eiweiß, das in der Regel in seine höchsten Derivate gespalten ist. Das sind Albumosen und Proteosen. Solche Substanzen, das wissen wir, sind den bakteriellen Toxinen äußerst ähnlich, wenn nicht mit ihnen identisch. Es wäre unmöglich, chemisch zwischen der Schlangengift-Proteose und dem Diphtherie-Toxin zu unterscheiden. Diese Gifte könnten die Anaphylaxie erklären und könnten den Tod rascher herbeiführen, als Strychnin oder Blausäure, wenn man sie entsprechend verabreicht. Somit ist diese Kategorie von Arzneistoffen, wie wir sehen, den bakteriellen Toxinen außerordentlich ähnlich oder mit ihnen identisch.

Zweite Gruppe, pflanzliche Säfte: Hier gibt es ebenfalls Anlaß zu Überlegungen. Bakterien sind von Natur aus Eiweiß, genauer gesagt, pflanzliches Eiweiß, so daß es wiederum eine enge Verwandtschaft zwischen Pflanzensäften und Vakzinen geben muß. Es ist nicht unvorstellbar, daß das Heilmittel in einem bestimmten Fall die Droge sein kann, die mit dem Krankheit verursachenden Toxin am meisten verbunden ist und das Gift irgendwie neutralisiert oder den Körper dazu anregt, seine Wirkungen zu überwinden.

Die dritte Gruppe ist schwieriger zu definieren oder klassifizieren. Während mehrere Elemente – wie Natrium, Kalium, Kohlenstoff etc. – im bakteriellen Eiweiß vertreten sind, gibt es auch etliche – wie Zink oder Blei –, die, soweit bekannt ist, niemals in Vakzin-Verbindungen eingehen. Doch die Diskrepanz mag hier vielleicht nicht so groß sein, wie es auf den ersten Blick erscheint, da Elemente wie Phosphor im Eiweiß vielleicht ihre Gruppe – einschließlich Arsen und Antimon – vertreten. Daher gibt es – mit Ausnahme der verhältnismäßig kleinen, in Gruppe 3 enthaltenen Anzahl – eine auffällige Ähnlichkeit sogar im Aufbau der Arzneistoffe und der Vakzine.

Dosis

Vakzine haben erwiesenermaßen auch in potenzierter Form eine Heilwirkung; dies gilt nicht nur für Autovakzine – die für den Einzelfall hergestellt werden –, sondern auch für handelsübliche Arzneien wie Influenzinum, Medorrhinum, Tuberculinum etc. So eingesetzt, ist die Dosismenge homöopathisch, also können Vakzine ihre Wirkung auch in solchen Dosierungen entfalten. Gibt man Vakzine auf die gewöhnliche Weise durch subkutane Injektionen, ist die Dosis größer, aber die Gesamtmenge bleibt immer noch sehr gering. So wäre das Gesamtgewicht von Bacterium coli, wie dieses in der üblichen Anfangsdosis gegeben wird, ungefähr 1/200 000 Milligramm, was der D7- oder D8-Potenzierung von Arsenicum beispielsweise entspräche. Weiterhin ist es unmöglich, bei der Herstellungsmethode von Vakzinen eine gewisse Potenzierung zu vermeiden bis zum Grade – wie ich gerade sagte – einer D7 oder D8, so daß also die Potenzierung eine gewisse Rolle spielt. Eine weitere Übereinstimmung ist der Umstand, daß die perfekte Dosis von Fall zu Fall sehr verschieden ist; der eine Fall von Blutvergiftung kann hervorragend auf eine Dosis von 5 oder 10 Millionen Streptokokken ansprechen, während ein weiterer, in anderer Hinsicht ähnlicher Fall 20 bis 30 Millionen oder mehr braucht. Bei chronischen Fällen reagieren manche Patienten auf eine Million ihrer Intestinalorganismen ganz erstaunlich, ja geradezu beunruhigend gut, andere dagegen brauchen 10 oder 20 Millionen, um in gleicher Weise darauf anzusprechen.

Homöopathisch oder isopathisch

1. Es bleibt zu diskutieren, ob die oben genannten Arten von Vakzinen zu der einen oder anderen Kategorie von Arzneimitteln gehören. Gewiß sind sie nicht isopathisch, da sie im Laufe des Herstellungsprozesses gewisse Charakteristika ihres Originalzustandes verloren haben; die Organismen sind nicht mehr in der Lage, Toxine zu produzieren oder zu reproduzieren etc.
2. Die Organismen in Vakzinen sind so verändert, daß sie nicht mehr die Krankheit hervorrufen können, die sie ursprünglich verursacht hatten, obwohl sie, wie auch homöopathische Arzneien, noch gewisse Symptome auslösen können. Ganz gleich, wieviel Typhus-Vakzine einem Menschen gegeben würde, könnte sie doch die Krankheit nicht hervorrufen, auch wenn Kopfschmerzen, Rückenschmerzen und erhöhte Temperatur durch eine verhältnismäßig geringe Dosis erzeugt würden.
3. Weiterhin können Organismen, die dem eine bestimmte Krankheit verursachenden Keim sehr nahestehen, als Vakzine eingesetzt nützlich sein; somit wird jeder Vertreter der großen Zahl von Streptokokken-Arten bei einer Infektion durch Streptokokken hilfreich sein, und dies so deutlich, daß Standardvakzine bei akuten Fällen fast immer zur Verwendung gelangen, auch wenn die verschiedenen Arten unterschiedliche Charakteristika zeigen, wie zum Beispiel hin-

sichtlich ihrer Größe, Form und Fermentationseigenschaften. Die Immunisierung mit Typhus-Organismen erzeugt eine gewisse Resistenz gegen Paratyphus- und andere, eng verwandte Bazillen, und das Blut von Patienten, die Typhus gehabt hatten oder dagegen geimpft wurden, werden die Seren von Dysenterie- oder Paratyphus-Bazillen agglutinieren.

Notwendigkeit des gleichen Mittels

Sowohl bei der Vakzinetherapie als auch in der Homöopathie muß es sich um das gleiche Arzneimittel handeln. Es wäre sinnlos, Typhus mit Streptokokken heilen zu wollen oder Dysenterie mit Staphylokokken; der Impfstoff muß Organismen enthalten, die mit jenen identisch oder nahe verwandt sind, die die vorliegende Krankheit verursacht haben.

Die Wirkung einer Dosis

Hier stoßen wir auf die auffälligste Gemeinsamkeit beider Arzneimittelsysteme:

1. Die Reaktion auf eine Dosis ist wesentlich stärker bei empfänglichen Patienten als bei nicht sensibilisierten. Wenn eine medizinisch potenzierte Dosis Sepia einem durchschnittlichen Menschen gegeben wird, geschieht praktisch nichts, aber bei einem Patienten, der unter Sepia-Symptomen leidet, hat die gleiche Dosis einen sehr starken Einfluß. Analog verträgt ein durchschnittlicher Mensch von den Vakzinen eine Dosis von 100 Millionen Streptokokken mit nur wenig oder völlig ohne Beschwerden; gäbe man aber einem unter Streptokokken-Pneumonie leidenden Patienten eine ähnliche Dosis, riefe diese bei ihm eine dramatische Reaktion hervor, die in vielen Fällen tödlich wäre. Als Vorbeugungs-

maßnahme werden in der Regel 500 oder 1000 Millionen Bazillen gegen Typhus gegeben, aber bei der Behandlung eines Patienten, der unter der Krankheit leidet, würde man nur ein Hundertstel oder gar ein Tausendstel dieser Dosis einsetzen.

2. Im Krankheitsfalle trifft unsere Analogie ebenfalls zu. Die Wirkung einer Vakzine-Dosis ist folgende: Wenn die Dosis zu klein ist, geschieht nichts, oder eine leichte Linderung stellt sich ein; stimmt die Dosierung genau, tritt eine vollkommene Verbesserung ein; ist die Gabe etwas zu groß, käme es zu einer leichten Verschlimmerung, danach zur Besserung; ist die Dosis viel zu hoch, hielte die Verschlimmerung an. Gäbe man in hundert Fällen von Lungenentzündung die gewöhnliche Anfangsdosis Impfstoff, würde in einem Teil der Fälle die Körpertemperatur innerhalb von sechs bis acht Stunden auf den Normalwert sinken – hier ist die Dosis perfekt; in manchen Fällen stiege die Temperatur erst leicht an, um dann zu fallen, und in manchen würde sie nur ein wenig zurückgehen, und in wieder anderen käme es zu keiner Veränderung.

In der Vakzinetherapie wissen wir, daß jede der genannten Wirkungsweisen von der Dosis des Impfstoffes abhängig ist, und so geht es allein darum, die richtige Menge herauszufinden. Die Frage, ob es sich um die falsche Arznei handele, stellt sich nicht, wenn der Impfstoff aus vom Patienten erhaltenem Material hergestellt wurde oder der Erreger identifiziert ist. Jede der genannten Wirkungen ist auch nach Verabreichung einer Dosis Homöopathie möglich. Bei der Vakzinetherapie haben wir ein wichtiges Zeichen, das uns bei der Einschätzung der korrekten, der perfekten Dosis wesentlich hilft, nämlich die lokale Reaktion, das heißt die Hyperämie am Ort der Impfung, die im Falle der perfekten Dosierung ungefähr die Fläche einer 1/2-Crown-Münze umfaßt. Eine lokale Reaktion geringeren Ausmaßes zeigt in der Regel eine Überdosierung an, eine ausgedehntere Reaktion das Gegenteil. Diese örtliche Veränderung hilft auch, den Zeitpunkt zur Wiederholung der Dosis zu bestimmen, denn solange sie sichtbar bleibt, kann man davon ausgehen, daß die gegebene Dosis noch wirkt. Bei akuten Fällen wird jeder Anstieg der Temperatur mit dem Verschwinden der lokalen Hyperämie einhergehen.

Eine der größten Schwierigkeiten bei der Vakzinetherapie ist die Abschätzung der Initialdosierung, weil die zur Erreichung der perfekten Wirkung notwendige Stärke von Fall zu Fall sehr unterschiedlich ist. Deshalb ist es klug, immer erst eine Dosis zu geben, die vermutlich eher zu gering als zu groß ist, weil wir keine Antidote kennen, sollte es zu einer ernsten, schweren Reaktion kommen. Wenn sich nach einigen Stunden die Anfangsdosis als zu gering erweist, ist es immer leichter, eine größere Dosis hinterher zu geben, als die Wirkungen einer Überdosis überwinden zu müssen.

Anwendungsmethoden

Auch hier sind die geltenden Gesetzmäßigkeiten identisch, und wenn alle Bakteriologen sich strikt an die von Hahnemann dargelegten Regeln halten würden, könnten Vakzine unendlich viel wirksamer sein, als sie zur Zeit leider oft sind, da sie nach irgendeiner Routinemethode einmal wöchentlich oder aber alle zehn Tage verabreicht werden. Die Richtlinie zur Wiederholung einer Vakzine-Dosis lautet: »Eine Gabe ist nie zu wiederholen, bevor nicht feststeht, daß die Besserung zum Stillstand gekommen ist – sei dies nach zehn oder zwölf Stunden in akuten Fällen, oder nach Wochen oder Monaten bei chronischen Erkrankungen.« Weil dieses fundamentale Prinzip ignoriert wurde, hat so mancher Praktiker die Vakzinetherapie als nutzlos verworfen.

Ein Arzt, der eine Pneumonie-Vakzine wiederholt, während die Körpertemperatur des Patienten aufgrund der ersten Dosis des Impfstoffes noch im Sinken begriffen ist, tut dies nicht nur mit dem Risiko, die Wirkung der Anfangsdosis zu vergeuden, sondern spielt in vielen Fällen auch mit dem Leben seines Patienten. In zahlreichen Fällen chronischer Krankheit wurde manche vielversprechende Entwicklung, in der sich das Krankheitsbild schon definitiv zu bessern begann, durch eine voreilige Gabe der nächsten Vakzine-Dosis ruiniert. Dann wiederum können Vakzine in akuten Fällen, in denen die Notwendigkeit besteht, alle acht Stunden verabreicht werden, während bei chronischen Fällen Wochen bis Monate ins Land gehen müssen, bevor man sicher eine Wiederholung der Gabe unternehmen kann.

Arzneimitteltypen

Es gibt zwei verschiedene Vakzine-Typen, akute und chronische. Bei akuten Erkrankungen ist der zur Heilung notwendige Organismus jener Erreger, den man in der örtlichen Verletzung findet, von der die Krankheit ihren Ausgang genommen hat. Bei der Lungenentzündung befindet sich der korrekte Erreger also im Sputum, bei einer Blasenentzündung im Urin, bei einem Abszeß im Eiter und so weiter. Die Impfung mit aus der Quelle der Infektion hergestellter Vakzine wird eine Heilung herbeiführen, solange der Fall noch nicht zu weit fortgeschritten ist.

Bei chronischer Krankheit ist dies völlig anders. In solchen Fällen haben wir es nicht nur mit lokalen Verletzungen zu tun – welcher Art auch immer diese sein mögen –, sondern auch mit einer tiefen, zugrundeliegenden Ursache, die den Menschen für eine lange andauernde Krankheit empfänglich macht. Diese Ursache ist zu finden in einer chronischen Vergiftung seitens verschiedener Organismen, die im Darmtrakt leben. Das Behandlungsziel bei chronischer Erkrankung besteht also in der Befreiung des Menschen von jenen Darmorganismen und ihren Toxinen. Es ist erstaunlich, wie selbst bei alten Fällen die chronische Krankheit verschwindet und lokale Veränderungen heilen, die zehn oder noch mehr Jahre bestanden hatten, sobald die Toxine durch Vakzine-Verabreichung beseitigt sind. Wie sehr ähnelt dies doch der Wirkungsweise homöopathischer Heilmittel!

Die intestinal-bakterielle Vergiftung ist höchst interessant und wichtig. Wenn man den Stuhl verschiedener Kranker untersucht, stößt man auf gewisse Organismen, die man als abnorm bezeichnen kann, und ausgehend von der jeweiligen Symptomatik des Patienten kann man in gewissem Umfang voraussagen, welche Arten von Organismen sich in der Stuhlprobe isolieren ließen. Menschen, die ungewöhnliche Ängste haben, wie zum Beispiel eine Angst vor Feuer, Höhen, Menschenmengen, Verkehr etc. tragen fast ausnahmslos einen Erreger der Paratyphus-Bazillengruppe in sich. Die reizbaren, nervösen Menschen mit besorgtem Ausdruck, häufig mit starrem Blick, beherbergen häufig einen Bazillus der Proteus-Gruppe. Der Patient, der auf den ersten Blick völlig gesund erscheint und doch in vielen Fällen unter irgendeiner ernsten, chronischen Krankheit leidet, beherbergt oft Erreger der Kolibakterien-Gruppe. Leute, die leicht bluten und zu Blutergüssen neigen, tragen generell einen Erreger der Dysenterie-Gruppe in sich, und so weiter. Verabreicht man Vakzine der von Patienten isolierten Erreger, erhält man ein typisch homöopathisches Resultat, das folgendermaßen aussieht:

Auf die Arzneigabe folgt eine Latenzphase von vier Stunden bis sechs oder sieben Tagen, dann kommt die Reaktion, das heißt die Verschlimmerung aller vorhandenen Symptome des Patienten, was zwischen zwölf Stunden und vier bis fünf Tagen dauert, in manchen Fällen auch länger. Darauf folgt eine Besserung aller Symptome, die mit jenen beginnt, die im Verlauf der Krankheit zuletzt aufgetaucht waren; dann werden allmählich »rückwärts« auch ältere Symptome der vorliegenden Krankheit geklärt, die vielleicht schon lange Zeit latent gewesen sind und nun erneut zum Vorschein kommen, um dann ganz zu verschwinden. In mehreren Fällen von rheumatischer Arthritis und Neuritis habe ich beobachtet, daß Schmerzen erschienen, die die Patienten nach eigenen Angaben seit ihrer Kindheit nicht mehr erlebt hatten; solche Phänomene können dem Patienten die Gewißheit vermitteln, daß eine vollständige Heilung bevorsteht. Bei Epilepsie beispielsweise folgt auf die erste Arzneigabe – die nach vorliegenden Erfahrungen zu einer Zeit gegeben wird, in der kein Anfall zu erwarten ist – in der Regel ein Anfall im Laufe der Symptomverschlimmerung oder Reaktion, wie wir es nennen. Darauf folgt eine für den Patienten ungewöhnlich lange anfallslose Zeit; die zweite Dosis wird erst dann gegeben, wenn ein neuer Anfall eintritt oder droht.

Es gibt zwischen der Vakzinetherapie und der Homöopathie auch Gemeinsamkeiten hinsichtlich der Symptomverschlimmerung. Nach einer Impfung ist die ideale Reaktion von kurzer Dauer; erfolgt keine Reaktion, so bedeutet das in der Regel, daß der Organismus nicht anspricht, die Arzneigabe also keinen heilenden Wert hat; eine verlängerte Reaktion heißt immer, daß der Fall sich als schwierig erweisen wird. Ich kenne Ihre Meinung in bezug auf den folgenden Punkt nicht, aber ich persönlich ziehe nach einer Vakzine-Gabe immer eine leichte, kurze Symptomverschlimmerung der sofortigen Besserung vor, da ich – von ganz wenigen Ausnahmen abgesehen – glaube, daß im ersteren Falle die Heilung vollständiger ist.

Die intestinale Toxämie entspricht in erstaunlichem Umfang dem Hahnemannschen Psora-Begriff. Die ganze herrliche Symptomenliste – Mattigkeit, Appetitlosigkeit, Blässe, Energiemangel, nervöse Zuckungen – schildert er bei einem Menschen, der nicht krank ist nach landläufigem Verständnis, und dem bei einem Arztbesuch mitgeteilt würde, er sei leicht neurotisch und bräuchte nur einen Tapetenwechsel, da er von seiner Konstitution her gesund sei. All diese Symptome, die in Wirklichkeit den eigentlichen Symptomen einer sich im Anfangsstadium manifestierenden Krankheit vorausgehen, lassen sich nachweisbar auf die chronische Vergiftung aus dem Darm zurückführen. Wenn das Gift beseitigt wird, verliert der Patient sehr rasch all diese kleinen Symptome. Bei der eigentlichen Erkrankung aber werden – wenn diese zugrundeliegende Blutvergiftung ausgeschaltet werden kann – keine Tonika, Stimulanzien oder Ruhepausen mehr nötig sein; vorausgesetzt, die Krankheit ist noch nicht zu weit fortgeschritten, wird sich die Natur, wenn sie einmal von dem Gift befreit ist, bald als wohl in der Lage erweisen, alle Schäden auszumerzen.

Es ist überraschend, wie in Fällen chronischer Krankheit sich nach der Gabe von zwei oder drei aus einem einzigen Erreger im Darm gewonnenen Vakzine-Dosen der ganze Gesundheitszustand bessert und der Patient wieder gesund wird. Ich habe gesehen, wie in einem Fall die seit sieben Jahren bestehende Psoriasis nach zwei Dosen verschwand, in einem anderen eine schon zwanzig Jahre dauernde Epilepsie mit monatlichen Anfällen, und jetzt sind schon über zwölf anfallfreie Monate nach einer einzigen Dosis vergangen. Vakzine dieser Art entsprechen am weitesten Ihren lange wirkenden Psoramitteln. Im akuten Fall ist freilich eine Antipsoradroge nicht notwendig, aber – wie bei Ihnen durch die Homöopathie: – der Patient muß durch rasch wirkende Vakzine von seinem akuten Zustand befreit werden, daß heißt also durch Vakzine, die aus der örtlichen Schadensstelle gewonnen sind; danach kann man seine Aufmerksamkeit den langfristig wirkenden Vakzinen als einer Vorbeugung gegen weitere Infektionen zuwenden. Es wäre doch ziemlich nutzlos, eins der Intestinaltoxin-Vakzine zum Beispiel in einem Fall von Lungenentzündung zu geben, da der Patient vermutlich schon längst tot wäre, bis der Nutzen des Impfstoffs zum Tragen käme. Nachdem wir aber den Patienten durch eine Impfung mit Pneumokokken oder Streptokokken gerettet haben, die wir aus dem Sputum gewannen, und er sich erholt hat, ist es angezeigt, die Darmerreger zu isolieren und sie ihm in Dosierungen zu verabreichen, die seine *allgemeine Widerstandskraft gegen Krankheit* jeder Form steigert.

Somit habe ich versucht, Ihnen die außerordentliche Ähnlichkeit des modernsten Zweiges der medizinischen Wissenschaft mit der Lehre der Homöopathie zu zeigen: in der Zusammensetzung, der Dosismenge, der Dosiswirkung, der Anwendung, der Arzneimittelart. In all diesen Punkten gibt es, wie wir sehen, zahlreiche Gemeinsamkeiten. Die Wissenschaft geht vielleicht noch weiter. Möglicherweise beweist sie eines Tages, daß die Arzneien Ihrer Lehre in derzeit noch unbekannter Hinsicht den verschiedenen Giften im kranken Körper entsprechen; vielleicht zeigt sie, daß das Mittel, das eine gewisse Reihe von Symptomen heilt, jenem Gift am verwandtesten ist, das solche Symptome verursacht; vielleicht findet sie im Laufe der Zeit sogar heraus, auf welche Weise die Heilmittel wirken und wie sie die Gifte neutralisieren oder den Körper anregen können, sie zu neutralisieren.

Bis dahin sollte man erkennen, daß die Wissenschaft auf völlig andere Weise die Prinzipien der Homöopathie bestätigt. Hahnemann gebührt die Ehre, der Wissenschaft um mehr als ein Jahrhundert vorausgewesen zu sein.

Die Medizin unserer Zeit achtet die Homöopathie im allgemeinen; wenn diese aber – was gewiß bald geschehen wird – einmal generell anerkannt und geschätzt wird, wird die moderne medizinische Forschung seitens der Allopathen rasch die Gesetze Hahnemanns beweisen und sich nach ihnen ausrichten. Dann wird die Homöopathie als die wunderbare Wissenschaft anerkannt werden, die sie ist.

Alle Mitglieder Ihrer Gesellschaft sollten stolz darauf sein, zu den Pionieren zu gehören; sie mögen ferner darauf bedacht sein, kein Jota von den fundamentalen Gesetzen ihres großen Begründers abzuweichen. Die Wissenschaft nämlich beweist ihn im Detail – die Ähnlichkeit des Heilmittels, die einmalige Dosis, die Gefahr voreiliger Wiederholung.

Es wird zu einem Kampf kommen zwischen der alten Homöopathie und der neuen. Achten Sie darauf, daß die alte Homöopathie jene Ehre und Würdigung erfährt, die ihr zustehen, und daß ihre Maßstäbe nicht verwässert werden, daß man ihrer Lehre treu bleibt und sich nicht mit der Flutwelle der Wissenschaft fortreißen läßt, die einem Hahnemann doch nur im Kielwasser folgt.

Bibliographie

Edward Bach: *Blumen, die durch die Seele heilen;* Hugendubel, München 1987

Edward Bach et al.: *Heile dich selbst mit den Bach-Blüten;* Droemer/Knaur, München 1988

Götz Blome: *Mit Blumen heilen;* Bauer, Freiburg 1985

Julian Barnard: *Blüten für die Seele;* Integral, Wessobrunn 1987

Philip M. Chancellor: *Handbuch der Bach-Blüten;* Aquamarin, Grafing 1988

Peter Damian: *Astrologie und Bach-Blütentherapie;* Aquamarin, Grafing 1987

Mechthild Scheffer: *Bach Blütentherapie – Theorie und Praxis;* Hugendubel, München 1988

Mechthild Scheffer: *Erfahrungen mit der Bach Blütentherapie;* Hugendubel, München 1987

Gregory Vlamis: *Die heilenden Energien der Bach-Blüten;* Aquamarin, Grafing 1987

Nora Weeks: *The Medical Discoveries of Edward Bach, Physician;* C. W. Daniel, Saffron Walden 1988 (die Bach-Biographie in englischer Sprache, zu beziehen bei: Opal-Verlag, Seefelder Str. 26, 86163 Augsburg)